精神病理学

PSYCHOPATHOLOGY

（第 2 版）

许又新　著

北京大学医学出版社

JINGSHEN BINGLIXUE

图书在版编目（CIP）数据

精神病理学.2 版/许又新著. —北京：北京大学医学出版社，2010.11（2025.3 重印）

ISBN 978-7-5659-0002-0

Ⅰ. 精⋯　Ⅱ. ①许⋯　Ⅲ. ①精神病—病理学
Ⅳ. ①R749

中国版本图书馆 CIP 数据核字（2010）第 174220 号

精神病理学（第 2 版）

许又新　著

出版发行：北京大学医学出版社

地　　址：(100191) 北京市海淀区学院路 38 号　北京大学医学部院内

电　　话：发行部 010-82802230；图书邮购 010-82802495

网　　址：http://www.pumpress.com.cn

E - mail：booksale@bjmu.edu.cn

印　　刷：北京溢漾印刷有限公司

经　　销：新华书店

责任编辑：冯智勇　　责任校对：金彤文　　责任印制：罗德刚

开　　本：880 mm×1230 mm　1/32　印张：12.75　字数：356 千字

版　　次：2011 年 1 月第 2 版　2025 年 3 月第 9 次印刷

书　　号：ISBN 978-7-5659-0002-0

定　　价：46.00 元

本书由
北京大学医学科学出版基金
资助出版

第 2 版前言

本书第 1 版于 1993 年 6 月面世，第 1 次印刷 5000 册，但几年后即已售完。1998 年 6 月加印 4000 册，近几年来也难以从书市购得。可见，精神病理学的基础知识对特定读者群还是相当需要的。

第 1 版内容有些地方不很完整。由于考虑到尽可能避免重复和减轻读者经济负担，当时已在杂志上发表的文章和《神经症》一书的有关内容就一律从简或完全不录。现在看来，这样做似乎欠妥。

这次第 2 版增添了不少篇幅。不仅把 1980 年代和 1990 年代未收录的杂志文章内容尽量收入，还把近期所写的文章也都收入在内。《神经症》（第 2 版）一书的内容也酌情收录。同时还增添了一些新内容，主要是普及性的。世界精神病学的新近发展，主要参考了两本书：Comprehensive Textbook of Psychiatry，第 9 版，Benjamin J. Sadock、Virginia A. Sadock 编，Lippincott，2009；Advances in Research on Schizophrenia，W. F. Gattaz、G. Busatto 编，Springer，2010。

第 2 版在相当程度上是重新编写的，因为部分章节改写和新添了不少内容。再版的编辑和整理完全是胜利医师的功劳。在编写过程中，还增添了一些他个人的经验和观点，很有参考价值。第 14 章统计法是胜利医师改写的。缘由之一是刘协和教授近来健康状况欠佳，难以执笔；之二是胜利医师多年任《中国心理卫生杂志》编辑，对杂志来稿中的统计问题有很多切身体会，他的改写可能更加适合论文写作者的需要，也有助于我们解读文献中的各种统计数据。

这次再版的有些情况，简单说明如下，算是给读者一个交代。

第 1 章对精神障碍概念作了通俗的补充，如这个概念的历史变迁和它的异质性，有关的"非健康"和"非道德"概念，以及临床适用的病因分析方法等。

新添了第 15 章"第三者"。这是笔者学习精神病理学的一点儿体会。过去长时期由于众所周知的原因不能公开发表，尽管肤浅，还是提出来供大家参考。若有同行提出批评讨论，则笔者幸甚。

妄想和超价观念部分都增添了新的内容，并且改写了。妄想条目附有 R. J. Campbell《精神病学词典》（1989 年英文版）所列举的全部"妄想"。显然，笔者并不认为它们都是妄想，但从这个名单可以看出精神病学界对妄想概念含义的理解多么混杂、多么广泛。超价观念部分增加了一些解释，又附了两个病例（其中之一在《临床精神病学杂志》1993 年第 3 期上发表过），也许有利于这个常被忽视而颇具重要性的症状概念的普及。顺便一提，上述词典没有"超价观念"条目。

抑郁症的内容做了重新编排。胜利医师将 K. Schneider 视之为内源性抑郁特征的 vital depression 译为"生命的消沉"，这意味着，它并不是一般的情绪低落。胜利医师还举了两位学者对这种发生在人口中千分之几的人身上而难以描述的痛苦体验作了介绍。这也许有助于我们理解作为"疾病"的抑郁跟人格特质和反应（广义的，包括神经症伴随的抑郁和应激所诱发的各种急、慢性抑郁等）在现象学上的区别。

对于美国关于认知的观点（以 Comprehensive Textbook of Psychiatry，2009 年第 9 版为代表）作了评论。一言以蔽之，美国近几十年来认知障碍的大流行，就像 20 世纪前半叶言必称精神分析一样，是学术思想上的一种偏向。其实，人也一样，什么时候不跟风了，人也就走向成熟。当然，事情还有另一面，美国精神病学界像青年人一样富于朝气和创新精神，是值得我们学习的。

这一版还增添了有关意志的条目，如"精神分裂症的意志障碍"、"缺陷综合征"、"精神分裂症的三个综合征"、"随意和相对不随意"等。主旨不外两点，一是说明精神病理学除了认知障碍以外，还别有天地；二是希望对纠正精神分裂症诊断过宽多少起点儿作用。

有关癔症的内容增加了不少篇幅，不仅包括了在《国外医学—精神病学分册》1984 年第 2 期 68～73 页发表的"歇斯底里"一文的内容，还把在《中国心理卫生杂志》2009 年第 5 期发表的"癔症的躯体症状"的内容也收录在内，总算对 hysteria 作了一个比较完整的解释。

神经衰弱被 DSM-Ⅲ（1980）枪毙后，在 DSM-Ⅳ（1994）又复活了："神经衰弱，在世界许多地方常被描述的一个综合征，特征是疲劳和虚弱，如果症状持续超过 6 个月，可归类于 DSM-Ⅳ 的未分化的躯体形式障碍。"因此，这一版也增加了一条"神经衰弱"，内容来自《神经症》（第 2 版）一书。这使我想起 1986 年 Joseph Wortis（*Fragments of an Analysis with Freud* 一书的作者，他接受过 Freud 的分析，并且在分析中不止一次地跟 Freud "唱反调"！）在北医精神卫生研究所的一次讲演。他在讲演中要我给听众每人发一张纸片，如果自认为有神经症就打"√"，否则就画个"×"。结果是，70 多个听众中 17% 自认为有神经症。Wortis 说，他在美国许多地方做过类似调查，演讲听众中有 2/3 以上的人自认为有神经症。他说，Freud 的精神分析制造了许多他的病人。窃以为，神经衰弱和抑郁症诊断的沧桑之变，相当程度上也是如此。中国男子一向多患"肾亏"，近来电视广告似乎告诉我们，中国人普遍缺钙。不用文化视角看问题的医生，恐怕很难理解这些。

本版的成书，首先要感谢的是胜利医师，没有他的勤于文字工作，就没有这次再版。笔者毕竟已年逾八旬，几十万字的改写重编，实在有点儿不胜其繁。再版蒙北京大学医学出版社鼎力相助才得以实现，编辑冯智勇老师的努力尤多，谨在此深表谢忱。

许又新
2010 年国庆于北大六院

第1版序

这是一本值得向读者推荐的临床精神医学参考书,想研究精神病理现象的人有必要仔细读一读,从事临床工作的精神科医师更是不可不读。

正确辨认和评价精神症状是获得精神障碍正确诊断的基本步骤,是精神科医务人员的基本功之一,也是学习临床精神病学的入门课。国内一直缺乏这类专著。一些精神病学教科书和参考书,虽列有专章介绍常见的精神症状,大多限于篇幅,只能对症状名称进行简短的解释或举例说明,很难对症状作详细深入的探讨。

这本书主要包括两大部分。第二篇介绍了研究精神症状的11种方法,用具体例子告诉读者,如何通过众多的途径和方法,去辨认和评价精神症状,加深对症状临床意义的理解。同一种症状可以运用不同的方法去观察和分析;同一种方法可以用之于研究多种精神症状。作者的目的在于为读者提供一整套临床思维方法,观察和思考复杂多变的精神病理现象;并以此作为发展精神科医生临床思维能力的基础。通过研究方法的介绍,同时对一些常见的精神症状进行分析,让读者掌握这些症状的基本概念。第三篇是前面部分的延续和补充,作者按英文字母顺序选编了临床上容易混淆的症状,分别对这些症状的临床意义进行剖析。使读者在阅读本书之后对精神科临床上经常遇到的100多种精神症状有较深刻的理解。

精神病理学是研究精神病理现象,也就是精神症状及其心理机制的临床基础学科。对精神病理现象进行病理心理学描述者,称为描述性精神病理学;从弗洛伊德精神动力观点对精神病理现象进行解释或说明者,称为动力性精神病理学。现象学派对描述性精神病理学的发展作出过重要的贡献。K. Jaspers 的 *General Psychopathology* 是一部经典著作。国内能读懂德文原著的人不多，英文译本也不那么容易看懂，特别是一些哲学概念，难以理解。作者多年来潜心研究现象学派的经典著作，融会贯通；运用现象学派的观点，对精神病理现象进行观察和分析，独具心得。这本著作是作者在长期的临床工作中研究和思考的结晶。归纳出的精神病理学研究方法，蹊径独辟，富启发性。

本书作者没有采用按精神症状分类的传统方式对症状逐个进行描述，这是一种新的尝试。目的在于强调研究方法在精神症状分析中的重要性，让读者学会运用灵活的临床思维方法去研究和分析精神病理现象。初学者可能感到陌生，一时难以适应。作者第三篇采用的编写方式，以及为读者准备的详细目录和按中文拼音排列的专门名词索引，便是考虑了这部分读者的需要。如果读者主要想了解精神症状概念的描述，可跳过第一、二篇，从第三篇开始阅读；或查阅目录或索引，找到所需了解的特定症状。

本书文字流畅，笔调生动，旁征博引，引人入胜，避免了以往对精神症状逐条罗列、辞书式的呆板形式，这是本书的另一特色。

我们希望这本著作的出版，对促进我国精神病理学的发展，从理论上和临床实践水平上摆脱长期停滞不前的状态，会有所帮助。

刘协和　谨识

1992 年 7 月

第1版前言

生物学死亡对每一个人都是不确定的，谁也不知道阎王爷什么时候请他去。有了退休年龄的规定，专业死亡（professional death）却是铁定无疑的了。这使我想起庄周讲的一个小故事。一位斫轮老手对桓公说："斫轮徐则甘而不固，疾则苦而不入。不徐不疾，得之于手而应之于心。口不能言，有数焉存于其间。臣不能以喻臣之子，臣之子亦不能受之于臣，是以行年七十而老斫轮。"（《天道》）。干了一辈子而不能把知识和经验传给后人，这的确是老年人的悲哀。

于是，我决心写一本供精神科医生阅读的参考书。如果年轻的同道们读了这本书多少得到些益处，少走一些弯路，则余愿足矣。

以上算是写作的动机和目的。

本书的构思是近十年来在给进修医生讲课的过程中逐渐发展形成的。全国各地来北医进修的医生们给我提供了讲坛，使我的观点得到了磨炼，我由衷地感谢他们。教学相长，这话一点也不错。

下面就本书的结构和内容略加说明。

全书分三部分：引论、症状学方法、精神症状选编。

引论和第二篇第7章现象学方法，定下了全书现象学的或描述的基调。对理论和方法学感兴趣的读者不妨仔细看看，在批判性接受的过程中发展自己的观点。

症状学方法由11章组成，每一章涉及一种方法。前9章主要用举例的方式展示方法的应用，对方法本身并未多加讨论，相信读者自有心得体会，也会有所发挥。第10和11两章是刘协和教授写的，我只是作了一些编辑加工。这两章的任何一章都独立成篇，有不少真知灼见，给本书增添了光彩。

症状学方法原来计划还有一章：生物学变量与精神病理现象

相关。由于材料太多，过去疏于整理，短时间内要把大量的数据概括成有条理的文章，压缩在一万字左右的篇幅里，感到非常困难，因而只好缺如。好在医生们受生物医学观点的浸染都很深，这一章作为一种方法，大家都很熟悉，不说也都明白，虽不无遗憾，亦聊以自慰了。

精神症状选编共有 76 个条目。不少重要症状在引论和症状学方法里已经讨论过，就不再重复了。条目按英文字母顺序排列，便于查阅，也有利于青年人学习英文。书末附有中文索引，庶免数典忘祖之讥。

我估计，重要而常见的精神症状术语和概念大概不过 100 多个。掌握了这些，临床应用也就够了。中文索引有 200 多条，目录也比较详细，读者查找起来，也许不至于不方便吧。

关于基本观点，再简单说说。

精神病理学有两种基本观点：决定论（原因决定结果，本体决定现象）；自由论（人的心理活动和行为是有目的的，人有选择的自由或意志的自由，目的体现了人的自由意志或主观能动性）。其实，在日常生活中，我们时常在应用这两种观点，只不过常识不同于哲学，前者常把两种观点混杂在一起，而哲学却视之为两个不同的范畴，不允许混为一谈。某人犯了错误，如果我们对他持宽容的态度，便倾向于把错误看作客观原因（环境和躯体）决定了的，似乎他不可避免地要犯错误；如果我们对他采取批评和追究责任的态度，便倾向于视错误为体现了他的目的和意志，似乎他完全可以不犯错误，他可以自由地选择另一种思想和行为。对于自己也是一样，如果推卸责任，便把一切都归之于客观原因，坚持决定论；如果进行自我批评和总结经验教训，我们便首先断言自己有选择的自由，可以这样做，也可以那样做，全看我的动机和目的如何。

对于病人，药物治疗以决定论为前提，心理治疗以自由论为前提，不是很清楚的么。

至于如何把这两种基本观点协调统一起来，那就要看我们的哲学观点了。可见，精神病理学不仅可以用于诊断和治疗，深入的钻研这件事本身就自有它的理论或哲学价值。

　　就我所知，国内还没有一位精神病学家这样明确而尖锐地提出过，这种提法绝不是我的创见。稍远一些可以追溯到康德，而在精神病理学领域，K.Jaspers 的书就是本书的蓝本。杨德森教授曾有感于国内理论探讨的贫乏，我也有同感。如果这本书能引起大家的兴趣，甚至展开学术争鸣，推动理论的探讨，我将十分高兴。

　　杨德森教授组织和促成此书的出版，谨致谢忱。

许又新
1991 年 4 月于北京

目　　录

第一篇　引　　论

第二篇　症状学方法

第三篇　精神症状选编

A

B

C

第一篇　引　论

第 1 章　精神障碍的概念

　　按一般人的说法，健康就是没有疾病，疾病就是失去了健康。言外之意，健康和疾病两者之间有一条截然的分界线。实际上，这样黑白分明的分界是不存在的。很多医生认为，健康和疾病之间存在着一系列的过渡。此说法在医疗实践中有其适用性，但仍缺乏理论上应有的深度。

　　健康和疾病都是生命所固有的，它们是生命的两个侧面，两者辩证地共存于生命过程之中，且贯穿生命的始终。疾病并不只是生命的一些孤立的例外情况，而是生命的一部分，它是生命进程中的某个转折点，也是有待克服的某种风险。生命在尝试与奋斗中前进，在它的进程中有成功也有失败，有所得时也有所失。如果我们把生命中各式各样好的属性和状态概括为健康，把各式各样坏的属性和状态概括为疾病，那么，显而易见，纯粹的健康和纯粹的疾病都是不存在的。我们每个人既是健康的，同时也是有病的，差别只是程度上的不同而已。一位好的医生既具有哲学的深思，也拥有合乎情理的常识；他在理论上不把健康和疾病绝对化，而在实践中又能真诚地关注病人渴望得到的康复和实际感受着的疾苦。

1.1　精神障碍是一个异质范畴

　　米歇尔·福柯（Michel Foucault，1926—1984）在所著《疯癫与文明》（刘北城、杨远婴 译，三联书店，1999）一书中阐述了他对疯癫（法语 folie，相当于英语的 insanity）的文明史的观点，摘述如下：

　　　　1. 在文艺复兴时期，理性得到张扬，人们把理性与疯癫区分开来。他认为，这样做却是"另一种形式的疯癫"，即对疯人实施流放、禁闭和无情的迫害。

　　2. 在 18 世纪末至 19 世纪初法国大革命前后，强烈的要求来自罪犯，要求把犯罪与疯癫区分开来，这是由于有理性的罪犯实在受不了当时对疯人的虐待。

　　3. 把疯癫与道德区分开来，这发生在 19 世纪末，因为事实上道德规训对疯人不起作用。［按：所谓道德治疗（moral therapy）即现代心理治疗的前身。在罪犯中，Prichard（1935）发现了一部分人并命名为 moral insanity（悖德狂），这跟当时的主流思潮有关，也就是现在称之为反社会人格（antisocial personality）的前身。］

　　4. 在 1961 年福柯为他的著作所写的内容提要中说："最后，20 世纪给疯癫套上项圈，把它归为自然现象（按：即强调精神障碍的生物学基础），系于这个世界的真理。这种实证主义的粗暴占有所导致的，一方面是从奈瓦尔（Nerval Gerard de 1808—1855）到阿托尔（Artaud Antonie 1896—1948）的诗作中所能发现的抗议激情。这种抗议是使疯癫体验恢复被禁闭所摧毁的、深刻有力的启示意义的努力。"

福柯从人文历史的视角看问题。他的著作提示，对精神障碍的考察和研究，可以也应该有不同的视角。迄今为止，除文化史的视角外，至少有以下五种不同的视角：

　　1. 健康—疾病，即生物学视角；

　　2. 正常—异常，即统计学视角；

　　3. 理性—非理性，即心理学视角，现在的精神病学和 abnormal psychology 已经不限于理性，而是涉及认知、情感、意志行为、智力和人格等等；

　　4. 道德—不道德，即伦理学视角，亦即社会的视角，涉及社会规范和风俗等广阔的领域；目前普遍采用的诊断和评定疗效的标准中，有社会功能一项，可以说明这点；

　　5. 有刑事责任、民事行为能力—无刑事责任、民事行为能力，即法学视角。

可见，精神障碍是一个异质性范畴（heterogeneous category）。对于异质性范畴，既不能有严格逻辑的定义，也不可能有严格逻辑的分类。

文化史的视角是对某种文化（福柯限于欧洲文化）作纵的考察，我们还可以在同一时期内对不同文化作横的比较，这就是文化或跨文化精神病学，也可以说是一种广义的社会视角。

上述思考的框架和对待病人的态度具有基本的重要性，对于一位精神科医生来说，尤其如此。毋庸讳言，精神"健康"总是带有道德上肯定评价的意味，而精神"疾病"则免不了道德上否定评价的意味。把世界上的人分成根本不同的两类，精神上健康的人和精神上有病的人，跟儿童看电影总是喜欢问大人"是好人还是坏人"一样地天真和过于简单化。一位精神科医生只有真正看清自己的内心世界里确有精神不大健康或很不健康甚至病态的方面或成分，他才会由衷地尊重坐在他面前的病人。

传统医学把疾病看做一种生物学的状态或过程，这种状态或过程不利于或危害着个体的生存或种族的繁衍，这是疾病的生物学概念。以此为基本概念的医学，人们称之为生物医学模式。20世纪50年代以来，生物医学模式受到了医学社会学家和社会医学家深刻的批评。其实，无需什么高深的理论便可以看出生物医学模式的缺陷。作为一门应用科学，医学的有效性在很大的程度上取决于政府的卫生政策，保健实施系统的组织、分布和运转，医学教育和群众性卫生教育的设施。而经济发展的水平、居民的食物供应和住房条件、环境的污染、烟酒的生产和销售、药物和麻醉剂的管理、人们的风俗习惯等等，也无不明显地或深远地影响着居民的卫生健康状况。行为科学揭示，人们的行为是决定卫生状况和健康水平的重要因素，反过来，后者对前者又起着巨大的作用。

以人口为例。动物具有种群自调节行为（Wynne-Edwards，1962），但自从发明工具以后，人类大概早就丧失了种群（即人口）自调节能力。有史以来，总的趋势是人口一直在有增无减，并且增长的速度愈来愈快。从狭隘的生物学看来，多生子女是件好事，它有利于种族的延绵和繁衍。但是，在地球上人口稠密的地区，多子女却是社会普遍认为不可取的。医生给许多人做绝育手术，从生物学上说是在人为地制造疾病，但从社会的角度说却是一件大好事。有人惊呼，人类在退化。这大概是生物医学模式这一刺激引起的反应。抛弃一切人造的物质手段，文明人不仅竞争不过野蛮人，他们根本无法生存下去，连动物也竞争不过了。可是，谁叫你脱离社会去考察孤零零赤条条的人呢？

生物医学是跛足的医学。显而易见，生物医学模式不适用于精神医学的研究，也不利于心理学、社会学和文化人类学的观点方法在精神医学中的应用。

目前，精神医学在它的分类和命名系统中已经不大使用疾病（disease）这个术语和概念（除了像 Alzheimer disease 等少数例外），而普遍采用精神障碍（mental disorder）一语，主要理由是，精神障碍不是一个生物学概念，也不具有狭隘的生物学含义。

有人限于用正常和异常来定义精神障碍，这是不够的。正常和异常是一对统计学概念，它们本身并不意味着任何评价。一个人可以异常地好，也可以异常地坏。天才是异常地好，白痴是异常地不好。同样是痛苦的心理冲突，因痛苦而迸发哲学、科学或文学艺术的火花是异常地好，因痛苦而多年无所作为则是异常地不可取。可见，精神障碍这个概念本身离不开价值判断。人类学家告诉我们，在一种文化中被视为病态的精神状况在另一种文化中却不被视为病态，甚至是社会认为可取的。总之，精神障碍的判定离不开一定文化的价值标准和尺度。

精神障碍是在实践中形成的概念，它现在仍在发展变化之中。参加这一实践的人并不限于医生和生物学家，还有也许为数更多的心理学家、社会学家、教育工作者、社会工作者、法律工作者和人类学家等。

E. Fischer-Homberger（1983）写道："神经症一词在过去20年里似乎已经丢失了它原有的某些医学性质，这一部分是由于行为主义对医学的影响，一部分是由于社会精神病学和反精神病学的发展，而更一般地是由于非医学专业人员各种主张的影响，他们声称在精神病学理论和实践的若干不同方面是能够胜任的。"因此，我们最好还是谦虚一些和开放一些，不把精神障碍这个术语视为医生的专利品。

在精神医学广阔的领域中，把精神障碍看作一个心理社会概念（psychosocial concept）似乎最为可取。看来，这也是唯一能够最广泛地（包括各种非医学专业）被接受的描述性概念。所谓描述，只限于对事实和现象的辨别和界定，它本身不涉及任何理论性假设，如精神障碍的根本性质、可能的原因、病理基础和发病机制等。描述性概念的好处是可以避免讨论一开始就纠缠于谁也说不服谁的争论，又有利于不同专业之间发展共同的语言。如果我们看到，现在科学的发展有赖于不同学科和专业之间的互相影响和渗透，描述的价值便不容低估了。生物学家完全不必担心他们会丢失任何领地，因为用生物学的观点方法对精神障碍者进行卓有成效的研究总是可能的。

简而言之，精神障碍从心理社会角度看是异常的和不可取的。分析起来，精神障碍的诊断包含心理学的和社会的两种标准，缺一不可。举例说，杀人是不好的，杀人者在人口中恐怕不到百分之一。可见，它也是异常的，但这只限于社会标准。如果杀人这一行为不与任何心理学的异常直接相联系，也就是说，杀人时没有知觉、注意、记忆、思维、情绪、智力等的任何明显异常和紊乱，那么，这种杀人便不构成精神障碍。这一点在司法鉴定中的重要性是不可忽视的。有人仅仅根据犯罪情节本身的异常便认为罪犯有精神障碍，审判员若给予驳斥和否定，那是有充分理由的。再举一例，国际疾病分类（ICD-10，1993）规定，精神发育迟滞的确诊必须符合两项：①智力功能水平低下；②适应正常社会环境中日常要求的能力低下。前一项是心理学标准，后一项是社会标准。单纯智力低下（通常用 IQ 低于 70 作为指标）或者单纯社会适应能力低下（例如，不能自理生活、缺乏人际交往技巧或劳动能力）都不足以确诊为精神发育迟滞。当然，要把精神发育迟滞区别于痴呆，还必须考虑起病的年龄以及病态与发育过程的关系。又例如，性偏好的形式是多种多样的，其中相当一部分用社会标准衡量是异常的和不良的，但并非这么多人都有精神障碍。对于性的精神障碍来说，必不可少的一条是性心理的缺陷，即异性作为一个完整的人不能引起病人的性欲，不能激发病人适当的性行为。Kraft-Ebing（1886）早就指出，病态与其说在于异常性行为多么突出，毋宁说更根本的在于正常性心理的缺陷。这话的前一半主要是社会标准，而后一半说的则是心理学标准。事实上，有些没有精神障碍的人为了追求新奇完全可以有各种异常的性行为。

心理学标准将在本书的其余部分详细讨论，因为精神症状的描述就是说清楚某症状是怎样地心理学异常和不可取的。下面就社会标准作进一步讨论。要说明的是，心理学标准和社会标准常常不能分得一清二楚。例如，自知力就既是心理学的也是社会的，下面要谈到的精神痛苦也是如此。分析性的讨论主要是为了方便，尤其是便于初学者学习。

社会标准有两个，符合二者之一便满足了确定精神障碍的社会标准。

1. 非建设性的精神痛苦。精神痛苦是主观体验的，也是心理学的。构成精神障碍的痛苦没有任何社会价值，病人长期陷在精神痛苦之中无所作为，甚至因此而导致各种人际纠纷。精神痛苦是人生的应有之义，也许谁都不是完全免疫的。能够"化悲痛为力量"的人是健康的。思想家的精神痛苦成了一种创造的动力，使他们对人生有深刻的理解，达到了凡夫俗子所不可及的境界。基于社会标准，这种精神痛苦不能视为病态。如果没有丧失症状自知力，也没有阻碍求治的社会环境，精神痛苦的病人是主动求治的。求治遂成为临床医生判定精神痛苦之为病态的一个最简易的标准。

2. 社会功能受损或有缺陷。大体说来，社会功能可以分解为四个方面：①自理生活的能力；②人际交往与沟通的能力；③工作、学习和操持家务的能力；④遵守社会规则的能力。任何一种能力显著受损或有缺陷都可以视为满足了精神障碍的社会标准，但临床上常见的情况是两种以上的能力都有不同程度的损害或缺陷。

就一般常人而言，风俗、道德、行政和法律这四种社会规则总是特别重要，但对于识别精神障碍它们的重要性有时反而不及残余规则（residual rules）。残余规则是不好概括和归类的规则，同时又是大家都不明说但却是公认为不言而喻的。我们和人家谈话时注视对方的眼睛或嘴脸而不注视人家的耳朵，走路时用整个脚板着地而不只是脚趾尖或脚后跟着地，以及诸如此类便是残余规则的例子。违反残余规则的行为使我们感到古怪，但除了这种感受以外似乎说不出更多的道理。然而，这却是辨认精神障碍的一种十分灵敏的线索。例如，有一位病人每夜改变他卧床时身体的方向，且一旦选定便整夜不变，有时他头朝西脚朝东，有时却头朝北脚朝西睡成 90° 的曲尺形，使他的妻子十分迷惑而难堪。又例如，一位病人到照相馆照相，坚持要把后脑袋和背对着镜头，摄影师事后不胜感慨地说，他干这一行快 30 年了，从来也没有见过有这样照相的，真邪门！与这些行为古怪的人进行精神科交谈，我们照例可以发现符合精神障碍标准的心理异常或精神症状。

以精神障碍为研究对象的科学称为精神病理学。这是一门基础科学或理论科学，而精神病学或精神医学是它的一种应用。精神病理学有两种基本的观点和研究方法：

（1）把人看作物质存在的一种形式，看作一个有生命的有机体。用自然科学特别是生物学的方法进行研究，而基本论点是决定论：原因决定结果，物质本体决定精神现象。

（2）把人看作亲在（Dasein）。人有意志，有选择的自由。人能创造意义，而人的活动之间存在有意义的联系。基本论点是目的观，即人性体现着某种目的。

1.2　精神健康与道德的区别和联系

精神健康（以下简称健康）有三个特征（区别性特征）：

（1）成长：从幼稚到成熟，而成熟意味着独立自主，有稳定的价值观，能耐受挫折和失败，人格诸方面良好的整合，等等。

（2）发展：从低层次到高层次动机和需要的发展，如从基本需要（缺乏性需要）到潜力的发挥（丰富性需要）之发展。

（3）在同样的社会和经济条件下，逐渐提高生活质量是健康的表现，否则为不健康。

对于道德，可以从以下几方面来看其特征：

（1）就行为模式而言，在某一文化里，它是普适的。通俗地说，道德行为是可以推广的，是值得大家学习的。

（2）就动机而言，每一次真正的道德行为都是自觉的，是体现意志自由（自己做出选择和决定）的行为。

（3）就目标而言，道德行为是利他的而非个人功利的；舍己为人是道德行为的最高表现。

精神健康和道德二者相对而言，前者是更加根本性的，而后者是继发性的；为了利群（利他）而牺牲个人健康是道德行为的常例；因为人己之间的利益常相互冲突而难以兼顾。

婴儿可以是健康的，也可以是不健康的，但他们的行为属于非道德的。

自杀是不健康的，但在特殊处境下可以是道德的。

精神障碍是不健康的，但精神病人的行为属于非道德的。

健康对道德起促进作用，但道德行为可以毁坏健康。

健康人个人的（既非人际的，也非公益的）业余趣好可以是各式各样的，但任何一种业余趣好都属于非道德的。健康人格的行为模式是各式各样的，如爱说爱笑或沉默寡言以及各种过渡和混合形式，它们属于非道德的行为模式。

可以图解如下（图 1-1）：大圆圈内包括个人的所有心理和行为。

如果把任何一类或多类非道德行为说成道德的或不道德的，就叫做泛道德化。

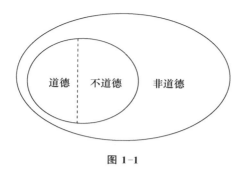

图 1-1

上图也可以按健康维度区分（图 1-2）：

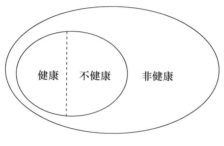

图 1-2

所谓非健康的，即与健康没有关系的，或很难甚至不能评判究竟是否健康的。如属于正常变异的个人风格和行为模式。最常见而浅显的例子是人们走路的步态和姿势真是千差万别，但绝大多数都属于非健康的；又如，绝大多数梦也属于非健康的。

1.3 精神障碍的原因

总的说，还不清楚。按照医学的传统，在临床工作中，我们不妨采用 3P 来考虑，即素因（predisposing factors）、诱因（precipitating factors）和持续因（perpetuating factors）。因为这样的思考和分析框架便于构思防治计划和安排适当的措施。下面对三者作简单的分析：

素因：遗传和先天因素，围产期不利因素；

　　　身体（尤其是神经系统）发育和健康的历史（残疾）；

　　　家庭成员（尤其指父母、亲子）的关系及教养情况；

　　　学校教育及师生、同学关系；

　　　社会-文化背景的影响；

　　　个人的经验（经历和体验）和人格特点。

诱因*：生活事件（这是一个很广义的概念：凡是生活中发生的、可以相对清楚地区分出来的一件事，都可以视为生活事件，小到某次在电视节目中看到的夫妻不和或暴力事件，偶然一次与人口角，大到离婚、亲人死亡，都是生活事件）；

　　　身体（包括神经系统）疾病对病人的直接、生物学的影响（病人对患病的态度和心理、行为反应则属生活事件）。

持续因（这是临床医生要对付的主要因素）：

　　　素因和诱因的不利作用持续存在；

　　　本人对精神障碍的认识态度和反应；

　　　家属及其他重要关系人对患病的态度和反应；

　　　本人所在单位对病人的态度和反应，如因病而致休学、职业性质改变、失业等；

　　　受歧视（stigmatization）；

　　　医疗情况；

　　　同时存在身体疾病或其他精神障碍（共病）。

1.4　精神障碍的患病率

　　改革开放以后，国内文献不断报告了精神障碍患病率的上升，且多归因于竞争激烈和生活、工作节奏加快。这颇引起了许多人的不安。其实，精神障碍患病率上升有很多性质不同的因素在起作用。因此，在精神卫生教育和宣传工作中加大力度和纠正

---

　　* 诱因对精神障碍的发病通常起扳机（trigger）作用。

片面观点实有必要。

使精神障碍患病率上升的因素至少可列举以下几种：

（1）流行病学调查方法和筛查工具的改进。林宗义（1953）在 11442 名台湾居民中只发现 9 例神经症（患病率还不到万分之八！），且没有一例强迫症。不禁使人想起陶渊明《五柳先生传》的最后两句："无怀氏之民欤？葛天氏之民欤？"

（2）分类系统和诊断标准的改变。如在美国，神经衰弱消失了，抑郁症却广泛流行。这样一来，我国也跟着变。笔者在"抑郁症诊断的变迁"（《上海精神医学》1999 年第 2 期）一文的末尾就说过："患病率升高并不一定是一件坏事。"理由是，政府、社会和居民对精神卫生都更加重视了。近几年，笔者在门诊所见到的神经症患者，几乎都被其他医生诊断为抑郁症。在这些医生眼里，神经症似乎不存在，即使存在也无关紧要，而抑郁却千万不能漏掉，实在没办法就来个"焦虑抑郁状态"的诊断，这确实很难让人挑出毛病。但笔者也怀疑，是否可口可乐喝多了？

（3）随着经济发展以及医疗保健和精神卫生的进步，过去人们不注意或不以为病的许多问题，现在都成了精神科医生服务范围以内的事。如夫妻吵架以致心烦不快之类。

（4）新认识和出现新的情况。现在一旦发生地震一类的大灾难，就有不少灾民被诊断为 PTSD（Post Traumatic Stress Disorder，创伤后应激障碍），但唐山大地震那时并没有听说有这种情况。又如与艾滋病相关的精神障碍、上网成瘾等。

（5）人口老龄化使老年期的精神障碍增多。请想一想，在"国势有累卵之危，生灵有倒悬之苦"（孙中山《兴中会宣言》）的那种情况下，老百姓有几人能活到老年？

（6）我国所特有的情况。改革开放前被认为政治思想有问题的情况，现在有类似问题的人中，相当一部分归为精神障碍或人格障碍。

（7）文化建设跟不上经济发展。俗谚云，"穷人肚子难受，富人心里难受。"现在富人多了起来，其中一部分难免被医生诊断为抑郁症。

（8）独生子女的精神卫生问题较多，当然，精神障碍患病率也就上升。并且，改革开放前全国没有几个人专门从事儿童精神病学工作。

总之，各式各样的情况，难以尽述，都可以使精神障碍患病率上升。美国精神障碍的患病率（1988 年美国精神病学会主席 Fink 先生在北京中美联席会议上说，美国患病率为 19％）一直比中国高许多。说句笑话，中国经济赶不上美国，精神障碍患病率也休想赶上美国！人类文明进步当然是正值的上升，但也包含着负值的同时增长。这负值究竟是早已根植于文明的"基因"之中，还是"后天"处理失当？这一直有争论，就像人性究竟性善还是性恶一样。

第 2 章　精神症状的修饰性术语

除了标示症状本身的术语如幻觉、妄想之类以外，还有不少修饰性术语，它们是用以进一步描述症状的性质的。下面将讨论这些术语的意义和用法。

2.1　原发的 (primary) 和继发的 (secondary)

据 K. Schneider (1957) 说，这一对术语已有五种不同的意义：

（1）先出现的症状为原发的，后出现的则为继发的。例如焦虑抑郁状态，焦虑和抑郁按出现的先后指称何者为原发，何者为继发。

（2）E. Bleuler (1911) 认为，联想障碍是精神分裂症唯一的原发症状，其他症状都是继发的，都是原发症状导致的结果。

（3）有些作者把原发、继发这一对术语跟 Bleuler 的另一对术语基本的 (fundamental) 和附属的 (accessory) 视为同义语。其实，在 Bleuler 的著作中，基本症状有四个，即联想松弛 (loosening of association)、情感淡漠 (apathy)、两价性 (ambivalence)、自闭性 (autism)，也就是有名的 4A。除了这四个症状外，其他症状都是附属症状。这种区分主要是从诊断上考虑的：基本症状的诊断意义大，附属症状的诊断意义小。

（4）原发的意味着现象学上最后的和无法再进一步理解的，如 H. W. Gruhle (1915) 的原发性妄想，K. Conrad (1958) 的原发性妄想 (apophanous delusion)，K. Wernicke (1906) 的自生性观念 (autochthonous idea)。

（5）K. Birnbaum (1923) 区分了致病因素 (pathogenic factors) 和病理塑型因素 (pathoplastic factors)，与此相应，前者引起的症状为原发性，后者造成的症状为继发性。这种用法容易造成混乱，且实际上也行不通。举例说，致病因素引起的原发性妄想总是在文化和人格等病理塑型因素的作用下而被赋形，获得在一定历史条件下的结构和内容，原发、继发已经浑然一体无法剥离了。我们也许只能说，例如，某人毫无根据突然坚信不疑，这是原发的，而什么超声波、窃听器一类的妄想内容则是继发的。

2.2　特殊的或特异性的（specific）和非特殊的或非特异性的（nonspecific）

这一对术语是就诊断某一特殊类别精神障碍而言的。但这样的区分往往是相对的和程度上的。毋宁说，症状的特异性愈高，它的诊断价值便愈大。例如，所谓一级症状可以说是一组很特殊的症状，它们对精神分裂症具有很大的诊断价值，但它们也见之于其他精神障碍。再者，精神易兴奋和精神易疲劳二者的结合、易激惹、过分精神紧张、过分的烦恼都是非特异性症状，但正是这些症状构成了神经衰弱基本和主要的临床相。至于 pathogno-monic（标示疾病或病理状态的）一语，最好限于病理形态学已经弄清楚了的疾病或综合征，而在精神障碍的诊断实践中以不用为宜。

2.3　器质性（organic）和功能性（functional）

这一对术语使用起来时人们的分歧不小。有人不愿意说精神分裂症是功能性的，有人则连急性意识障碍也说成是功能性，但都不无道理。器质性一语按使用的严格程度有以下几种用法：①死后解剖或手术活体检查确证脑内有病理形态学变化；②根据病史、临床和实验室检查有理由推断脑内发生了病理形态学变化；③内脏和代谢等严重躯体疾病或中毒伴发精神障碍时有理由推断大脑有功能紊乱，尽管脑内往往没有可见的病理形态学变化；④根据精神症状的性质（如缺陷症状）和结局（如人格衰退）推断精神分裂症是器质性的，尽管 CT 和尸体解剖所见很不一致。因此，在容易造成混乱和误解的场合，最好不要图省事只说器质性或功能性一语便了事，而是多说几句话把实际情况描述清楚。

2.4　自我和谐的（ego-syntonic）和自我失谐的（ego-dystonic）

这一对术语用以描述自我对精神症状的感受和态度，或自我与精神症状的关系。例如，妄想和超价观念都是自我和谐的，强迫观念则是自我失谐的。又例如，自我和谐的同性恋者认为他对同性的爱是自然的，合乎情理的，并不因同性恋本身而有什么痛苦；自我失谐的同性恋恰相反，他为同性恋本身而苦恼甚至很痛苦，他主动求治想去掉他自认为不自然和不愿意有的病态。这里有一点要注意，在文明社会里，异性恋也有一定的社会约束，有时甚至受到非难，遇到巨大的社会干扰。因此，在分析同性恋者的心态时，要弄清楚病人的苦恼是来自他对同性恋本身的感受和态度，还是来自社会的反对。不过，这有时是难以弄清楚的，那就只好存疑。我们可以告诉病人，在北欧已经有一个国家的法律规定同性恋者可以结婚。问病人如果到了那个国家，你愿意找同性还是异性结婚呢？这样一问，也许情况就可以弄清楚了。当然，我们必须承认，在两极端之间确实存在着中间形式。从理论上说，我们每个人的自我约束归根到底来自社会约束，只是有人的自我约束已完全整合而成了自我不可分割的部分，有人的自我约束使人感到并非出于自愿，如此而已。

2.5　与心情协调的（mood-congruent）和与心情不协调的（mood-incongruent）

这一对术语自从见之于《美国精神障碍诊断与统计手册》第3版（DSM-Ⅲ，1980）以后，变得流行起来了。它们主要用于描述情感性障碍和精神分裂症的症状。躁狂病人心情高涨，同时有观念飞跃，联想丰富，随境转移，夸大观念或妄想等，这些症状是与心情协调的。与此类似，抑郁病人心情低落，同时病人诉苦思考和记忆困难，活动减少、减慢以及自罪、贫穷、疑病、虚无等观念或妄想，这些症状也是与心情协调的。精神分裂症病人如果情感淡漠或情绪变化无常而缺乏一定的心情，那么，他们的幻觉、妄想照例是与心情不协调的。这一对术语最好是只用以描述幻觉、妄想以及并非幻觉、妄想的观念内容，用它们来描述动作、行为和心理活动的形式或过程，则用处不大，且容易造成混乱。例如，激越性抑郁（agitated depression）尽管动作增多，坐立不安，呼天喊地，但病人的观念内容还是与心情协调的。如果我们说动作增多与心情不协调，那就没有什么意义了。

2. 6　系统性的（systematic）和无联系的（disconnected）

这二者主要用于描述病人的观念内容，尤其是妄想的结构。

2. 7　整合的（integrated）和瓦解的（disintegrated or disorganized）

这一对术语主要用于描述整个精神状态或人格各部分之间的关系。整合良好的表现是：相对稳定的心情，对人对己先后一致的态度，没有尖锐冲突的心理活动，行为的近期和远期目标构成有序可循的目标系统，生活目的和价值观对精神活动起着组织和导向作用等。与此相反的另一极端是瓦解的。例如，经典的偏执狂者（Kraepelin 所描述）具有整合良好的人格，而急性精神分裂症状态则在不同程度上是瓦解的。

2. 8　阳性（positive）和阴性（negative）症状

来源于 H. Jackson 的神经病学观点。他认为，脑的某处损害导致该处所司功能丧失，叫做阴性症状；由于脱抑制或功能代偿或神经细胞受刺激而出现的症状叫做阳性症状。举例说，麻痹性痴呆的智力低下是阴性症状，夸大妄想是阳性症状；记忆紊乱（dysmnesic，Korsakoff）综合征的记忆削弱是阴性症状，虚谈症是阳性症状。N. C. Andreason（1982）将精神分裂症的阴性症状分为五型或五组：情感平淡（affective flattening）、注意削弱（attention impairment）、言语贫乏（alogia，poverty of speech）、意志减退（avolition-apathy，指动机作用削弱）、无快感和非社交性（anhedonia - asociality）。其他症状都属于阳性症状。

T. J. Crow（1980）称阳性症状突出者为精神分裂症I型（type I），而阴性症状突出者为 II 型（type II）。Crow 认为，后者预后差，常有脑萎缩，可能系病毒所致。精神分裂症阳性与阴性症状之分对诊断、治疗、护理、康复和预后都有价值。但是我们必须记住，阴性症状不一定是疾病过程的直接产物，它们可以是与世隔绝和监禁式的长期住院的结果（J. K. Wing and C. W. Brown，1970），也可以是病前已存在的人格特性。阴性症状有时也叫做缺损性（defective）症状，阳性症状有时也叫做代偿性（compensatory）症状。

2.9   指向目标的或有目标导向的（goal-directed）

此语用于描述患者的言语动作和行为。有时，住院的精神分裂症病人突然向你提出一个莫名其妙的问题，而说完不等你回答便漠然走开了，我们可以说这种言语行为是不指向目标的或没有目标导向的（not goal-directed）。一般地说，最好少用"动机"（motivated or unmotivated）一语来描述精神分裂症病人的行为动作，因为按人之常情去推断容易犯错误或讲不通。用"目标"这个词就不容易犯主观主义的错误，因为目标是客观的，体现在行为所造成的结果或引起的效应之中。当然，如果病人的行为合情合理，完全可以理解，例如整合良好的偏执病人，是可以用"有明确动机的"（well-motivated）这样的术语去描述的。

2.10   症状（symptom）和人格特性（trait）

它们的鉴别常常是困难的，尤其是在起病很缓慢且特性与症状有密切联系的情况下，如强迫人格特性与强迫症状、抑郁人格特性与神经症的抑郁症状、偏执型人格特性与偏执状态的症状、分裂人格特性与精神分裂症的阴性症状等。请病人或家属对病前人格作回顾性描述往往不大可靠，因为回顾难免受着患病经验以及对病的态度、观点等的影响。如果医生的提问带有倾向性，就更容易扭曲病前人格的本来面目。从住院医生们的病历记录看，病前人格往往是一堆短处和缺点或人格的偏离，而长处和优点则很少见，这可能是我们询问和记录病史时的倾向性造成的结果。

举一个例子：某中年男子多年来遇事犹豫不决，顾虑重重，经常焦急不安，但这一切对他的生活工作并无妨碍，他家庭和睦，工作取得了令人瞩目的成就。他自认患了焦虑性神经症。用 Zung 焦虑自评量表得分颇低（在正常范围以内），原来他没有任何自主神经症状。此人的表现是人格特性而非神经症症状，似乎无可怀疑，但这样典型的个案在临床工作中只能算是例外而绝非通例。临床上遇到的病例大多不是这么干净利落、一清二楚的。看来，区别症状和人格特性并无捷径可走，临床医生唯一的办法是努力与病人建立和发展良好的关系，长期不懈地去对病人进行细致而深入的了解。

2.11　精神病（psychosis）

此词有两种不同的用法。K. Schneider（1959）继承了 Griesinger、Meynert、Wernicke 和 Kleist 等人一脉相承的基本观点，他强调，除非已知有躯体疾病过程（包括大脑的疾病）作为基础，或者有合理的根据推断有此基础（指所谓内源性精神病），一律不允许使用精神病这个术语作为诊断；最严重的心因性或反应性精神障碍也不能叫做精神病或疾病；反之，脑动脉硬化引起的不太严重的记忆缺陷和情感不稳定却是真正的精神病。

K. Jaspers（1963）的病理学观点与此相同，只不过他用了现象学的语言来定义精神病。Jaspers 认为，精神病是不可理解的，只能用疾病过程（指生物学的疾病）加以说明；精神科医生不可能理解到精神病性症状的体验和行为跟他的生活经历之间"有意义的联系"。

简而言之，这是对精神病概念的理论性定义，即精神病总是有生物学的疾病过程作为基础。

精神病的另一种用法是描述性的。大致说来，精神病有三个特点：①严重脱离现实，或者说，现实检验能力（reality-testing）严重受损害；在精神病性症状中，病人不能区分主观的和客观的，把二者混为一谈；②社会功能严重受损；③缺乏症状自知力。

　　本书采用的精神病概念是第二种说法，即描述性的，这也是英美以及国际分类和诊断中通用的。

　　按传统，精神发育迟滞不论多么严重都不算精神病。当然，精神发育迟滞者在一定时期里可以处于精神病状态（所谓嫁接性精神病）。

　　按临床工作中的约定，精神障碍即使很严重也必须持续至少一星期才能正当地视之为精神病。不到一星期的严重精神障碍可以称为微型精神病发作（micropsychotic episode），这在人格障碍中是不少见的。据长期追踪观察，神经症病人的 5.8％在病程中有短暂的精神病发作（A. Sims，1983）。

　　按上面的描述，精神病意味着严重的精神障碍，然而现代有效的药物治疗可以迅速地将精神病状态改变成非精神病状态，如果把精神病作为一个诊断类别，也许一个星期左右我们就得改变诊断。但是，精神病性（psychotic）一语仍然很有用，也很常用。说某症状是精神病性症状，指的是此症状具有前述三个特点中的第一个或第三个特点，或者这两个特点兼而有之。为什么一般不用第二个特点呢？因为社会功能受损很难说是某个单一症状造成的。

　　不同的精神科医生对精神病这一描述概念的掌握有的严，有的宽，一致性不高，这也是精神病一语之所以少用的一个重要原因。

　　比较老的教科书喜欢用一分为二的办法把精神障碍分为重的（major）和轻的（minor）两大类，即精神病和神经症。F. Fish（1978）列举了区别精神病和神经症的七条标准并一一加以反驳，最后，他说，把严重的精神障碍代之以精神病，把轻微的精神障碍代之以神经症，是"不可原谅的"，因为用意义含混的行话代替意义明晰的普通用语，这样做不是为了唬外行就是头脑不清。

　　如果精神病与神经症只是轻重之分，那么，一瓶氯丙嗪就可以把精神病变为神经症，这无异于抹杀了精神分裂症、躁郁症与神经症之间的区别。再者，抑郁症和歇斯底里这两者不论归到精神病还是神经症里都是格格不入的。

精神病这一概念涉及精神分裂症的诊断。除脑器质性、内科疾病、外伤及精神活性物质等引起的精神病状态外，主要有以下六种精神病状态：

（1）精神分裂症；

（2）心境障碍伴有精神病性症状（指妄想、幻觉）；

（3）分裂情感性精神病；

（4）精神分裂样（schizophreniform）精神病，简而言之，只有精神分裂症阳性症状而没有阴性症状且预后良好（不导致缺陷综合征）者；

（5）妄想性或偏执性精神障碍，即以妄想为主，可有幻听，且幻听的内容与妄想内容一致，但无精神分裂症特征性症状（即没有 Schneider 的一级症状，见第 7 章 7.1）者；

（6）各种短暂的精神病性障碍，即最长几个月（不到半年），以完全缓解告终者。

可以说，精神分裂症诊断或严或宽，就看后五种情况有多少被包括在精神分裂症之内，即包括愈多，则精神分裂症的诊断愈宽。当然，也有些人把并无精神病性症状（妄想、幻觉、精神运动性兴奋、畸张性症状等）的某些人格，如分裂型人格（schizotypal personality）和严重社会性退缩的神经症（如社交恐惧或强迫症严重而持久者）也诊断为精神分裂症，那就太宽了。实际上，对于这些病人抗精神病药照例无效，并且副作用往往显著而令病人痛苦。附图可以参考（图 2-1）。

这里有必要加以说明。美国对精神分裂症的诊断在 1980 年 DSM-Ⅲ 出版后与上述 1972 年的情况不同。在 1980 年以前，美国常用精神分析观点来诊断精神分裂症，那时出现了假性神经症（pseudoneurotic）和伪人格障碍性（pseudo-psychopathic）精神分裂症，理由是这些病人的防御机制和典型神经症及人格障碍不同，并且不发生"移情"。DSM-Ⅲ 抛弃了精神分析而采用症状作为诊断标准。值得注意的是，精神分析的影响并未消失，这在

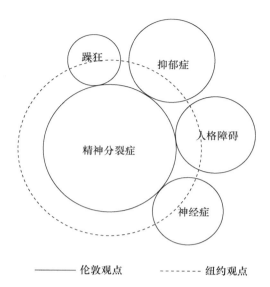

——— 伦敦观点　　- - - - - - - 纽约观点

图 2-1　英国（伦敦）和美国（纽约）精神分裂症概念之比较

(Adapted from Cooper E., Kendell RE, Garland BJ, Sharpe L, Copeland JRM: Psychiatric Diagnosis in New York and London, Oxford University Press, 1972)

评估阴性症状时可以看出。

2. 12　神经症（neurosis）

　　神经症一语国内用得很滥，主要是许多内科和精神科医生未将神经症区别于心理生理障碍（psycho-physiological disorders）。心理生理障碍实际上是生理障碍，如头痛、失眠、心悸、消化不良等，只是这种生理障碍没有躯体疾病基础，并且明显受病人心理状态的影响，而病人并没有什么确定的精神障碍。因此，神经症性（neurotic）这个形容词最好只用于描述精神障碍，如焦虑症状、恐惧症状、强迫症状、疑病症状、人格解体、过分烦恼、过分精神紧张等。为了明确，干脆使用这些症状名词而不用神经症性一语，往往更加省事。

2. 13　自知力（insight）

这是临床精神病学一个很重要的概念。广义的自知力指一个人对自己的认知和态度。这样的概念在精神病学中占有核心地位。我们可以说，精神科病与一切非精神科病的区别就在于，病人对病的认知和态度构成精神科病的一个组成部分，而病人不论对病取什么观点和态度都属于非精神科病以外的事。

精神动力学说的自知力指病人对"无意识"活动的洞察。不同意精神动力学说的人无法使用这一意义上的自知力，因此本书不取。

从描述的角度说，自知力有两种，一种叫做症状自知力（更准确地说，是精神障碍自知力），一种叫做人格自知力。显然，只有确实患有精神障碍的人才谈得上症状自知力，但我们每一个人都要面对人格自知力好不好的问题。

症状自知力不只是简单的有无问题。病人往往有多个症状，对它们的自知力可以各不相同。即使就单一症状而言，由于症状具有多维性，结构复杂和内容丰富，自知力也就不只是线性量表可以刻画的。

有些典型的症状本身就蕴含着自知力的缺乏，如幻觉、妄想等。有些典型的症状恰相反，它们本身意味着有症状自知力，如各种神经症性症状。

精神分裂症病人的自知力也像这种病一样地丰富多彩、变化多端。有人坚信他们的幻听是客观的真实的声音，同时又感到幻听的语声跟普通听到的说话声音有所不同，他们"心里知道"这种差别却不能言传。有些病人既相信幻听有客观的来源，却又主动要求医生给他们药吃以控制讨厌的说话声，似乎病人吃药可以控制别人不说话或少说话——这里暴露了病人的思维出了毛病。有些人对一个一个的症状都能分析批判，但总的说却不认为自己的精神有病。用做梦跟精神病状态相比拟，似乎有助于理解这种情况。有时，我们处于特殊的梦境里，知道某些荒唐的事物是在做梦，颠来倒去却还是在梦中。我们对梦中的事物感到惶惑（这意味着一定的批判性），却不知道这惶惑本身只不过是梦中体验的一部分，待到一觉醒来，连惶惑也一扫而光，这才对惶惑感到可笑。这说明，个别事物引起的情感反应和评价可以因理智的干预而发生改变，但做梦时和醒觉时这两种完全不同的背景体验却不受理智的影响。同样，医生的解释和病人的理智可以改变精神分裂症病人对个别症状的评价和态度，却不能使精神分裂症状态变成正常状态，因为两者有不同的背景体验。第一个说出"人生如梦"的人是个佛陀式的天才，我辈凡人即使承认此说甚有道理却并不"觉悟"。

Jaspers 曾指出，急性精神病状态中的惶惑是可以理解的，因为它意味着理智对自我急剧改变的反应。

医生告诉抑郁症病人，他的心情不良是病，跟个人意志无关，这对病人可以起安慰作用，甚至使病人为之一振。但是，好景不长，病人很快又被抑郁所笼罩，没有一点自知力。经亲人提醒，病人又一次主动来找医生。在见医生之前，病人一方面深为抑郁所苦而理智无能为力；另一方面又强烈地希望见到医生后能使他再一次体验到抑郁只是"身外之物"而非"自我"所固有。这种情况对内源性抑郁是相当特征性的，跟神经症病人对待抑郁的态度大不相同。不过，只有单纯的抑郁症或主要苦于心情不良的病人才有上述那种典型的态度。如果病人的注意完全集中于躯体症状、疑病倾向、思维反刍、人格解体等症状时，对抑郁病态的理智态度便不见了。

躁狂病人可以对自己的言语运动性兴奋有所认识，但总是看不清心情高涨本身是病态的。一直到心情恢复到了正常水平，这才"如梦初醒"，体会到过去那一段时期的心情是不正常的。

自知力的特点有时对鉴别诊断很有价值。脑动脉硬化性痴呆与老年性痴呆的一个重要不同就在于自知力，前者往往保存得相当好，而后者从疾病过程一开始就完全丧失。

"知人者智"是一种智力，指根据别人的言行推断别人的心情、动机、目的，甚至概括地推断别人的性格。"自知者明"是一种智慧，指从别人的角度来看待自己，也称之为将自我客观化，这要求一个人跳出个人情感、利害等的羁绊，不仅仅是个智力水平问题。所谓"当局者迷，旁观者清"指的也是类似的情况。认识自己的症状属于病态是一种较浅的"自知力"，而对自己人格的了解和评价（自知之明）则是一种深入的"自知力"——人格自知力。

人格自知力属于心理治疗的领域。一般地说，人格偏离常态愈甚，当事人愈是难有较好的人格自知力。所谓自知之明乃是人格健全的一个很好的标志。"知人者智，自知者明。胜人者有力，自胜者强。"（《道德经》第三十三章）这话对于个人精神卫生无疑有指导意义。

第3章　四种思维方式

Jaspers 认为，精神病理学至少有四种思维方式：描述现象学、构筑复杂的单元或整体、因果性说明、发生性理解。这是精神病理学理论问题的一个很好的提纲。本书将 Jaspers 的提法略加修改，就下述四方面进行简短的讨论：描述、构筑复杂的单元或整体、决定论的说明、理解和解释。四者之间有各种不同性质和形式的联系，但我们必须避免范畴的混淆。

3.1　描述

描述是一切科学的前提，因为科学研究总是从事实或现象入手的。一般地说，描述的对象有三：自然界（德文称之为 Umwelt，即周围世界）、人的世界（德文称之为 Mitwelt，可译作人际世界）、内心世界（德文称之为 Eigenwelt，即自己的世界）。困难和分歧主要发生在关于内心世界的描述上。然而，对于精神病理学来说，对内心世界的描述却是最重要的。也许，理论分歧的根源在于：若完全脱离开人际关系和自然界，内心世界便无法描述。语言发展史似乎告诉我们，最早出现的词语是标示或描述外在世界的。这不难理解，因为人要生存下去首先必须对付外在世界。许多词的原意是指"物"的，而不是指"心"的，这难免给今天的精神病理学描述蒙上一层隐喻的阴影。"疾病"作为一个医学术语本来是指躯体情况的。这样说来，"精神疾病"岂不跟一般人说的"思想病"一样只是一种隐喻？其实并不尽然。"思想病"并无明确定义，所以只是一个隐喻。从隐喻到概念的发展正是科学的历史。法拉第开始采用 current 一词时是有顾虑的，但电学发展的历史已经把这种顾虑完全打消了。精神病理学的历史也是如此。最初，人们在描述精神障碍时摆脱不了鬼神或灵魂等并无确切定义的观念，也就谈不上具有科学形态的精神病理学。科学是和术语系统的发展分不开的。今天我们已经有了许多基于经验的明确的概念和术语，精神病理学也就获得了科学的形态。但是，我们要看到，妄想、幻觉等概念是人类漫长经验积累的产物，这些概念具有今天这么明确的定义充其量也不过是近 100～200 年的事。我们的祖先与精神病人打交道费去了多少心血和深思！初学者满以为听几堂课和读几本教科书便可以掌握这些概念，那是不切实际的。青年医生经常提问，大多是甲症状与乙症状如何鉴别，要求我说出两者的定义和不同之点，其实，这些东西书上都有。实际问题是，他们对某一位或几位病人的精神障碍不会加以确切地描述。我告诉他们，要掌握症状概念，必须花大力气认真去观察病人，和病人深入交谈，然后加以描述；如果只是为了应付考试，背教科书的条文也就够了。从根本上说，我们的任务是了解病人，尤其是他的内心世界。语义学的功夫充其量只是精神病理学的准备，不能喧宾夺主或舍本逐末。

近 10 年来，我发现不少青年医生有喜欢钻研"理论"的情况，他们似乎花费了过多的时间和精力在思考：精神障碍的本质是什么？究竟有什么物质基础？病态发生的机制是什么？如此等等。我并非认为这些问题没有意义和不值得思考，而是坚信，轻视或忽略描述症状学是极大的失策。还没有弄清楚"妄想"事实上是个什么东西，就想研究"妄想"的原因和机制，不能不说是步入了迷途。

对内心世界之如实的描述，绝不是我们生来就有的本领，也不是不下工夫就能掌握的方法。

现象一语有广狭两义，广义的兼指可以观察的外在现象，如言语、表情、行为等；狭义的只指一个人的内心世界，尤其是体验。

1914 年，法国人 Blondel 写了一本书 *La Conscience Morbide*（《病态的意识》）。他说，我们并不了解精神病人实际上究竟有什么样的体验；病人生活在他自己的主观世界里，对此我们几乎一无所知，也从来没有走进去过。

现象学作为一种哲学，其产生和发展有它一定的历史文化背景或渊源，但把它引入精神病理学作为一种方法的指导，却直接源于我们想了解病人内心世界的愿望和意图。

Edmund Husserl（1859—1938）的现象学（请参阅《现象学的观念》，倪梁康译，上海译文出版社，1986），若视为本体论，当然是一种唯心主义哲学，但他的"现象学还原"（phe-nomenological reduction）却可以作为一种方法用之于精神病理学。Husserl强调，必须"把世界放进括弧里"。这意思是说，他力图排除掉对现象的任何价值判断，也排除掉有关现象背后的本体和原因的任何断言。确实，采用这种方法，精神现象原来不大明显的元素或方面便以愈来愈丰富多彩的形式显现了出来。终于，过去不知道的现象之间的联系以及整个内心世界的结构也变得明显起来。

有名的一级症状主要是关于病人内心体验的描述。自我觉察障碍的各种形式的描述，如果不深入到病人内心世界里去，那是不可能的。这些发现和描述出自现象学派的精神病学家而不出自持精神分析观点的人难道是偶然的么？

我们从小就习惯于用一定的价值观看人："是好人还是坏人"；张三，我喜欢他；李四，我有点讨厌他，如此等等。要排除掉价值判断的干扰而深入到病人的内心世界里去，这并不是一件轻而易举的事。自然科学的教育使我们时常想到精神活动背后的物质变化，也不能不把世界放进因果的框架里去考虑。然而，要对精神病理现象有尽可能精确的描述，我们还是必须排除这些思想的干扰。因此，精神科医生有必要进行这方面的自我训练或自我修养，发展描述现象的本领。

从研究的角度说，Husserl的"现象学还原"确实是一种很好的方法，但实际上他的说法却是一种理想化。有人说，"还原之最大的教训，是完全还原之不可能。"（M. Merleau-Ponty，转引自 R. May，1958）这话很有道理。说句笑话，果真把世界放进括弧里，我们自己也就一起进了括弧。不过，这些都是哲学家喜欢争论的话题。医生在临床工作中是不走极端的，否则，医生这碗饭就吃不成了。只要不绝对化，"还原"是非常有用的。

在与病人进行交谈时，要处理好三种关系，这是我们经常碰到的矛盾：

（1）作为心理治疗者和作为诊断者的关系。医生往往采取先诊断后治疗的方针，这很容易妨碍医生与病人良好关系的建立。

（2）尊重病人的好恶和遵循精神科晤谈一定的导向或检查程序之间的关系。医生为了按时完成常规工作，有可能忤逆病人的意志，忽视病人所关心的事情，这是需要注意的。

（3）对现象的如实了解和对它进行临床评定之间的关系。已有的症状学概念构成了必不可少的思考框架，但它们对了解新鲜事物却是一种束缚。初学者倾向于"对号入座"，而经验丰富的医生却往往能看出每一位病人总有他的特殊性，用行话说这叫做"共性中的个性"。现象学的理解，如前所述，必须排除价值判断的干扰，但是，精神病学的诊断却离不开价值观。假如我们对一切精神现象根本不作好坏、优劣之分，精神障碍和精神健康这两个概念就会同归于尽。因此，我们必须"进得去"（不带价值观走进病人的内心世界），还必须"出得来"（用一定的价值观对病人的精神状况进行评定）。

记录是把我们从病人了解到的情况用文字加以描述。这是非常重要的基本功，也是一辈子都要精益求精的。描述的原则是，不允许用任何术语或行话，要用日常语言作尽可能精确的描述，并力戒含糊笼统；要没有渲染，也没有猜测；最后是不允许有重大遗漏——符合临床精神病学所要求的完整性。

3. 2　构筑复杂的单元或整体

Jaspers 所说的复杂的单元或整体（complex unities），可视为相当于医生的综合征或病理状态，也相当于心理学中的意识和人格。在这里，现象学和临床精神病学的着眼点有所不同：现象学的重点是理解，而临床精神病学关心的是效度。举例说，现象学力求理解症状之间有意义的联系，而临床精神病学则注重症状之间的统计学相关。关于理解和解释，以后还要谈到，这里只就效度进行分析。

效度（validity）即客观真实性。综合征的效度有三种。

（一）描述效度

描述效度主要有两个方面：一是症状之间的相关性，二是综合征的特异性和典型性。

以神经性厌食为例。照例，病人本人并不认为有病，家长代述的主诉往往是主动拒食和极端消瘦这么两条。如果体重下降至正常值的 75％ 以下，根据这两条几乎就可以确诊。实际上，这两项主诉与下述症状之间有很高的相关性：①过分害怕肥胖，一心一意想减肥，成了病人的先占观念或超价观念。②体象障碍：尽管已经骨瘦如柴，病人仍认为太胖，至少也认为是正常的。③进食无热量食物，服抑制食欲的药物，用各种方法（包括药物）催吐、催泻。④常有发作性暴饮暴食。⑤活动多，精力旺盛，过分警觉，与身体消瘦很不相称。⑥闭经。如果你见过 10 来位这样的病人，你会感到她们的临床相真是惊人的相似。可见，这个综合征的描述效度很高，也就难怪大家都公认这个综合征。

再以恐惧症为例。病人主动就医，主诉对某种客体或处境害怕得厉害，受不了，他们自认不应该怕，至少不应该怕得这么厉害，却完全无能为力，控制不住。这种主诉跟下述两个现象之间有很高的相关：①面对所害怕的客体或处境时出现明显的和强烈的自主神经症状。②极力回避所害怕的客体或处境。可见，恐惧症的描述效度也很高。

一级症状的特异性高，它们与精神分裂症其他症状的相关性也高。

神经衰弱的主要症状之间的相关性高，但总的说，这个综合征的特异性却是相当低的，也就是常见于多种不同的情况。

躁狂症的特异性高于抑郁症，轻躁狂的特异性尤其高。抑郁作为综合征显然是异质性的一组。

Kraepelin 所描述的偏执狂尽管罕见，一旦出现却总是和 Kraepelin 教科书里描述的简直一模一样。这种典型同样有很高的描述效度。

（二）预测效度

预测效度主要有两方面：一是自然病程，另一是对人为干预

（如治疗）的反应。

Kraepelin 将躁狂抑郁症区别于早发性痴呆，在很大的程度上是根据两者有不同的病程。

意识障碍和痴呆两者之分使我们能够有把握地作出不同的预后推断。

抗抑郁剂和电休克可以使内源性抑郁病人的 80% 以上得到有效的控制，而这些治疗对其他性质的抑郁症却疗效差得多。

（三）构想效度

构想效度（construct validity）实际上就是理论效度，可以从多方面来考虑。

（1）人口学变量。神经性厌食的病人几乎全是年轻的女性；Alzheimer 病发病于老年和老年前期；Down 综合征一生下来就与众不同，如此等等，显然有利于发展理论。

（2）家族遗传史。把抑郁症病人分成两组，一组有家族史，另一组没有，这样的区分有可能揭示两者性质的不同。愈来愈多的医生倾向于把精神分裂症分成家族性的和散发性的，后者 EEG 异常率高，童年多有轻微脑损害，CT 可见脑室扩大等，揭示为器质性。

（3）社会文化因素。对一般文化背景、亚文化群特点、信仰、社会地位、家庭背景、职业和教育程度等变量已经有许多研究。所谓与文化密切联系的综合征（culture-bound syndrome），二联性精神障碍的特殊家庭背景，亲子关系类型与神经症、人格障碍等的关系，都是理论生长的肥沃土壤。心理社会因素作为素因或诱因的作用已经激起了精神病学家的强烈兴趣。与此相联系，社会精神病学家则提出了支持系统的概念（它可以解释有些人在重大打击下为什么不得病）。这里举两个有价值的模型作为例子：抑郁症的"学得的无助感"模型；神经症的"两价性依赖"模型。

（4）病前人格。神经症性和内源性抑郁之分，病前人格是个重要的根据。精神分裂症的预后与病前人格有关。有趣的是，病前为所谓边缘型人格者，综合征的预后差，而人格却往往长期保持完整。强迫症病人的病前人格有大约 3/4 为强迫人格，这不能不使人想到强迫症与病前人格有密切关系。

（5）生物学相关（biological correlates）。大脑的病变、内分泌的改变、细菌免疫学发现、药物在某些病人身上作用的特殊性、染色体异常的发现、异常的代谢产物、神经递质的研究等，长期来一直为研究者所重视，理论大大地向前推进了。但内源性精神病的所谓生物学标记（biological markers）似乎还有待于确证。

3.3　决定论的说明

决定论是自然科学丰碑的一块基石，也是理性大厦的一根栋梁。作为世界观性质的一种信仰，也许谁也离不了决定论，但一接触具体的实在，偶然性使人眼花缭乱，事情就麻烦了。物质世界决定着心理世界。对于这条唯物主义的大道理，凡受过自然科学洗礼的人恐怕很少有人怀疑。然而面对一件一件的心理事实时，究竟是如何决定的呢？说明起来却十分困难。我们不妨看一看最简单的感觉。

许多中文心理学书都说，感觉是客观世界个别属性的反映，知觉是客体作为一个整体的反映。这种把感觉和知觉一刀两断的传统观念由来已久。著名哲学家贝克莱（G. Berkeley：An Essay Toward a New Theory of Vision，1709，新中国成立前商务印书馆有中译本，题为《视觉新论》）就是这种观点：感觉是心灵之天赋的基本元素，而知觉是后天学得的感觉之加工和复合，感觉与过去的残余或观念相联系而获得意义才成为知觉。然而，这样理解的感觉实际上是古典物理学的假设。伽利略（1638）认为，感到的音调相对应于空气振动的频率；牛顿（1704）则把感到的色调差异归结为以太振动的差异。

以视觉为例。按古典的说法，感觉到的色调与光的波长（或频率，因光速是个常量）相应，光的强度（辐射的能量）则被感知为明度（明暗的程度）。但事实远非如此简单。色调感觉不仅取决于波长，同时也取决于强度。除了光谱中的某些不变点外，所有颜色都随强度的增加而向黄色或蓝色移动其色调感觉，这叫做 Bezold-Brücke 现象。一句话，色调感觉由波长和强度这两个物理变量所决定。同样，明度感觉也由波长和强度两者所决定，只不过具有不同的决定关系罢了。当辐射的能量恒定时，光谱中不同波长的光明度不同。当能量减小时，明度感觉因不同颜色而发生相应的转移，这叫做 Purkinje 现象。不仅如此，颜色感觉还有第三个心理"属性"——饱和度。饱和度的感觉也随波长（黄色和紫色的饱和度最小）和辐射能量（中等能量引起最大的饱和度感觉）而变。总之，色调的"感觉"有三个心理"属性"，它们取决于两个物理量的一定组合。

再看听觉。人们传统地把音调感觉归之于频率，响度感觉归之于强度。其实，这里也有类似的 Bezold-Brücke 现象。麻烦还在于，时间因素不能从听觉中排除掉。1000 赫兹的声音持续几秒钟，听者感到恒定的音调。若时间缩短，感觉随之而变。声音持续短于 20 毫秒时，人们只听见"咔嗒"一声，音调低沉。再短就完全分不出音调高低了。

现代物理学是高度抽象的，它放弃了将物理世界的结构跟感知觉的结构协调对应的任何企图。而这种协调对应关系是古典物理学的基本假设之一。到 19 世纪末，古典物理学的基本假设崩溃了，与此同时，心理物理学兴起来了——心理学家把物理学家所抛弃的东西接了过来。于是，我们有了各式各样的心理物理定律，如 Weber 律（$\Delta I/I = K$）、Fechner 律（$S = K \lg I$）、Stevens 律（$\Psi = K\phi^n$）等等。这些研究当然有一定价值，但其根本理论前提却是站不住脚的。一句话，心理和物理不具有相同的结构。所谓相同的结构，意思是说，对应于每一可确定的基本的物理变量，有一个且只有一个心理"属性"。

W. Wundt（1874）认为，感觉有两个"属性"："特殊的性质"和"强度"。后来，O. Külpe（1893）又添加了两个："空间性"和"时间性"。这四种属性学说统治感觉的生理基础研究长达半个世纪之久。现在，大家都认为，感觉为什么只能有四个"属性"，实在讲不出任何道理。

可见，"感觉是客观世界个别物理属性的反映"，这种说法不正确，与事实不符合。

完形心理学从根本上了抛弃了关于原始感觉过程的观点。听到一个纯音，或者看到一个单一的轮廓，都是一个"完形"。完形心理学发现了心理物理学研究不可避免地漏掉了的许多感知问题。

行为主义抛弃内省，感知觉被归结为对身体和行为反应的分析，归结为一个感觉分辨的问题。要研究的不是一个人心里有什么感性体验，而是根据身体和行为的不同反应推断受试者有怎样的感觉分辨。

以上两家各有千秋，此处不去说长道短。但不难看出，在行为主义中，感觉有吞没知觉的趋势，而在完形心理学中，知觉吞没了感觉。这至少告诉我们，感觉和知觉之间并没有截然的分界线。

我们几乎天天和痛觉打交道。有经验的医生都懂得，痛觉是个十分复杂的现象。R. Melzack（1973）的专著对此作了有趣的综述。

我们不得不承认，关于感觉和知觉，迄今还没有令人满意的定义。不仅如此，感性和理性、认知和情绪等也都是些纠缠不清的概念。

早在 $60 \sim 70$ 年前，巴甫洛夫就曾经谈到生理学与心理学"结婚"，这是一个美好的愿望。只可惜不同学派的心理学似乎还都是一群乳臭未干的孩子，你生理学跟谁"结婚"呢？

D. N. Robinson（《现代心理学体系》，杨韶刚等译，社会科学文献出版社，1988，p251～252）写道："只有当心理学本身达到了系统的理论水平和解释水平，神经生理学的方法和发现才具有心理学的意义。"这对于寻找各种精神病理现象之生物学基础的企图无异于当头一棒。

乐观的生物科学工作者也许认为，上面的说法未免过甚其词。确实，我们理应尊重生物科学工作者的抱负，但遗憾的是，心理之生物学基础远不是故事的全貌。

对于人的心理有两种决定论：生物学决定论和社会决定论。然而，一旦涉及社会与个人心理的关系，决定论就不再是唯一的理论框架了。用 Jaspers 的话来说，心理不但可以"说明"（因果性的或决定论的说明），还可以"理解"，下面一节我们将讨论这个问题。此处只需先明确一点：我们在理论思维中不要把原因和目的这两个范畴混为一谈，而必须加以区别。至于如何处理这两个不同范畴的矛盾，当然随各人不同的哲学观点而异，但那在很大程度上已经不是精神病理学本身的事了。

3.4　理解和解释

康德讨论了几种二律背反，其中之一是：自由与必然或原因与目的。康德把二律背反都归之于理性，即理性自身的二律背反。其实，自由并不是理性的产物，至少不完全是。

下面介绍四种不同的自由：

1. 体验的自由。举个简单的例子。医生屈伸我的肘关节检查肌张力时，我体验到这种活动是被动的和不自由的。接着，他要我做指鼻试验。在屈伸上臂指鼻时我体验到我的活动是自由的。与此类似，我在思考时，我体验着自由：那是我的思想，是我在想，是我在指挥着自己的思想。体验的自由显然不是理性思维的产物。

2. 伦理的自由。人们认为，人在行动时有选择的自由，可以这样行动也可以那样行动。这是判断善恶和追究责任的前提。如果人的行动是必然的，是绝对地被决定了的，那就谈不上什么善恶和责任了。

3. 法律的自由。这是指迁徙、言论、信仰等由法律规定的自由，当然是有条件的。法庭可以依法剥夺某人的某项自由，但不可能剥夺任何人为善的自由和体验的自由。

4. 哲学的自由。这是相对于必然的哲学范畴。

与精神病理学密切相关的是体验的自由和伦理的自由。在理论思维中，我们不可避免要涉及哲学。只有法律的自由与精神病理学没有直接关系。

体验的自由是不可理解的，只能说明。我们也许可以把随意运动中体验的自由归之于神经脉冲来自大脑皮层的锥体细胞或皮层广泛区的神经脉冲对锥体细胞的激发，不管怎么样，这是说明（explanation），而不是理解（understanding）和解释（interpretation）。说明是决定论的或因果的，而理解是就目的而言的。

同样，体验的不自由也是不可理解的。例如，精神分裂症病人感到他的思想是某种异己的力量作用的结果，不受他意志的支配，便是一种不可理解的现象。

在心理治疗时，伦理的自由有时尖锐地摆在病人和治疗者的面前。

当我对自己不负责任的时候，我就把我的苦恼、不满或愤怒，生活中的不幸或事业上的挫折和失败，看做是完全由客观原因所决定的。这跟神经症病人把他的精神痛苦归之于"病"是相同的。不同的只是，我的推卸责任是赤裸裸的，而病人则采取了隐蔽的或象征化的形式。当心理治疗进行不顺利或未能取得预期的效果时，我倾向于把它归于病人的阻力（resistance）或他的人格缺陷，而很少或不考虑我的态度和技术有什么问题。这意味着，我把平时对自己的不负责带进了心理治疗。如果我对病人施加压力，病人的阻力就会增强。当然，有时候，比我有涵养的病人会马上改变态度，微笑着点头并且说我说得很有道理，他深受启发，如此等等。我感到病人在欺骗我，便结束治疗。我们互道再见，握手告别，关系似乎相当融洽，可病人再也不来了。

有些精神科医生为了回避这种狼狈的处境，他们决定不研究神经症，只研究精神病。其实，这是徒劳的。首先，精神病和神经症并不能一刀两断截然分开。其次，即使精神病不可理解，精神病人终归是人！只要是人，就要求我们去理解他，尊重他。一位精神病人吵着要出院，医生对护士说，这是妄想，二话不说，开医嘱注射氟哌啶醇。这是非人性化的做法，是对人性的践踏。人性就在于有意志，有目的。病人和我们一样，难免有推卸责任的倾向和不讲道理的时候，然而，正是人性的弱点特别需要别人的理解。面对一位死者的遗体，即使我们并不认识他，也会油然而生同情心。其实，遗体根本不是人而只是人的象征。我们把遗体看做人，是把非人加以人性化。为什么我们对待活生生的精神病人却反其道而行之？这是每一个精神科医生都不能回避的伦理问题。我并不是反对药物治疗，而是强调必须理解和尊重病人，即使正在用药的时候。

黑云满天预示即将下雨。我们说，"黑云满天"与"下雨"之间存在着因果联系。但我们不能说"下雨"是"黑云满天"的意义。只有符号和可以用符号表达的精神现象才具有意义。意义是人创造的，是人类有目的的活动的产物。对于 Jaspers 所说的"有意义的联系"（meaningful connections）应该理解为非因果决定论的联系，而是体现意志的选择和目的的联系。理解意味着在人和他的生活、社会背景以及文化传统之间建立有意义的联系。对别人的理解也就是人的自我理解。理解表达为符号便是解释。

对于某一概念或事物，我用自认最确切也最满意的语言下定义或加以描述，别人听了或看了，完全同意，感到简直不能增减一字，我和这个人便达到了直叙的理解。

我把我的某种体验用隐喻表达出来，别人听了或看了以后用另一种隐喻把我的隐喻在他心中所唤起的体验加以表达，使我感到他的隐喻和我的隐喻同样贴切，我和这个人便达到了类比的理解。

在人际交往中，这两种理解往往混在一起，可以互相促进，也可以互相妨碍。

没有抽象和反思的人生仍然是一种人生，若没有体验，便完全没有人生。

理解深入到了人生的各个层次：体验、意图、情感、态度、目的和价值。

S. Freud 的精神分析学说是对人生的一种特殊的理解和解释，但他本人却视之为一种因果性说明。Jaspers 尖锐地指出了这一点。

理解至少有以下四个特点：

（一）理解的非唯一性

李商隐的《无题》诗，有人说是爱情诗，有人却说是政治诗，是诗人借夫妇之情讽君臣之义。假设李商隐还活着，记者请他谈谈创作意图，他说的话人们仍然会有不同的理解。张三说，他这一回吐出了肺腑之言；李四说，他到底还是有难言之隐，只得言不由衷。朱光潜说过，人生一世就好比写一篇文章。这文章写得究竟怎么样，创作意图何在，读者是免不了要七嘴八舌的。

当我们理解病人的时候，病人也在理解我们和他自己。病人的理解不会一成不变，对同一事物也有不同角度和层次的理解。如果坚持"只此一家，别无分店"，我们便抹杀了人生的丰富多彩和发展变化，精神病理学也就只剩下一堆干巴巴的术语。

一切辩论皆源于理解的非唯一性。所以庄子说："辩也者，有不见也。"（《齐物论》）

（二）理解是有极限的

如果我们穷究一个人的目的，最后便会发现，他是被他母亲的子宫收缩推到人世间来的，不能说他生来就是一心想"钻进革命队伍"（红卫兵语录）。

对理解极限的认识，使一些卓越的精神病学家发现了许多原发性病理体验，这些体验不可理解而只能用生物学的疾病加以说明。

S. Freud（1911）对偏执痴呆（dementia paranoides）病例D. P. Schreber 的分析是很有名的（转引自 W. Meissner，1978）。E. Fromm（1980）对此评论道："设想病人过着很强烈的异性爱生活，那么这本身就有助于阻抑无意识的同性恋；如果设想病人对同性丝毫不感兴趣，这当然足以证明同性恋确实受了阻抑……显然，麻烦在于，没有同性恋这件事用弗洛伊德的方法是无法证明的。"这就难怪 Freud 总是能够用无意识的同性恋解释所有偏执病人的各种妄想，说起来头头是道。

S. Freud 极力从婴幼儿去理解焦虑的发展源头。他的学生O. Rank（1929）青出于蓝而胜于蓝，进一步将焦虑归于"出生的创伤"（trauma of birth）。

不承认理解的极限，Freud 和 Rank 给我们提供一幅有趣的漫画。

（三）理解的循环

理解必须从部分开始，例如先理解章句，才能理解整个作品；但要理解部分，又必须先理解整体，如作者的总体构思和写作意图。部分和整体构成理解和解释上的循环。如果不作哲学上的玄想，我们可以把这种循环看做螺旋式的上升进程，也就是每循环一次我们的理解便达到了较高的水平，而不是在平面上转一圈又回到原来的出发点。

在这一方面，我们容易犯两种错误。

第一种错误是只见树木，不见森林。我们所看到的只是个别症状或病人的某些观念、意图和情感反应，总之，是零碎片断的，既不能在它们之间建立有意义的联系，也不能构筑一幅完整的临床相。

第二种错误是只知森林，不知树木。这意味着根据对病人的总体印象去寻找符合这一印象的部分。当我们认为某个症状"应该"存在时，我们也就容易把并不存在的说成是"实在的"。这叫做光环效应。例如，和病人一见面，我们便觉得他像个精神分裂症病例，于是，我们便很容易"发现"他多少有些情感平淡，多少有些意志减退，说话的条理性差，有联想松弛。

（四）理解的开放性

随着思维和预见性水平的提高，身份的逐渐确立和目的观的发展，少年人往往提出这样的问题：人活着究竟为了什么？人生的意义是什么？然而，这些问题的答案不是光凭思考可以得出来的。年轻的精神分裂症病人沉溺于哲学似的思考，往往是企图对病理的、改变了的体验作出解释。由于未来具有不确定性，人生对于我们每个人来说都是开放性的，理解总是没有完成的。黑格尔说过，同一句生活谚语，从少年人嘴里说出来和从老年人嘴里说出来，意义大不相同。这话强调了实际生活本身对理解的重要性。人们生活的意义和目的各不相同，相同的是，都需要用整个一生的生活去做出解答。病人当然也是如此。因此，我们不能满足于对病人作有限时期的理解，包括一定年限的随访在内。理解的开放性意味着人生和精神病理学是不可穷尽的。

人们说，心理是客观存在的反映。可见，心理作为反映是客观的，或者，反映是心理的客观方面。心理的主观方面便是体验。现象学的精神病理学并非不管心理的客观方面，但它特别重视的无疑是心理的主观方面，即体验本身。现象学的描述，指在语言许可的范围内，对体验作尽可能确切的描述。

第二篇　症状学方法

第4章　比　较

4.1　幻觉

幻觉可以分为真幻觉与假幻觉。如果把它们和知觉、表象加以比较，这些现象的相同和不同之点就变得明显而易于掌握了（表4-1）。

表 4-1　幻觉、知觉和表象

	真幻觉	假幻觉	知觉	表象
当时有无相应的客观刺激作用于感官	无	无	有	无
映像的清晰、鲜明和生动的程度	高	高或中等	高	低
当事人是否感到映像是自己意志的产物	否	否	否	是
映像来源有无明确的定位	有	无	有	无

表4-1从四个方面进行了比较，除第一方面是客观的以外，其余三方面都是当事人的主观体验。

真幻觉与知觉相比，除了当时有无相应的客观刺激作用于感官这一点外，其余三方面完全相同，也就是说，从主观体验来说，真幻觉与知觉是无法区别的。可以说，真幻觉是一种病理的表象，这种病理的表象与知觉有几乎相同的体验，以致病人把真幻觉误以为是知觉。

假幻觉与真幻觉的主要区别是，病人体验不到映像的来源有明确的定位，映像只是出现在病人的心灵之中，如此而已。这里所说的假幻觉，是 Kandinsky 关于假幻觉的定义。

有一点要说明一下。在英文书里，通常用 mind（相当于汉语"心灵"）一词，说假幻觉出现于心灵中，这不易引起误解，因为"心灵"不具有空间性。中文书里常用"头脑"，这就容易引起误解，因为"头脑"是物质性的，它有确定的空间定位。初学者有时会问："头脑"里说话是假幻听，那么听见肚子里说话是真幻听还是假幻听呢？其实，只要病人感到映像的来源有明确的空间定位便不是假幻觉，不管在什么地方。麻烦的是，有些病人文化水平太低，抽象思维发展的水平太低，他们甚至不能区别精神和物质这两个不同的范畴。你问他有什么不愉快的情绪，他只会用手指着胸部说"这里边堵得难受"。用 J. Piaget 的术语来说，这叫做"思想实在主义"（intellectual realism），意思是说，把心理看作可以触摸的实体。J. Piaget 认为，这是 7 岁前的"前操作性思维"（preoperational thought）的特点之一（请参看 J. 皮亚杰，B. 英海尔德著《儿童心理学》，吴福元译，商务印书馆，1981 年）。对于这种病人，真假幻觉之分也许不可能。这并不是说医生不能分辨，而是病人本人的心理还没有分化到这个水平，就像白痴病人不可能有妄想一样。智力水平高的病人可以把假幻觉描述得很清楚。他们也许说，他们不是用耳或眼感觉到的，而是用心灵直接感觉到的，但所见所闻和用眼用耳感到的同样地清晰生动而真实。再者，意志在这里不起作用，病人也很明确。他们会说，这绝不是什么想象或幻想，因为他们想它时它并不出现，而根本没有想它时它却出现了。智力介于上述两个极端之间的病人，分辨真假幻觉就要靠医生的交谈技巧了。对于文化水平不高的病人，我们的任务首先是掌握他们的词汇，帮助病人用已有的词汇对他们的体验进行尽可能精确的描述，没有耐心这是办不到的。

明确了幻觉的概念和特点，近似现象的鉴别也就不难了。

机能性幻听与错觉的区别。机能性幻听指在出现知觉的同时出现的幻听。例如，病人听到自来水龙头流水声中有说话声。这里有两种声音：一是自来水龙头的流水声，这是知觉。另一个是说话声，这是幻听。其所以叫做机能性幻听，意思是说，幻听出现在大脑负责听觉的部位处于机能活动（受现实声音刺激）的时候。既然是错觉，就只有一个知觉，例如，把树看成是人，树的知觉也就不存在。如果仔细一看，看清是树，人的知觉也就消失了。

　　机能性幻听与反射性幻觉不同。机能性幻听的知觉和幻觉都是听觉的，属于同一感官。反射性幻觉涉及两种感官，例如，在听到狗叫时，感到小腿剧痛，像被狗咬了一口一样；在听到某种声音时看到某种形象。

　　初学者有时分不清幻听与援引观念，这主要是概念不清楚的缘故。幻听指听到声音，是一种具体的感官体验。援引观念是一种推理或猜测，属于思维活动。如果医生概念明确，只是病人没有说清楚，仔细询问病人是可以分辨的。如果是幻听，病人可以把他听到的话逐字复述出来。如果是援引观念，病人会承认，人家究竟说了些什么，他并未听清楚，他只是凭感觉推测或断言人家是在议论他。

4.2　欣快症与心情高涨

　　DSM-Ⅲ（《美国精神障碍诊断与统计手册》第 3 版，1980）把"欣快"（euphoric）视为"心情高涨"（elated）的同义词，这种说法不当。一般地说，欣快症（euphoria）是一个器质性症状。

　　欣快症是一种伴有全身身体极度舒适感的高度心满意足状态。这种心理状态很像微醉状态或处于性高潮的状态，此时，病人似乎已经满足了渴求，似乎完成了使自己十分满意的事情。除此以外，欣快症还有下述特征，不同于躁狂症的心情高涨。

　　（1）病人主要是被动而无所作为地体验着，他沉浸于体验之中，他的心理是封闭自足的。尽管十分快乐，但是病人对外界事物的注意和兴趣不但没有增强反而明显削弱。

　　（2）精神的多产性下降：观念、言语和行动的量和内容的丰富性下降，动机作用下降，始动性和进取性削弱。

　　（3）知识和智力的利用下降：病人缺乏机智，没有创造性，没有自知力（甚至对身体的严重疾病和缺陷也不知道），容易出现脱离现实和满足愿望的荒诞而简单的思想（幻想或妄想）。

　　兴奋剂和抗抑郁剂没有致欣快作用，而不少镇痛剂、催眠剂和麻醉剂却有致欣快作用。从这里也可以推断，欣快是一种不同于一般精神兴奋或心情高涨而相当特殊的状态。

　　与欣快症完全不同，躁狂性心情高涨的病人具有"节日的心情"，他的心理活动面对外在世界，面对现实，指向人际交往，他绝不满足于现成的体验而不断在行动中去取得新的满足。病人对外界几乎一切都感兴趣，充满着好奇心，抱着试一试的态度，随境转移是典型的。精神的多产性显著提高，病人的联想快而丰富，言语增多、加快但病人仍感到嘴跟不上思想（pressure of speech or talk）。病人一会儿出一个新主意，有各式各样要去完成的计划，实际上病人也在不停地行动和忙碌着，他是位绝对闲不住的人。可见，动机作用大大地增强了。从病人的言语和行动可以看出他对知识、技能和智慧的发挥和有效利用。尽管不深刻，但病人并不缺乏机智；尽管看不见自己的毛病，他对别人的错误或不恰当却是一针见血的；尽管听多了你也许会感到废话太多，短暂的接触却使人感到病人是位有趣的人物，他风趣，逗人发笑，不时耍点小聪明，而联想之快和出口成章，往往使人惊叹不已。有一位病人说"我的脑子抹了油"，道出了他联想加快的内心体验。

　　上述诸特点在轻躁狂最为鲜明。也许可以说，轻躁狂是各种躁狂之最典型的形式。躁狂的精神运行性兴奋愈严重，上述丰富多彩的临床相也就愈是减色。在极严重时（通常持续的时候不长），病人的言语和动作趋于单调重复，而杂乱的附加症状此起彼伏，更加重了精神功能的损害和脱失，使人产生整个心理出现了瓦解（disintegration）的印象。经过治疗，病人又进入轻躁狂状态，这几乎是所有严重躁狂病人在完全缓解前都要经历的阶段。

　　如果将轻躁狂与健康人的最佳心情加以比较，前者的病理性就更突出了。

　　最佳心情使自控和自调节能力大大加强，因而对别人更能宽容。轻躁狂病人却相反，他很容易与人发生冲突。由于盲目的乐观和浓厚的机会主义（碰运气，冒险），病人不顾后果。一旦受到别人的干预或阻拦，病人便会大怒不已，毫无节制。

　　最佳心情使人乐于社交，对外界兴致勃勃，但总是以固有的爱好为核心，是为长远目标服务的，因此，人际关系的增进和工作效率的提高形成良性循环。轻躁狂病人相反，他垄断谈话，使别人插不上嘴，或对别人说的话根本没有耐心听下去；他的兴趣过于弥散，跟他的人格和职业等相背离；他的计划太多，结果等于没有计划，见异思迁，异想天开，轻举妄动。总之，既破坏了人际关系，也浪费了精力，甚至一事无成。

轻躁狂病人的睡眠需要锐减，虽整天活动过多却没有疲乏感。也许，病人在患病前生活是坎坷的，此时在病人的体验中却没有留下任何不良影响。在病人的体验中，没有烦恼、苦闷和忧伤，没有焦虑也没有沮丧，甚至连挫折感也没有。这种心理状态往往要持续好几个月甚至更久，实在令人惊异。任何健康人，不论他心情多么良好，也无法与轻躁狂相比拟。可以说，这些体验是轻躁狂最特征性的。如果医生只看到病人外现的言语和行为，忽视对病人体验的理解，那是片面的。

4.3　异己体验

异己体验（alien experiences）是精神分裂症特征性的症状，但初学者往往不能确切地掌握。如果和不随意体验（feeling of involuntariness）、强迫体验（obsessive experiences）作比较，就不容易弄错或漏掉这个症状了。

在正常情况下，我们的思想、情感、内心冲动和决定，都被体验为"我的"，是我的意志所发动的。在某些特殊情况下，如极度疲劳或快要入睡的时候，心灵中表象和观念的出现或更换，可伴有不随意的体验。此时，健康人可以做到听其自然，不加抵抗和干预，精神是放松的。神经症病人往往忍不住要加以干预，甚至力图加以控制，"控制不住"的体验和烦躁焦虑的情绪便相伴发生。如果病人一贯过于自我强求，禁忌意识很强烈，非把某些观念从意识里驱赶出去不可，病人便会有冲突感。极端的情况是，观念一出现便伴有自我强迫感，同时病人又加以意识的抵抗，即自我反强迫，那就是典型的强迫症状了。

患癫痫、脑炎、脑血管病或脑外伤时，观念或内心冲动的出现可以伴有强烈的不随意体验，并且来得急促，同时病人感到不快，这叫强制体验（forced experience）。因此，可以说，强制体验是一种迅速发生和强烈的不随意体验，且伴有不快感。但病人知道，观念和内心冲动是自我的一部分和来源于自我，就像恐惧时的颤抖一样，当事人感到是自己在颤抖，只是"身不由己"罢了。

异己体验包含着不随意体验，但不仅仅是一种不随意体验，病人体验到有某种无形的力量在发动或中止自己的思考，而这种无形的力量绝不是病人的意志。其所以叫做异己体验，是由于病人把自己的意志异化了，自己的意志被体验为完全与意志无关，体验为意志以外的某种无形的力量在发动或中止。这是精神分裂症的特征性症状。如果将其他不随意体验严格区别于异己体验，那么，在器质性精神障碍时，即使从理论上不能说不可能出现，事实上却是十分罕见的。除了在一级症状（第 7 章 7.1）提到的外，异己体验还有思想云集（thought crowding）以及大量假幻觉时的异己体验等。

4.4　易激惹

易激惹（irritability），准确地说，应该叫做易激惹性增高（increased irritability）。这是一种常见的症状，可见于多种不同的精神障碍，但各有不同的特点，值得进行比较。

慢性器质性状态。引起这种病人发怒或急躁不安的原因主要有两类。一类是生理上的，如身体不适、疼痛、休息睡眠不足、饥饿等。另一类是生活中的小事，尤其是妨碍了病人的自由，违反了病人的习惯，或者向病人提出某种建议和要求。有一位痴呆病人坐在长沙发的中间，她的女儿也想坐，便请她坐过去一点，病人坚决不干，勃然大怒。有一次病人要出去走走，当时正下着雨，家属劝阻，却引起病人大怒不已。日常生活中的事，如吃饭、更衣、洗澡等，家属往往认为病人太顽固，总想改变一下，这就糟了：家属愈坚持，病人愈是怒不可遏，可以在家里闹得天翻地覆。慢慢地，家属吃够了苦头，也摸透了病人的脾气，情况可能有所缓和。但家属不知怎么回事又冒犯了病人，这种事还是难免的。如果易激惹算是一种阳性症状的话，那么相应的阴性症状更能说明病人的缺陷。像事业、荣誉、地位、财富等比较重大的事，病人反而无动于衷，甚至连面子和起码的尊严也毫不在乎。小事上易激惹和大事上漠然置之这两方面合在一起才勾画出了慢性器质性状态的全貌。

精神分裂症病人的易激惹有两种不同的性质。一种与幻觉、妄想等相联系，是继发性的和可以理解的。例如，病人有被害妄想，这种妄想追到最后也许不可理解，但基于妄想而经常与周围人发生冲突却是可以理解的。另一种易激惹本身是不可能理解的。它完全违反人之常情，无缘无故，来得突然，消失也快，病人毫无自知力，甚至发过脾气以后根本否认有这么回事，事后的表现确实也跟什么事也没有发生过一样。这种易激惹对精神分裂症更具有特征性，它和情感意志本身的障碍是一回事。

躁狂状态有两种不同的心情，一种是轻松愉快，一种是易激惹。即使是轻松愉快的病人，也可以由于一些小事而发怒，这主要是病人感到别人干涉了他的自由，或者病人的要求没有得到满足。此种易激惹可以说是事出有因。躁狂病人的愤怒可以持续相当久的时间，骂不绝口，还往往动武。病人对精神障碍没有自知力，但一般并不否认事实，只是自认骂得有理，别人挨骂挨打是活该。

神经症性易激惹的典型形式表现为反复重演的三部曲：极力控制自己—发怒—后悔。还有一个特点是，病人发怒打骂的对象往往是父母或是配偶，发作多限于在家里。

事情的所谓大小是因人而异的。死要面子的人只要伤了他的面子，哪怕事情无关紧要，也会大怒；擅权者可以"爱民如子"，"仁义之人其言蔼如也"，一旦冒犯了他的权力却往往怒不可遏，必置人于死地而后快；爱财如命的人可以不顾面子，但在钱财上了吃了亏却可以大发脾气。如果事无巨细经常发怒，且一向如此，那就要考虑这种易激惹性是不是人格障碍的一个特征了。

4.5　强迫与冲动

见意志障碍条目。

第 5 章　现象谱

　　教科书对精神症状和病理状态的描述往往是典型化的。典型是我们认识事物的一种基本的形式。但是，临床上见到的病人远非都是典型的。可以说，在典型之间几乎总是存在各式各样的过渡或混合形式，这就构成现象谱，好像红光和紫光两极之间的可见光谱一样。

5.1　痴呆与意识障碍

　　痴呆属于慢性脑器质性综合征，它以智力严重削弱为主要特征。痴呆病人一般是意识清晰的。除少数例外（如梅毒引起的麻痹性痴呆经抗梅毒治疗可以好转），痴呆是不可逆的。

　　意识障碍属于急性器质性综合征，它以感知觉的一般性严重削弱为主要特征。意识障碍除直接导致死亡者外，是可逆的，持续的时间是短暂的。

　　这是两个极端。有时候，我们可以见到这两者的中间状态。常见的原因是脑外伤、脑炎、中毒等。这种中间状态的基本特征是精神功能的易衰竭性，前苏联学者称之为大脑衰竭综合征。这种状态出现在严重意识障碍恢复以后。临床特点是，短暂的交谈和简短的测验似乎一切正常，知觉清晰，定向力完整，即时回忆良好，注意力集中，注意的主动转移也是好的，理解能力和抽象概括能力可有轻度削弱，但绝对达不到痴呆的严重程度。如果病人经过充分的休息（例如昨晚一夜睡得很好，检查在早饭后进行），没有饥渴和身体不适，检查结果尤其令人满意。但交谈时间一长，如超过半小时，成绩便开始明显下降，尤其是反复追问，反复指出病人的回答不对，以致病人感到紧张、迷惑或有挫折感时，成绩下降更快。终于病人连最简单的问题也错误选出，甚至茫然不知，什么也回答不出来，既像轻度意识混浊，也像痴呆。如果我们设计一种测验，由许多简单的知识、计算、理解题组成，前后两半的难易程度相同，完成整个测验需一小时，那么，我们会发现，前半小时的成绩相当好，而后半小时的成绩很差。第二天早晨再查，成绩先好后差又重演一遍。病人往往有情绪障碍，如心情不稳、情感脆弱等。不少病人有妄想、幻觉等精神病症状，这些症状使临床相复杂化，但仔细观察仍可发现精神功能易衰竭这一基本的临床特征。这种情况恢复缓慢，往往要一年甚至更长的时间才能完成恢复，故长期预后是好的。没有经验和检查不仔细的医生很可能会认为病人的智力已有严重缺陷，对预后做出不可逆的错误判断。

5.2　焦虑

一提到"焦虑"（anxiety），了解不多的人第一反应往往是："焦虑和一般的着急有什么区别？"这个问题问得非常到位，正是本节"现象谱"要回答的问题。

如果按焦虑轻重画成一个连续谱，一端是严重的症状性焦虑，另一端是无焦虑状态。普通人的着急位于中间。

作为一个精神症状，焦虑是痛苦的，也显著妨碍心理或社会功能。焦虑症状主要有主观体验和客观表现两方面：

（1）焦虑心情：典型的焦虑症状，患者体验到的是没有明确对象和具体内容的恐惧。病人整天惶恐不安、提心吊胆，总感到似乎大难就要临头或危险迫在眉睫，但病人也知道实际上并不存在真正的危险或威胁，却不知道为什么如此不安。

（2）客观表现：分两种，其一是运动性不安：病人闭眼向前平伸双臂可见手指对称性轻微震颤；肌肉紧张使病人感到头紧头涨，后颈部发僵不适甚至疼痛，四肢腰背酸痛也常见；严重者坐立不安，不时有些小动作，如搔首搓手等，甚至来回走动，一刻也不能静坐。另一种客观表现是自主神经功能紊乱，尤其是交感功能亢进的各种症状，如口干、颜面一阵阵发红发白、出汗、心悸、呼吸急促、窒息感、胸部发闷、食欲不振、便秘或腹泻、腹胀、尿频尿急、易昏倒等。

通常要兼有以上两方面的症状，才能确定为焦虑症状。只有焦虑心情而没有任何客观症状，很可能是人格特性或常人在一定处境下出现的反应（处境性或期待性焦虑）。而单纯根据自主神经功能紊乱而判定为焦虑则是错误的。

与一般的着急相比，焦虑症不仅症状严重而持久，而且它的性质特殊。这就是它脱离了引起"着急"的生活事件，不仅程度上远远超出一般的焦急反应（担心—过分担心—恐惧），而且"引起"焦虑的事件微不足道甚至捕风捉影（蹭破皮、甚至没有破只是表皮发红，也担心破伤风、担心送命）。这时，与其说某个不值当的小事引起焦虑，不如说是焦虑情绪在寻找一个理由牵强的出口。极端情况下，焦虑在病人的观念上不与任何确定的生活事件或处境相联系，因此精神病学称之为自由浮动性焦虑（free-floating anxiety）或无名焦虑。

与焦虑症相反，处于现象谱另一极端的情况是无焦虑。这既可以是病态的情感淡漠和无欲状态，也可以是个别人经过努力所达到的"超脱"状态。后者不论古今中外都有人在追求，如道家的"清静无为"，禅宗所谓"菩提本无树，明镜亦非台，佛性常清净，何处有尘埃"（六祖慧能）之说，以及古希腊斯多葛派的"不动心"（ataraxia）等。西方宗教界人士的冥想（meditation）、佛教的坐禅、练气功者所追求的入静等，它们的共同特点可以说都是内心的平静，即没有焦虑的心理状态。

事实上，努力所达到的超脱，无焦虑状态是一种暂态。"顿悟之后也还要渐修"，就是这个道理。但这种暂态很值得研究，因为它既非病态，也非常态。一个人不能久处于暂态，也不是所有人都能做到。有些焦虑者急于求成，恨不得马上摆脱现实的痛苦，有可能"走火入魔"，那就成为病态的了。

从人群角度看，绝大多数人都处于焦虑症与不动心这两个极端之间的状态。不论何种处境一概毫不焦虑，绝不是精神健康的表现。这样的物种也不可能存活下来。焦虑是促进人格整合和社会化的内在动力，是安于现状和不求进取的对抗剂。有欲望，便会有焦虑。我们都期望未来比现在要好些，但客观世界并不那么听话，人生充满着风险，未来具有不确定性，这就是所谓生存焦虑（existential anxiety）的根源。

从精神病理学的角度来看，人们一般焦虑水平的高低，与其说取决于当前的处境和既往生活中的某些事件，毋宁说更多地取决于 A. H. Maslow（1970）所谓基本需要满足的程度。Maslow说的基本需要涉及心理的有：安全的需要、爱与归属的需要、被人尊重和自尊的需要。大量事实表明，临床上见到的焦虑病人，其个人史中都有这些基本需要未得到满足的证据。父母（尤其是母亲）对子女过分保护、过分控制和苛求，是造成子女长大后容易焦虑的重要原因。

焦虑障碍除了上面描述的慢性焦虑的特征性表现外，还有以急性焦虑发作为主要特征的惊恐障碍（详见相关症状条目）。

如果焦虑出口锁定特定目标，并产生回避行为，则成为恐惧障碍。恐惧症患者有确定的外在客体作为恐惧的对象。单一的恐惧症（如怕封闭空间——幽闭恐惧）与慢性焦虑状态是显然不同的，但这两者之间有各种过渡形式。多形性恐惧症与随处境不同而有显著波动的焦虑症之间很难画出一条截然的分界线。

恐惧症中比较特殊的一种是对人恐惧，又称社交焦虑或社交恐惧。与一般的社交紧张之间也可以构成一个连续谱。

疑病症者的焦虑集中于自己的身体和疾病，而焦虑症者的焦虑是弥散的，但两者的混合状态并不少见，即既有疑病性焦虑，也有无名焦虑。

还有一种特殊的焦虑表现，针对曾经的创伤性体验。可怕的创伤性体验反复地闯入，伴有明显的焦虑和回避，可以看做一种创伤后延迟的焦虑反应（创伤后应激障碍）。

1894 年，Freud 首先把焦虑症从神经衰弱中区分出来，描述为一种神经症。今天，美国的 DSM-Ⅳ 中的焦虑障碍包括除上面已经涉及的慢性广泛性焦虑、惊恐障碍、恐惧症、创伤后应激障碍外，还将强迫障碍纳入进来，几乎等于以前神经症这个总的类别，只是将躯体表现突出的疑病障碍、躯体形式障碍等另外划分出去而已。

焦虑症指向未来，指向可能的危险或不幸，在观念上是不确定的。抑郁症意味着已经造成的丧失，是无可挽回的既成事实，在观念上是确定的。临床上可以见到各种不同程度的焦虑和不同程度抑郁的混合。就现状诊断而言，只要抑郁程度足以达到迟滞性抑郁，则优先诊断抑郁症。而以心烦、兴趣降低、乏力、不满等负性情绪为主的"新"抑郁一族，如果焦虑体验更典型，在病程中占主导地位，诊断焦虑症更合适。再有就是所谓焦虑-抑郁混合状态，往往两者都不典型，主要表现为心烦意乱、易激惹，并伴身体症状（如纳差、疼痛）。

如果把典型的焦虑和典型的抑郁比作水面上相邻的两座冰山，焦虑-抑郁混合状态就是水面下融合在一起的冰坨，在综合医院和初级保健等非精神科专业机构往往更常见。

以上是把典型的焦虑症状，放回到生活中以及放回临床各类互有重叠的分类中，以连续谱的方法进行说明（现象谱）。希望这样有助于对焦虑症状加深理解，尤其帮助初学者正确看待不典型的情况。

在精神病学领域，焦虑不仅作为一个症状（综合征）的名称，作为一类障碍的总称出现，而且精神分析学派更是有他们特殊的用法。I. L. Janis（1971）在列举了许多不同学派的学者，并指出他们的观点有根本分歧之后写道：他们在关于"焦虑"的行为后果的描述中，始终贯穿着几个共同的主题，这表明，多数（精神分析）理论家把"焦虑"这个词当作一个类别使用，它包括恐惧、耻感和罪感。焦虑的这一用法在文献中很常见，我们应该记住，不要把它跟临床医生关于焦虑的症状学概念混为一谈了。

焦虑还有第三种用法。S. Freud 认为，焦虑可以是"无意识的"。这不是对现象的描述，而是对现象的一种特殊的解释。例如，Freud 用"无意识的焦虑"解释多种歇斯底里症状的发生机制，认为躯体症状是"无意识的焦虑"的"转换"，即"无意识的"心理本身变成了躯体症状。事实上，歇斯底里者在发作时体验到的焦虑往往比一般常人还少。这就是法国学者所说的"泰然处之"（belle indifférence）的态度。

5.3　偏执人格与强迫人格

偏执人格与强迫人格有以下不同之点：

（1）偏执者倾向于不相信别人，总怕别人不怀好意或别有用心，他们时刻提防着别人，往往过于自信。强迫者倾向于自我怀疑，他们缺乏自信，时刻担心自己会犯错误。

（2）从表面上看，两者都过敏，实际上大不相同。偏执者容易感到自己的权利、荣誉、地位、个人尊严受到了侵犯或威胁，因而对侵犯者产生不满、怨恨，甚至给予反击。强迫者容易感到别人看清了自己的缺点或错误，因而感到羞耻或内疚，接着而来的是反躬自问，甚至没完没了的自我审讯，在行动上则是进一步严格要求自己。

（3）对于偏执者，别人的表情、举止和言语都是"线索"，都有隐藏的动机和目的，是针对着病人和对病人不利的。对于强迫者，周围事物都具有"象征"或"相面术"的意义，它们都是命运的兆头，通常是凶兆。

（4）偏执者没有达到预期效果或遭受挫折和失败时倾向于归咎于别人、嫉妒、抱怨，或者愤怒地反击，甚至提起诉讼。强迫者事情不顺利时倾向于归咎于自己，进一步苛求自己。

当然，这两种人格也有某些相同或相似的地方，如情感和生活兴趣狭隘，对人缺乏热情、温情和亲密，缺乏风趣和幽默感，生活风格和行为模式都是僵化的，墨守成规而不易改变，表面上都显得过分约束、拘谨而不自然，他们在观念上都有很高而死板的道德标准，而内心深处都有着压抑的情欲和不安全感。

有时，我们可以见到这两种人格特性的混合形式，偏执特性和强迫特性随处境不同而此起彼伏。举一个病例：

某男病人，已婚，50岁，某大学教师。十多年来有过三次精神失常，每次持续一年至一年半，间歇期无精神症状，社会功能保持在病前水平。第一次起病于"文化大革命"初期，病人有亲戚定居美国，20 世纪 50 年代曾向党组织交代，此时红卫兵认为病人是"特嫌"、"里通外国"，逼他坦白"罪行"，于是发病。表现为偏执状态，病人认为周围人都在监视他，都在议论他的"罪行"，派出所要抓他，等等。如此半年左右，妄想消失，病人能认识到自己犯病了，无根据地猜疑和"胡思乱想"。随着妄想的消失，病人出现了典型的恐惧症，见了警察就极端恐惧，不敢从派出所门口走过，病人知道这种害怕不必要、不应该，但不能自已，因而主动就医。与此同时，病人还有强迫症状，如反复洗手和反复检查门窗是否关好等等。又过了半年左右，恐惧和强迫症状渐消失，病人进入完全缓解。三次发作的临床症状和经过都差不多，只是第二、第三次的诱因不同，第二次是提级调薪的事，第三次是教研组安排教学任务和派人出国进修，病人对领导不满，感到不受重视和信任。

　　这位病人的人格属于混合型，既有偏执特性，又有强迫特性。这就不难理解，他何以会有上述两种不同临床相的阶段性表现。

第6章　特征的辨认和描述

症状名词标示一个概念。给概念下定义，就要把这个概念看作一个种概念，然后把它归到一个属概念（外延较大但接近的概念）里，同时指出这个种概念与其他同属的种概念的差别（种差）。举例说，"人"的定义可以这样：人是制造和使用工具的动物。这里，"人"是要下定义的种概念，"动物"是属概念，"制造和使用工具"是"人"区别于所有其他动物的"种差"。

本节所讨论的特征便是种差。当然，这里所说的特征只限于临床事实（及事实的概括）或现象，而不涉及任何理论或假说。这样的定义叫做描述性定义。

6.1　妄想

典型的妄想有三个特征，缺一不可。

（1）妄想是一种坚信或确信，它不接受事实和理性的纠正，可以说是不可动摇和不可纠正的。

妄想的这个特征是普遍公认的。例如，DSM-Ⅳ写道："不论几乎所有的其他人相信什么，也不论毫无疑问和昭然若揭的证明或证据指向反面"，妄想始终为病人所"坚信"。

也许有人会问，历史上有不少人首次提出某种学说或理论时遭到几乎所有其他人的反对，但历史终于做出了公正的裁判，个别人的观点是正确的，难道在当时可以说这个人的观点是妄想吗？确实，在极少的场合下，我们会碰到很难确定究竟是否妄想的案例，但如果结合第二个特征来考虑，问题往往迎刃而解。例如，哥白尼和伽利略坚信地球绕日运行而不是相反，这种信念完全不涉及自我，因而根本与妄想无关。

曾有这样一个病例：病人是某大学的一位学生，他自称发明了提炼石油的新方法，由于省去了传统提炼方法中的某些步骤，工艺大为简化。他撰写了厚厚一本著作，里面旁征博引，有许多公式和图表，外行人读起来看不出有什么荒谬和错误的地方。开始是由教研室和院系专家审阅，都认为行不通。后来经病人反复申诉，由学校领导出面邀请校内许多专家组织鉴定委员会进行科学评定，结果还是一致认为行不通。专家们在指出了若干重大错误的同时也肯定了病人（作为一名大学生）广博的知识、钻研精神和为国家创造财富的善良愿望，并鼓励病人改正错误进一步钻研。病人完全拒绝专家委员会的意见，认为那是"压制新生力量"。精神科医生抱着同情和理解的态度与病人晤谈时，发现病人很高傲，似乎他已经成了世界第一流的发明家和科学家。病人估算出，用他的方法炼油每年可以为国家省许多钱。他"决定"，用这笔钱办一个图书馆和一个研究所，由他任馆长和所长，还以他的名字设立奖学金，在学校里给他树立一个铜像等。谈起专家们的意见时，病人完全回避，只字不提人家的意见，而只是气愤。医生耐心地告诉病人，他的愤怒是可以理解的，但愤怒并无助于解决问题。相反，病人需要的是冷静、思考和采取有效行动去克服"压制新生力量"的专家势力。遗憾的是，病人完全听不进去。几个月以后，病人逐渐出现了确定的被害妄想。最后一次晤谈中，病人已经不谈他的"发明"，甚至连问及他的著作时，他也"忘记"放在什么地方了。可见，关于提炼石油的"发明"只不过是体现自我价值的一个临时的外壳，而一旦自我价值在被害妄想中得到了体现时，著作对于病人便没有意义了。诚如 Jaspers 所说，妄想总是直接涉及"经验现实"（empirical reality）的。对于有关宗教的妄想和所谓形而上学的妄想，也应该作如是观。如果一个人已经超越了世俗的追求，妄想也就不会发生了。

（2）妄想是自我卷入的。

E. Bleuler（1924）写道："妄想是自我中心的，它对病人的人格有着切身的重要性。"DSM-Ⅲ写道："妄想是一种错误的个人（personal）信念……"A. Clare（1980）说："妄想是自我卷入的（ego - involved），它饱含着个人极为重要的感受。"F. J. Vingoe（1981）认为，妄想是"信念的个人化（personification of belief)"，即"妄想的内容与个人的需要、恐惧或安全等密切相关"。所有这些不同的措词实际上说的都是同一件事情。

实际上，妄想的核心判断总是包含着"我"。例如，"我伟大"，"我有罪"，"我的配偶与某人有暧昧关系"，"人们在迫害我"，"人们咳嗽、吐痰都是针对着我"，"某人钟情于我"，等等。反过来说，在各式各样的思维障碍中，不论其推理判断的内容和形式如何，只要信念不涉及自我，说它是妄想便不能得到精神病学界的公认。

（3）妄想是个人独特的（idiosyncratic）。

这就是说，妄想是某一个人所独有的信念，而不是任何集体所共有的信念。DSM-Ⅳ写道："这种信念通常是不被病人的文化群或亚文化群的其他成员所接受的。"妄想的这一特征使它区别于宗教、迷信、巫术以及一切不为局外人接受的某一文化群或亚文化群的信念。正是由于每一个正常人的头脑里都浸透了所属文化的价值观，妄想是容易为人们所辨认的。对于典型的妄想的诊断，学术观点十分分歧的精神科医生之间有很高的一致性，根源就在于此。

综合上述三个特征，可以将妄想定义为：**妄想是一种个人所独有的和与自我有切身关系的坚信，它不接受事实和理性的纠正。**可以说，凡典型的妄想都符合这个定义，凡符合这个定义的都是典型的妄想。

不完全符合上述定义的情况有不典型的妄想和各种近似的现象。下面就三个特征分别加以讨论。

（一）关于第一个特征

Jaspers说，"只有在意识清晰的情况下才能正当地谈论妄想"。这话有道理，因为在知觉不清晰和思维过程紊乱的情况下，所谓妄想是否真正不接受事实和理性的纠正，是难于确定的。并且，意识障碍照例持续时间短暂，而短暂的信念很难说是妄想。

那么，一种确信要持续多久才能正当地视之为妄想呢？看来，至少持续一星期，这个时间标准是大多数精神科医生可以接受的。对于短暂的信念，如果要用妄想一词，最好加上定语，如

"短暂即逝的"。

　　J. S. Strauss（1969）发现，在 119 例住院病人中，"可疑妄想（questionable delusion）"病人将近"确定妄想（definite delusion）"病人的一半。他指出，可疑妄想具有至少下列三者之一：①对公认的现实歪曲得不太严重；②环境情况使人难于确定歪曲究竟有多大的程度；③病人持怀疑态度。

　　可疑妄想常见于典型妄想的早期和缓解期，但也可以独立地出现，后者主要的内容是疑病、嫉妒或被害，通常见于人格不健全的人。夸大或钟情内容的妄想往往一出现就表现为确信并且相当荒唐。某个女病人在参加完国庆游行（大概是 1956 年）后回家对丈夫说，赫鲁晓夫向她招手。丈夫以为她是开玩笑，病人却很严肃地对丈夫说，此事千真万确，并且请丈夫不要声张，一定要保密。另一青年未婚女病人看电视时说，某男播音员对她有意，病人说此话时表情很害羞的样子。家属还以为病人是信口胡说，谁知从此以后病人一直坚信那位男播音员爱上了她。病人写了很多封信给该播音员，她什么电视节目也不看，唯独看那位播音员的"新闻联播"，看时还细声说话，似在与播音员对话。病人坚信，那位播音员的表情和播讲内容都是专门说给她听的，也只有她才理解其中的特殊用意。

　　是否采取行动，跟病人是否确信并不是一回事。强迫症病人常常把他们的强迫观念当作真有其事而采取相应行动，他们的座右铭是"不怕一万，就怕万一"，但实际上并无确信。相反，精神分裂症病人对妄想淡然处之是常见的。有些病人不仅没有行动，甚至根本不主动提及，人家问起来也没有什么情感反应，然而病人始终坚信不疑。法国精神病学家 Claud 称之为冷性妄想（délire froid）。

　　强迫观念向妄想转变的事实已为临床观察所反复确定，例如 N. Gittleson 的研究（1966）。这种转变通常发生在强迫观念持续 10 年以上，且转变也是缓慢的。诚如 A. Lewis（1936）所说，使我们感到惊异的，与其说是强迫观念转变为妄想，毋宁说是这种转变为什么如此少见（据文献，不到全部强迫症病例的 5%）。

这个道理恐怕只能在强迫人格的特殊结构和强迫症的特殊心理机制里去找。

躁狂或抑郁状态常有不典型的妄想，一方面是观念或内容对公认的现实歪曲得不太严重；另一方面是病人并不坚信，可以接受医生的影响，也不十分固定。当然也可有典型的妄想。

类妄想性幻想（delusion-like fantasy）的特点是，病人并不真正相信，内容带有浓厚的想象色彩，表现形式明显受制于病前人格、生活经历和当时的处境，尤其是周围人的态度。这些特点在歇斯底里症最为突出。

（二）关于第二个特征

涉及宗教、迷信和形而上学的时候，主要从两方面考虑：①同一亚文化群的人们的可接受性。可接受性愈低，妄想的可能性愈大。②当事人所坚持的究竟是"教义"还是"教主"（个人的权力、地位和名利等）。如果所坚持的实际上是他个人的教主地位，而他宣讲的教义允许人们有不同的理解或解释，甚至任意加以修改，则妄想的可能性大。

如果内容不涉及自我，则不能视之为妄想。J. K. Wing 等制订的现状检查（Present State Examination，PSE）举"英格兰的海岸在融化"作为"幻想性妄想"的例子，是不恰当的。

（三）关于第三个特征

这主要有两种情况，一是所谓二联性精神病（folie à deux）以及更为罕见的多联性精神病（folie à plusieurs）；另一是所谓亚文化性妄想。参看二联性精神病条目。

实际上这只是一个问题，即妄想和超价观念的区别问题。

为了避免鉴别上的困难和提高症状评定的一致性，最方便的办法是把超价观念一般看做是妄想，这实际上是许多英美作者的做法，例如 PSE 和《牛津精神病学教科书》。本书作者不同意这种方便法门，主张将超价观念明确区别于妄想。关于超价观念，请阅读本书症状选编的有关部分。此处只提一点，妄想总是个人独特的信念，凡是两个或更多的人共有的信念，即具有社会可接受性（social acceptability）或约定的真实性（consensual validi-ty）的信念都不是妄想而只可能是超价观念。

6.2　意识障碍

　　意识障碍不是单个的症状，而是一种病理的心理状态。

　　痴呆和精神分裂症的衰退也都是病理的心理状态，区别在于，这些都是慢性状态且往往是不可逆的，而意识障碍是急性可逆的。

　　心情高涨、心情低落、偏执状态以及大多数的精神分裂症急性状态等，它们与意识障碍的不同是明显的，临床鉴别也不难，这从下面的讨论便可以看出。

　　意识障碍是意识清晰与昏迷的中间状态。意识障碍与正常睡眠容易区别，因为后者可以唤醒，但各种病态的睡眠状态却几乎无法与意识障碍区别开来。因此，精神病学家一般把病态的睡眠也看做是意识障碍。

　　意识障碍的基本特征是一般性感知觉削弱，表现为感觉阈值增高（敏感性降低）和知觉映像的清晰程度降低。"一般性"在这里有两个含义：①不限于个别或少数感官，而是涉及所有的感官；②不限于某一种或几种刺激，而是涉及各式各样的刺激；并且，病人对刺激的感知，与其说取决于它的社会文化意义，毋宁说取决于它的物理强度。

　　所谓基本特征，意思是说，凡意识障碍必有一般性感知削弱；反过来，只要有一般性感知削弱便可以确定有意识障碍。

　　有些教科书（如 E. W. Anderson and W. H. Trethowan：Psychiatry. Fourth edition，1979）采用 sensorium（指感知觉）一词代替 consciousness（意识），反映了上述观点。当然，这也是由于"意识"一词含义多且观点分歧的缘故。问题不在名词，而是我们应该明确，意识障碍是一个概念，不是由"意识"和"障碍"两个概念构成的概念，正像"黑板"是一个概念而不是由"黑"与"板"两个概念构成的概念一样，因为我们有白的和绿的"黑板"。这一点很重要。意识障碍这个术语在精神病学里是很特殊的，它和知觉障碍、记忆障碍、情感障碍等术语都不同，后者分别表示知觉、记忆、情感等的障碍。换言之，意识障碍是一个临床概念，它与"意识"一词的意义、意识概念的定义和理论无关。作者在做住院医生时，为了弄清楚意识障碍这个概念，查阅了不少心理学和哲学书想先弄清楚"意识"究竟是什么东西，结果不得要领。希望初学者不要再走这条弯路了。

意识障碍还有两个重要特征：注意障碍和记忆障碍。

意识障碍时的注意削弱是一般性的：注意力难于集中，不能长时间保持集中；注意的范围或跨度缩小变窄，但在轻度意识障碍时注意的选择性和转移这两种功能受害尤其突出。例如，病人在与医生交谈时，他的妻子远道而来出现在医生身旁，病人却完全没有注意到。

注意障碍突出而没有一般性感知削弱，是意识改变状态的特征，而不是意识障碍。

意识障碍时记忆削弱也是一般性的，但最有鉴别意义的是：事物难于留下印象，即时或瞬间记忆显著减退。在轻度意识障碍时，病人能正确回答他的姓名、年龄、职业、住址、籍贯等，表明远记忆受损不如即时回忆那么严重。即时回忆严重削弱破坏了心理活动的连续性，因此病人常有惶惑心情。

意识清晰的病人不能回忆过去某一段时间里的经历（例如一星期前的一两天时间段），但在此以前和以后的经历都能回忆，这表明那一段时间里病人有意识障碍或处于意识改变状态，至于是二者之中的哪一种，仅凭遗忘无法确定。

在临床实践中，下述表现提示可能有意识障碍：

（1）忽视仪表和一般礼貌。

（2）表情迟钝、冷淡或茫然、惶惑、恐惧。

（3）多动（无目的，重复习惯性动作）或少动，甚至不动。

（4）嗜睡，交谈时打瞌睡，醒觉睡眠的节律紊乱，如夜间兴奋而白天睡觉。

（5）错觉和幻觉，尤其是视觉性的。

（6）言语不连贯。

（7）急起，一天之内甚至几小时之内临床相变化大。

临床检查主要在于确定病人有无感知觉、注意和记忆的障碍，尤其是一般性感知削弱。常用的方法有：

（1）简短的提问，看病人有无反应，反应快慢，回答是否切题。

（2）辨认室内设施和日用物件。

（3）询问病情和最近生活情况。

（4）示以三四件物品，如火柴或打火机、笔、钥匙、指甲刀、手帕、名片、小瓶子或小盒子等，请病人说出名称，确定病人已有正确知觉后过 2～3 分钟再问病人：刚才给你看的几样东西是什么。也可用告诉几位医生、护士的名字的办法。

（5）定向力检查，即询问病人时间、地点和周围的人物。

（6）数字跨度测验。

（7）从 100 递减 7 的测验。

（8）简单的算术题。

（9）普通常识题。

（10）请病人念一段书报，或念标题。

这些方法可以确定，病人是否有一般性感知削弱，是否有注意和记忆障碍。综合检查所得，便可以确定病人有无意识障碍。

6.3　漫游症

漫游症有一些与它接近或类似的情况，文献里对这些情况的命名描述颇不一致。如果把有关的特点都列举出来，然后用它们来描述或下定义，几个容易混淆的概念便可以弄清楚了。可以列举出如下六个特点：

（1）从平日居住和常去的地方离开出走，不辞而别。

（2）发生在醒觉时。

（3）事先没有目的构想。

（4）开始突然，结束也快。

（5）事后有遗忘，当时可有可无身份障碍。

（6）当时有意识障碍，事后有遗忘。

前 5 个特点构成狭义的漫游症。

前 4 个特点构成类漫游状态（fugue-like state）。

前 4 个特点和第 6 个特点构成器质性漫游症。

　　有些人格不健全的人和有人格障碍的人倾向于过流浪生活，这与作为症状或病理状态的类漫游状态不同，但二者之间确有各种过渡形式，主要是在第 3、第 4 这两个特点上有过渡，即事先可有模糊的目的构想，开始和结束不那么突然。

　　无论如何，第 1 个特点是必备的，否则根本谈不上漫游。如果漫游发生于睡眠中，则叫做睡行症（sleep-walking or somnambulism）。

　　遗憾的是，有些作者不恰当地推广使用了 fugue 一词。Fugue 原义指"逃走"。在精神分析思想影响下，有人用 fugue 指"主观上的逃离现实"，而身体逃走这一含义反而被忽略。这是漫游症一词的滥用，只会造成症状概念的混乱。举个例子，在 Fish's Outline of Psychiatry（p51，1978）一书里，说什么漫游症与朦胧状态之间没有截然的分界线，便是一种混乱的说法。漫游症是就行为而言的，朦胧状态则是一种意识状态，这是两个根本不同的概念。难道可以说"男人"和"工人"这两个概念之间没有截然的分界线吗？

　　广义的漫游症包括狭义的漫游症、类漫游状态和器质性漫游症，它可以见于多种性质不同的精神障碍，例如：歇斯底里、癫痫、大脑疾病特别是外伤、精神分裂症、各种抑郁和焦虑状态、心情恶劣、人格障碍等。实际上，广义的漫游症并不少见。

第 7 章　现象学方法

本章包含下述四个内容：①描述现象学，主要限于个别症状的描述；②范畴现象学，指人们对时间、空间和因果等的主观体验，这首先而主要的是 E. Minkowski 的工作；③发生结构性现象学，用 V. E. von Gebsattel 关于强迫症病人的研究作为例子；④存在分析，简单介绍 L. Binswanger 关于四种存在方式的分析。

除①以外，本章内容主要取材于 R. May 等（1958）编写的书。

7.1　一级症状及其他

为了避免误解，K. Schneider（1959）曾明确指出，所谓一级症状（first-rank symptoms）并没有任何理论含义，而只是供临床诊断用的一种概括。他认为，如果排除了器质性精神病的可能，一级症状可作为精神分裂症的诊断根据。

一级症状有 11 个：

（1）争辩性幻听。病人听到两个或多个不同的说话声，它们的意见分歧，似乎在争辩。

（2）评论性幻听。病人听到说话声在评论他的为人或行为，有时，幻听连续地对病人的一举一动不断进行评论，因此有人称此为现场直播性幻听。

（3）思维鸣响或思维回声（audible thoughts，thought echo；écho de la pensées；Gedankenlautwerden）。病人在思考的时候，感到和听到他的思想本身发出声音，思想变成了清晰可辨的言语声。

（4）思想扩散（diffusion or dissemination of thought）。病人感到他的思想以某种别人可以直接感知的形式向四面八方扩散。如果病人明确地用广播解释这种扩散，叫做思想广播（thought broadcasting）。

（5）思想被撤走（thought withdrawal）。病人在思考的进程中，突然感到接着就要想到的思想被某种无形的力量抽走了。

（6）思维阻塞（thought block）。病人感到思维的进程突然中断，无以为继。这跟我们一下子想不起来的情况不同。一方面，我们清楚地知道是自己的记忆有问题；另一方面，此时我们仍能继续思考，力图把它想起来，照例伴随着焦虑。思维阻塞的病人并无焦虑，他们并不认为自己记忆有问题，而是某种无形的力量把他的思维一下子完全切断了、堵住了，使他们一下子丧失了思考能力。与癫痫小发作（失神发作）也不同，因为病人的意识是清楚的，心里完全明白，只是思维进程被堵塞住了。

（7）思想插入（thought insertion）。在思考进行中，病人感到他的某些思想不是他的，不是出自他的意志，而是某种无形的力量强行插进来的。

（8）躯体被动体验（somatic passivity experiences）。在说话或活动肢体时，病人感到运动不是随意的，不是出自他的意志，而是某种无形的力量引起的运动。Schneider 称此为被强加的体验（"made" phenomena）。

（9）情感被动体验。

（10）冲动被动体验。当发生某种情感或内心冲动时，病人感到这不是他本人发动的，不是出自他的意志，而是某种无形的力量作用的结果。

（11）妄想知觉（delusional perception）。病人有一个真实的知觉，接着或几乎同时，便产生了一个妄想确信。妄想和知觉在内容上没有任何联系，这一点病人也知道，至少不否认。但是，病人的体验告诉他，妄想确信是在该知觉发生时出现的，知觉似乎给了病人某种特殊的启示，但究竟是怎样的启示，病人却说不出任何具体内容。举个例子：某病人

访问他的一位朋友，走进院子时，一只狗用后肢站立起来向
他打招呼，病人立刻确信，这家人家要害他。病人看见狗向
他打招呼，这是一个真实的知觉，既非错觉，也非幻觉，对
知觉本身并无歪曲。病人承认，他确信人家要害他跟狗的站
立"表面上"毫无联系。但他相信，被害的想法确实是受了
狗的站立打招呼这件事的启示。

　　上述（1）、（2）、（3）都是幻听。（4）可视为一种神秘体验，
请参看第三篇精神症状选编中相应的条目。（5）～（10）可总称
为异己体验。

　　在正常情况下由意志发动和中止的活动（例如思考）被病人
体验为与他的意志无关，而是由某种无形的力量所发动和中止，
这种体验叫做异己体验（alien experiences）。意思是说，病人的
意志被体验为异己的或被异己化了。异己体验是一种原发性病理
体验，它们既不体现病人任何动机和目的，也无法将它们跟病人
的人格和生活经验有意义地联系起来加以理解，因而只能设想它
们是现在还不清楚的某种生物学疾病过程的产物。有异己体验的
病人往往有继发的解释妄想，即解释为鬼神或妖法作怪，或解释
为科学最新发明的受害者。

　　原发性病理体验是现象学方法的重要发现之一，它们不仅具
有诊断价值，也有理论意义。即，病理体验的不可理解性（没有
目的含义）意味着存在某种生物学疾病过程作为基础或原因。因
此，我们不能限于掌握几个症状，而是要学会现象学的方法。

　　举一个例子。病人诉述有人在用无线电干扰他的思想。不懂
现象学方法的医生往往满足于向病人了解下述问题：有什么客观
证据证明有人在用无线电干扰他？是谁在用无线电干扰他？别人
为什么要用无线电干扰他？等等。这样的提问无助于澄清病人的
体验，反而可能使病人感到医生不相信他，以致破坏医生与病人
之间的关系。实际上，病人不可能举出什么客观证据，因此，这
一点是无需询问的。

　　首先，医生应该表示对病人的信任和关心，例如说，"我能

够体会你现在这种令人不快的处境。"并表示愿意对病人有所帮助。

其次，医生可以提问，在别人用无线电干扰病人时，病人有什么体验或"感觉"。通过交谈，医生致力于澄清病人的体验：他的思想的发动或中止与他的意志无关，他感到有某种无形的力量在发动或中止他的思想。一般地说，病人会同意，无线电是看不见、摸不着的，病人是通过无线电在他心灵中造成的影响或结果而推断无线电的存在。一旦病人用自己的语言对他的体验做出了具体、生动的描述，病态体验也就得到了澄清。

原发性病理体验主要有三类：

（1）异己体验，如前述。

（2）原发性妄想体验。妄想知觉是其中之一。妄想气氛（delusional atmosphere）是又一种。举例说，某病人从外地出差（一切表现如常）回北京，一下火车，他便感到整个气氛异乎寻常，跟往常完全不同，但究竟有什么不同，病人说不具体。病人因此感到紧张不安，他想，"肯定要出事了"。因而既不回家，也不去机关，径直走到一位朋友家。朋友见他神色紧张，却又问不出个所以然，就安慰病人，不要害怕，什么事也没有。病人认为朋友隐瞒了实情。回到家里，病人感到妻子与朋友腔调完全一样，推断他们都商量好了，欺骗他。不过一两天，成形的被害妄想出现，妄想内容均明确具体化了。这时，妄想气氛随之消失，恐怖减轻，迫害者是谁，迫害方式是什么，病人均已明确。有时，连客观的气氛也没有，病人突然产生一种危险迫近的恐惧心情，但危险究竟是什么病人并不明确，这叫做妄想心境（delusional mood）。随着妄想内容的明确化，没有具体内容和明确对象的恐惧不安心情也就趋于消失。

临床见到的原发性妄想，常常无法从病人的谈话中得知其原发性妄想体验，也就只能推断。非血统妄想（delusion of non-consanguinity）指病人毫无根据地相信自己并非亲父母所生。这种病人似乎不需要任何证据。实际上，我们每个人都无法用亲身经验证实自己的亲生父母是谁，但我们都不怀疑父母之所说。从小建立起来的深厚感情和亲密关系，与父母家人享有共同的信念和价值观，无疑起着决定作用。因此，我们推断，某种生物学的疾病过程破坏了病人的情感、信念和价值观。

（3）神秘体验。例如，某病人一次在公共汽车站候车时，一只小飞虫围绕着他的头部飞来飞去，病人感到异常奇怪（奇迹体验）。实际上，我们每天都要遇到很多小概率事件，只有那些对我们有重大价值（正的或负的）的小概率事件，我们才会感到奇怪。可见，奇迹体验意味着价值观的紊乱或破坏。参阅神秘体验条目。

7.2　范畴现象学

范畴现象学指的是，对时间、空间、因果等的体验的描述和分析。存在主义者的目的在于重建一个可以理解的病人的内心世界。显然，这样的重建是很困难的，也不容易得到公认，但对有关范畴的体验的描述还是有精神病理学上的价值。

（一）时间性

精神科医生通常的研究只限于时间定向、心理过程的加快或减慢、反应时间（心理学测验）等，偶尔也问及病人对过去一段时间长短的主观估计。但这是不够的。

首先，让我们从外面来考察人们怎样对付时间。一个极端是精力充沛和积极进取的人，他们尽可能用各种活动把时间填满，一分钟也不放过。他们的口号是，"不要浪费时间"，"时间就是金钱"，或者"一寸光阴一寸金"。与此相反的另一极端，是一些懒洋洋的人。还有一些人倾向于沉思，对世界持"万物静观皆自得"的态度，或沉溺于无动于衷的"逍遥游"。对于某些神经症和人格障碍者，时间意味着无聊，因而必须消磨时间。强迫症者有其独特的风格，他尽量拖延、重复，有时却突然对时间变得非常咨啬，行动十分仓促草率。显然，这些行为模式的差异一定是与对时间的不同主观体验相联系的。因此，我们有必要透过外显行为去把握人们的时间体验——现象学的对象。

时间体验究竟是什么？似乎无法直叙。生命被体验为一种自发的活生生的过程。对此，人们采用了各种隐喻，如"意识流"（W. James）、"生命力"（H. Bergson）等。这种流动是连续的，有它自己的存在形式，与客观事件之相继或同时发生不同而保持着它的独立性。抑郁症最痛苦的体验是时间几乎停滞不动，甚至简直在倒流。

体验中的时间有快有慢（Zeitgefühl）。幼童流逝比成人慢，似乎随年龄增长而加快。据 M. Gschwind 分析，一生之中有两个时期，时间之流加快。第一时期在青春期末到 20 岁挂零，另一时期在后半生的不同年龄段，因人而异。当一个人感到焦虑、无聊、悲哀和伤痛时，时间流变慢了，而在欢快或心情高涨时则加快。但中毒时的欣快症相反，时间流显著变慢。精神分裂症病人往往过低估计住院时期的长短和他们的年龄。躁狂病人的时间流加快，老年人也有类似体验，但老年人患抑郁症也像普通抑郁病人一样，时间流变慢。

时间有它本身固有的结构，即过去、现在、将来这样一个不可逆的顺序，但三者被体验为根本不同。

我们所体验到的现在，与物理学的瞬间毫无共同之处，后者是无限小，只是一种抽象。体验到的现在与心理生理学的瞬间也不同，后者指把一个感觉刺激区别于另一个所必需的最低限度的时间。现在，对于正常人来说，是对自己活动的觉察。Janet 认为，"真实的现在"是一次意志活动，对知觉和其他心理活动的一次把握，并把它跟过去的经验和对未来的期望关联起来构成连续。Janet 称之为现在化（presentification），这跟德国学者说的"自我活动"（eigenaktivität）意思差不多。有人认为，精神分裂症的基本障碍可能是现在化削弱，以致过去与未来脱节，主观与客观脱节。

对于正常人来说，未来是开放性的。除死亡以外，一切都是不确定的，并且死亡的时间也不确定。未来的不确定性使我们难免有些焦虑，但它同时也为我们提供了各种可能性。躁狂病人以及某些反社会人格障碍者没有未来，他们不赋予未来以什么价值，因此未来是空洞的，毫无用处的。抑郁症病人的未来是不可接近的，他们感到时间停滞不动，这是一种巨大的痛苦。

过去的真实性可以从三方面来考察：具象化、价值、可变性。

记忆总是不完全的。一般说，教育程度愈高，过去的内容便愈丰富，对过去的觉察也愈准确。Halbwachs 认为，意识保留的过去很少，所谓对过去的记忆总是一种重建，基于社会指标和过去留下的具体遗迹之重建。具象化就是这个意思。

谈到价值，个人差异也很大。对于某些人，过去只是负担，使他们感到羞耻或愧疚。另一些人则把过去看作走向未来的可贵的阶梯。大致说来，对过去有三种态度：后悔，抹杀或忽视，利用或自豪；对未来也有三种态度：创造性期待，听其自然，焦虑的等待或强求。

人们总以为过去是既成的事实，无法改变的。其实，就体验而言，过去是可变的。正像历史学家总是不断地在改写历史一样，我们每个人在内心里也在不断地改变着过去。偏执病人回顾过去时可有"原来如此"之感，他们似乎一下子看清了过去的真面目。所谓妄想的逆行性扩张，便是用妄想重写过去。

Minkowski 把体验时间分成七段（zones）：遥远的过去（废弃段）、中期过去（遗憾段）、刚逝的过去（悔恨段）、现在、临近的未来（期待和活动段）、中期未来（愿望段）、遥远的未来（宗教和伦理段）。各段的长短因人而异，与天文时间无关。在某些处境下，例如监禁或流放、无限期的失业等，当事人可能体验不到临近的未来，以致现在与中期及遥远未来之间发生鸿沟，当事人遂停留在过分延伸和荒芜的现在之中，不能以建设性的方式组织自己的生活。

所谓生活的意义离不开时间体验，后者歪曲必然会歪曲前者。我们不只是等着未来变成现在，我们还想用它补偿或纠正过去和现在。我们想着将来买彩电，抱孙子，事业成功，活得更快活，成为比现在更好的人等。一旦未来变得空洞，像躁狂症那样，生活就成为没完没了的赌博。一旦未来无法接近，像抑郁症那样，希望便消失了，生活便失去了意义。

对过去和未来的观点涉及我们在体验中所能把握的时间长度。据 De Greeff 说，1 岁孩子只知道现在，3 岁孩子知道每天都一样长，4～5 岁孩子有今天、昨天、明天等概念，8 岁时可以用星期进行思考，14～15 岁时的时间单位是月，20 岁左右的人用年进行思考，中年人用几年或 10 年进行思考。这些数字当然只是图解式的，个人差异很大。精神分裂症病人的时间观一般地说变狭窄了，不论过去还是未来。

人们对过去或未来的兴趣不同，一个极端是前瞻型，另一个极端是回顾型。把前瞻与年轻、健康等同，把回顾与老年、病态等同，是错误的。有些孩子喜欢怀旧，对传统和历史感兴趣；有些老人总是朝前看，为后代着想，想到几十年甚至几个世纪以后的事。Porteus 和 Babcock 称此两型为前倾（antevert）和后倾（retrovert）。Minkowski 认为，这种区分与内倾、外倾之分同样重要。需要注意的是，不论朝前看还是朝后看，都可以是建设性的或灾难性的。

时间固然可以是我的体验，但它也属于客观世界。因此，区分个人时间和世界时间是必要的。类分裂人格者主要生活在个人时间里，忽视世界时间；精神分裂症者更甚。抑郁症病人对两种时间都有觉察，只是个人时间比世界时间的流逝慢得多。

（二）空间性

精神科医生往往只注意有无空间定向障碍，有无视物显大和视物显小一类的症状，而很少深入一步去了解病人的空间体验。旷野恐惧症和幽闭恐惧症显然涉及空间体验的扰乱，但迄今为止还所知甚少。

有人极力自我膨胀，他们需要大的生存空间，住房狭小便不愿意停留在家中。另一些人则自我收缩，满足于狭小的空间。一个人可以在某地"生根"，也可以"被连根拔出"而四处流浪。

即使我们相信"真正的空间"是抽象的、同质的和无限的，体验中的空间总是有方向的。我们知道地平线和半球形天顶不是科学概念，但在体验中它们仍然是重要的实体。两个物体之间，我与某物之间，我与某人之间，即使距离相等，对我的价值却是不同的。

有向空间（oriented space）的特点之一是它有一个参考中心，这就是我的身体，尽管它是活动的。人体是空间体验的必要条件。直立姿势和地心引力使我们的垂直轴有上下之分。空间的认知是由多个感官完成的，它们位于身体的不同部位，这就决定了我们有向空间的特殊结构。心理学家已经描述过的各种空间的特殊结构，如视觉空间、触觉空间、动觉空间、听觉空间，以及盲人、聋子和智力低下者的空间体验，这里就不细说了。

Binswanger 描述了他所谓的 gestimmter Raum（直译义为有音调的空间），说是由情感所决定，故译为情感空间为宜。确实，心情不同，我们会感到空间充实或空虚，扩大或缩小。外在空间随着我们的情绪而有不同的相面术式的特点。爱是有空间性的，情人感到所爱者很近，即使相距很远。快乐使空间变大，忧伤使空间变小，绝望使它变成空的。精神分裂症病人的空间丧失了恒定性，可以逐渐变化，也可以突然改变。Binswanger 指出，器质性脑疾病使有向空间逐渐萎缩，精神分裂症和躁郁症的紊乱主要发生在情感空间，而急性中毒性精神障碍时这两者都有歪曲。

在晤谈时，两个人之间的空间距离是人际亲密程度一个很好的指标。神经症病人与人相处时的破坏性情感主要有二：依赖和厌恶。在诊室里，有些依赖性很强的病人往往把椅子不断向前移动尽量向医生靠拢。直腰坐着不动往往表明病人内心很紧张，也许是依赖与厌恶两种倾向互不相让。一般地说，内向者需要较大的人际空间，似乎唯恐别人干扰了他反观自己；外向者需要的空间较小，似乎便于与人交往。

动物习性学家描述了两种距离：逃跑距离（动物开始逃跑时与人的距离）和转折距离（动物从逃跑转而反攻的距离）。两者随不同的物种而异，而同种动物则相对恒定。驯兽者利用这种知识可以有效地控制动物。驯化意味着改变动物的这两种距离。这些知识对心理治疗者是有启发的。

（三）因果性

人们的因果性体验有三种不同的原则：必然性、偶然性、故意性。抑郁症病人的体验中必然性占统治地位，躁狂病人的体验中则是偶然性占统治地位。在偏执病人的体验中，上述两者都隐退了，占统治地位的是故意性。

7.3　强迫症病人的世界

我们能够很好地辨认各种强迫症状，对每个症状也能详细加以描述。然而，病人的存在方式仍然显得那样的陌生、疏远，完全不同于我们的存在。病人和我们不同，与其说在于他内心的冲突（因为类似的冲突我们也有过），毋宁说是清醒的理智把他的整个异常如此鲜明地呈现在我们面前使我们惊异。只要和他们相处下去，这种惊异绝不会停止。

病人自知有病，但既不服药也不就医，即使就医也并不相信真能治好他的病。他的理智看得很清楚，他追求的十全十美是不可能的，他的担心是不真实的，他的重复动作是徒劳的，他像唐·吉诃德一样在与风车战斗。病人一半像疑病症，一半像人格解体。

受过良好教育的强迫症病人对自己的描述往往比从事精神科工作不久的医生的了解还要深刻："我的一生只不过是困兽犹斗"；"我这个人呀，毫无办法！明知山有虎，偏向虎山行，可我连只狗都打不过，还特别怕虎。这就是我的悲剧。""我已经钉死在过去，完全无法面对现实"。"春蚕到死丝方尽，蜡炬成灰泪始干，说的是爱情，我却把它用在洗手上面了"，如此等等。

确实，如果缺乏某些体验，智力和理性是无济于事的。缺乏完成感，病人不得不没完没了地重复，尽管他清楚地知道这是不必要的，荒唐可笑的，甚至等于犯罪。不论在英语、德语还是汉语里，精确和干净这两个词的含义都是密切相联系的。同样，身体不洁象征灵魂不洁，这在许多文化都是相同的。把行动碎成小片段去执行，使病人无法将他的精力贯注于任务取向的自我发展之正常实践之中。停滞和淤塞意味着腐败，病人也就不可能净化自己。这一切表明，病人缺乏向往美好未来的体验。另一方面是缺乏真实感：病人不论做什么事，至少还得加上一次额外的动作，如跺一下脚，吐一口唾液，说一句话（W. James 称之为 fiat），使自己产生所做的事确实已经做过的印象。然而，此种印象并不强烈或迅速褪色，病人只好再重复。

顺从的举动伴随着内心的反抗，或者，拒绝行动时内心却已经屈服。一位病人说："我感到迫使自己在一份我反对的文件上签字。"强迫和反强迫来自同一个"我"：自我既是强力作用的对象，又是实施强力的主体。长此下去，一切都变得不真实，无定形，只剩下对抗是唯一真实的体验。世界成了混沌，德国学者称之为 Ungestalt，直译成英文是 un-form，直译成汉语是"无形"，它是敌视生活的，因为生活是不断形成中的"形"。由于笼罩着一切的敌视，生活成为"无形"，自我变成了影子，因为与"无形"对抗的也只能是"无形"。强迫症者的世界具有"相面术的"性质，几乎一切事物都是凶兆。有人说，强迫症病人生活在"敌对世界"（counter world）之中。Gebsattel 认为，强迫症者的世界是由敌视"形"的力量构成，他称之为"反形"（anti-eidos，希腊词 eidos 意思是"形"）。正是由于强迫症者受着丧失自己的"形"的威胁，丧失自我的威胁，毁形力量的象征才得以控制病人的想象和决定他的行动。据 Gebsttel 说，重建了"反形"这个世界，强迫症病人的各种症状和行为便都可以联系起来加以理解。这是现象学重建病人世界的一个范例，Jaspers 对此也是肯定的。

7.4　四种存在方式

Binswanger 受了 M. Buber《我与你》（原著德文初版 1923 年，中译本三联书店初版 1986 年）一书很大的影响，他的四种存在方式之说实源出于 Buber。

所谓存在方式是就人际世界（Mitwelt）而言的存在维度。

Binswanger 认为，自我随存在方式的不同而发生变化。

1. 二人存在方式（dual mode of existence）大致相当于"亲密"（intimacy）的概念。Buber 所说的虔信者与上帝的关系、亲子关系、爱人关系，都是二人存在方式。爱情和友谊是两种主要的二人存在方式。夫妇关系一旦衰变，就成了多人或个人存在方式。在不信神的人看来，Buber 所描述写的"我-你"关系是一种理想化的二人存在方式。

2. 多人存在方式（plural mode of existence）大致相当于角色关系，其间主要是竞争，尽管竞争的内容和形式多种多样。

3. 个人存在方式（singular mode of existence）只涉及个人和他自己（包括身体）的关系。精神分析对个人存在方式研究很多，如自恋、自我惩罚、自我毁坏等。在这方面，精神分析的研究是有价值的。但是。精神分析家用个人存在方式去解释其他各种存在方式，却是不可取的。心理冲突可以看作多人存在方式塑型的一种个人存在方式。自闭症（autism）不只是缺乏人际关系，它也是一种特殊的个人存在方式，即病人和他自己之间有一种特殊关系。

4. 无名存在方式（anonymous mode of existence）。在化装或假面具舞会上，大家都以无名方式在活动。战场上两个互不相识的人进行搏斗，也可视为无名存在方式的例子。有些人为了逃避人际斗争往往采取这种存在方式，所谓隐居是也。

以上只是简单而粗浅的介绍。讨论虽然离不开人际关系，但存在分析的重点却是一个人的内心活动和体验。一位寡妇完全可以取二人存在方式：她经常想念死去的丈夫，有时感到丈夫好像还活着，丈夫的相片和遗物更加强了这种体验，这给了她生活的勇气；她努力着去完成丈夫的未竟之业，对这项事业倾注她的全部感情。有人混迹于官场之中，游戏于妻妾之间，实际上却是一种个人存在方式，因为他和谁也没有什么真正的感情。

在漫长的中国历史中，二人存在方式相当少见，所以一旦被文学家加以描写，便显得十分可贵。夫为妻纲使我国的夫妻很难取二人存在方式，至少是难于持久的。梁山泊的英雄们情同手足，却必得排座次，二人存在方式便被多人存在方式玷污了。

精神病理学离不开人际关系。以四种存在方式为框架去理解病人的内心活动和体验，这无疑有着广阔的前景，是大有可为的。

第 8 章　成分分析

8.1　抑郁

抑郁（depression）是一种精神病理状态或综合征，它由若干成分组成，现分析如下：

（一）抑郁的基本心情（心境低落）

"抑郁"原本是从英文 depression 翻译过来的一个精神病学专业名词，与英语世界不同的是，中国人本来不用它描述自己的心情。如果按望文生义的方法，抑郁似乎是压抑和郁闷，但这与英文原意相去甚远。单从字面意思，如果翻译为"消沉"更合适。因为原意有"往下掉"的意味。著名的经济大萧条，英文就是 Great Depression。

作为病态的抑郁，其核心体验——心境低落（或极度消沉），很难用普通语言表示。因为一旦用普通语言，带给人的感受就和一般的心情不好难以区分。而典型的抑郁体验，是一种很罕见的体验（只有人口的千分之几体验过），不是一般的烦闷、压抑，而是一种基础体验的根本性的不同。有的患者用"掉进一个没有底的深井，而且永远在往下掉"来比喻。

谈到焦虑，尽管也是病态体验，但还能够通过一段描述让一般读者有所理解。但翻遍中英文精神病学教科书，没有哪位作者能够用一段描述把抑郁体验勾勒清楚。这种难以言状的痛苦，并不只是中文表达的困难，诺贝尔文学奖得主 William Styron 曾就自己临床抑郁的体验写道：

> "在我心中，这种（抑郁的）感觉接近实实在在的痛苦，但又不一样，难以描述。这使我再次试图去碰那种性质捉摸不定的痛苦……William James 曾和抑郁斗争了多年，终于放弃了寻找恰当描述的努力，他在作品《各式各样的宗教体

验》中提示我们，描述那种痛苦几乎是不可能的：'这是一种积极活跃着的苦楚，是精神上的神经痛，正常的生命是完全不能理解的。'"

（Styron，1990）

　　两位威廉，一个是语言大师，一个是哲学兼心理学家。他们想充分、准确地描述他们的抑郁体验都有困难，足以说明这种体验的特殊性。反过来说，一种只有人口中千分之几的人有过的体验，很难形成被普遍接受的语言，也就不足为奇了。

　　病态抑郁不易描述的另一个因素是，它在一定程度上脱离了具体的生活事件。这一点与病态焦虑类似。但焦虑是外显的，尽管旁人可能不理解患者为什么那么担心，但能清楚地看出患者在担心；而抑郁是一种内敛的体验，如果再说不清到底是什么事让自己难受，就更让人摸不着头脑了。

　　为了或多或少将抑郁呈现得清楚一些，看来非借助案例不成。下面是一个抑郁的典型例子。

　　　　老范最近总也打不起精神，觉得什么都没有意思。话也少了，总呆坐着发愁，要么就躺着。干点儿什么都觉得累。家里人劝他出去散散心，好不容易鼓起勇气去看看平时喜欢的下棋，可是觉得自己跟不上人家的思路，光难受，平时看下棋的乐趣一点儿都没有了。回家来更难过了，有时忍不住掉泪，觉得过得特别苦，跟陷入深渊似的。熬到晚上心情似乎好些了，也能和家里人说说话了。最盼着赶紧入睡，可是凌晨天还没大亮就醒了，眼睁睁等着度日如年的又一天。

　　　　老范还吃不下饭，便秘，胸闷，一个月瘦了 10 多斤。去医院检查了，没说清是什么病，他觉得自己可能得了治不了的绝症，家里人和医生都没有跟自己说实话。

　　抑郁患者的"消沉"是如此之深，可以影响到生理功能（如心率变慢、体温偏低），达到精神运动性迟滞的程度，因此 K. Schneider 称之为"生命的消沉（vital depression）"。这也是典型抑郁患者自杀意图非常强烈，一旦精神运动能力稍有恢复，自杀危险非常高的原因。

要诊断临床抑郁，上述抑郁心境需持续至少两周才能确诊。病人感到痛苦而求治。或者，心境低落妨碍了社会功能，是临床上区分病态和非病态的通用标准。心境低落可视为抑郁症的基本症状，这就是说，抑郁症必有心境低落，没有心境低落便不是抑郁症。所谓抑郁等位症（depressive equivalent）的概念是不能接受的，因为它导致抑郁症的扩大化，并且缺乏足够的根据。所谓隐匿性抑郁症（masked depression）是一个很有教学意义的术语，它告诉我们，不少抑郁症病人就医时只诉述各种身体症状而不谈及心情。但是，隐匿性抑郁症不是一个诊断，因为一旦发现病人有抑郁心境而可以确诊，抑郁症就不再是隐匿性的了。

（二）抑郁的主要症状

这里说的主要症状是抑郁心情的具体化，它们与心境低落互为表里。临床经验告诉我们，抑郁症性心情低落总是表现为一个或几个主要症状。由于教育和智力水平所限，有些病人不能直叙他们的心情，而问及主要症状时，病人比较容易描述，从这一点来说，主要症状在临床检查中有时甚至比心情低落更为重要。

主要症状共有六个：

（1）日常兴趣显著减退甚至丧失。如果病人原来是位兴趣广泛的人，这一点往往很明显。对于那些原来就生活刻板而单调的人，这个症状也许难于确定。不过，和病人细谈有关日常生活或例行公事时的感受，还是可以有所发现的。家庭妇女患抑郁症时往往体验不到操持家务和带孩子有任何乐趣，甚至感到成了一种负担，这是和病前完全不同的体验。

（2）无望感。每一个正常人都对未来抱有希望，有所期待，对某些事甚至抱有强烈的愿望或渴望。抑郁病人却失去了这些。对于他们说来，前途是灰暗的，看不到光明。严重者感到绝望，个人的一切都糟透了，无可挽回，甚至认为人类的前途也是毫无希望的。

（3）无助感。病人感到他处于孤立无援的境地，像掉在大海中间或深渊的底部，既无力自拔，任何人也救不了他和帮不上忙。有些病人对医生说，他能体会到医生的好意和为他所作的可贵努力，但却无济于事，这使他十分惭愧和内疚。

（4）积极性和动机丧失。病人感到没有精力，似乎生命之泉已经枯竭。他什么也不想干，根本没有动力，即使勉强做点什么也感到十分困难，实际上什么也做不好、做不成。病人有时也想到必须振作精神，可怎么也振作不起来。病人痛苦地感到他似乎从"根"上已经坏了：病人诉述记忆坏，什么也记不得，完全丧失了思考能力，"连想都不会想"，脑子里空空洞洞的。

（5）丧失自尊和自信，自我评价显著下降。病人认为自己什么也不懂，什么也不能，简直是十足的废物。严重者有自罪观念。回顾过去感到自己一无是处，罪孽深重。

（6）感到生活没有意义。这不只是感到某一种具体的活动没有意义，而是生活中的一切都没有意义，生活本身没有意义。病人往往有想死的念头，甚至有自杀的计划和行动。

所有这六个症状都是下降、减退、没有或丧失，因此人们常用失落感（feeling of loss）来概括。但失落感比上述症状的含义要广得多。生活总是有所得便有所失的，当一个人感到得失相当甚至得不偿失，便会有失落感。青年女子结婚得到了丈夫的爱却感到失去了父母的爱；几经周折终于到了美国的留学生当然有所得，但也可能会感到丢失了亲人和家乡的温暖，这一切都可能使人有失落感但显然并非都是病态的。也许，抑郁症是严重而深刻的失落感。

（三）抑郁的其他症状

1. 生物学症状

抑郁症的症状并不限于情感，甚至也不限于精神方面，还常常有躯体或生物学症状，这在内源性抑郁尤为明显：

（1）精神运动性抑制。这既是精神症状，也是生物学症状，"心"和"身"的分界线在这里是不清楚的。抑制症状明显的病人像一架到处生了锈的机器，尽管任何部件都没有坏，可整个机器运转不灵。病人感到精神和肢体的活动都很困难。在别人看来，病人的活动显著减少而缓慢，甚至终日呆坐不语。严重者可陷于木僵状态（depressive stupor）。因此，K. Schneider 称之为"生命的消沉"（vital depression）。

（2）睡眠和醒觉的节律紊乱。一种典型的表现是早醒，至少比平时早醒 1 小时以上。有些病人经常在凌晨便醒来，醒后即不能再入睡，此时抑郁的一切症状都加重，病人感到很痛苦，心情极坏，很自然地想到："还才三四点钟，这一天怎么过啊。"抑郁症状早重晚轻是内源性抑郁特征性的表现。少数病人早晨和上午抑郁很重，而到了傍晚却变得和病前差不多。神经症性抑郁的睡眠障碍和常见的神经衰弱没有什么区别。有些抑郁病人不但不失眠，反而睡眠增多。

（3）性欲减退或丧失。

（4）体重下降，但不是疾病或营养不良所致。

（5）内脏功能下降。肺活量下降使病人感到胸闷气短，有时忍不住要叹息。消化道的分泌和蠕动普遍下降，病人感到口干发苦、食欲不振，进食后感上腹发胀、肠胀气、便秘等。

（6）自主神经功能紊乱的各种症状。如头痛、头晕、心悸、心慌、出汗、皮肤冷热感和发麻感、尿急尿频等。

大致说来，内源性抑郁以前五个症状为主；神经症性抑郁以第六个症状为主，而前五个症状不显。

2. 常见的伴发精神症状

这些症状总的说很常见，但都很少特殊性。这些症状应该使我们想到抑郁症的可能，但仅凭本组症状却不能确诊为抑郁症。

（1）焦虑。焦虑性抑郁常见，尤其是中老年人。

（2）犹豫不决，思维反刍，强迫观念。抑郁症常伴有强迫症状，强迫性神经症最常见的并发症是抑郁，这是早就知道的事。20 世纪 70 年代使用氯丙咪嗪治疗强迫症取得成功更进一步刺激了这方面的研究。各家报道的频率出入不小，这有两方面的原因：①对抑郁的诊断或宽或严有分歧；②如果把犹豫不决和思维反刍视为强迫症状，频率自然会高一些；如果只考虑典型的强迫观念，频率就会低些。

（3）疑病症状。

（4）人格解体。出现于内源性抑郁的情感解体（de-affectu-alization）是典型的：病人痛苦地诉述她丧失了情感，连丈夫和儿女都不知道关心和疼爱了，说时泪流满面。显然，病人有丰富的情感，但他体验不到与家人的亲密和温暖。

（5）注意力不集中，记忆减退，主观上感到思考困难和思想杂乱无条理。

（6）疲乏感。和神经衰弱的疲乏不同的是，抑郁的疲乏同时有欲望的下降，而与神经衰弱的疲乏相伴的是欲念的活跃。（见神经衰弱条目）。

3. 代偿症状

典型的代偿症状见之于没有明显运动性抑制的内源性抑郁症。表现之一是勤奋，工作比平时做得更多，加班加点，几乎不休息。病人一方面企图用工作转移注意，借以减轻抑郁的痛苦，另一方面也可有内疚和赎罪的思想。另一不少见的代偿症状是性欲显得亢进，一种可能的动机是病人企图用性生活减轻痛苦，另一种可能是病人感到对不起配偶，企图给配偶更多的快乐。还有一种表现是，病人强作欢颜，故意找家属谈话，企图证明抑郁症已经好转。这样做的一种可能动机是为了减轻家属的忧虑和安慰他们，另一种动机则是为了麻痹家属以便自杀。

4. 过渡症状或混合症状

这种情况通常只见于双相型抑郁，如多动而忙乱的抑郁，伴有观念飞跃的抑郁等。一种例外的混合状态叫做激越性抑郁，一般见之于更年期或老年期，但可以没有躁狂的历史。

5. 精神病性症状

有人也称此为精神病性加工（psychotic elaboration）。这主要是指妄想和幻觉等一类的症状，内容是与心情协调的，且总是在抑郁存在一段时期后才出现，且先于抑郁心情显著好转前消失。这类症状常造成诊断困难。

6. 并发症状或额外症状

指与抑郁症状无关的症状，主要有以下两种不同的性质：

（1）外伤、感染或药物引起的症状。

（2）病前人格特征（例如嫉妒）的尖锐化（例如病态的嫉妒）。

8.2　痴呆

Lishman（1978）给了痴呆（dementia）一个简明的定义：
"痴呆是后天获得的智力、记忆和人格的全面损害，但没有意识
障碍。"这是一个完全描述性的定义，什么大脑弥散性病态、皮
层功能之类的话一个字也没有。能说这是"不要大脑的精神病学"
吗？当然不能，因为对大脑的重视和研究不应该写进描述性定义
里。除了一条病程标准和一条排除标准外，痴呆有三个成分：

（1）智力的全面损害。

（2）记忆的全面损害。

（3）人格的全面损害。

短时间的接触几乎无法确定人格有无损害，这是一个难点。
在躁狂或抑郁发作时，我们不能说病人的人格没有变化。但是，
我们不说病人有人格损害，对于意识障碍也是如此，因为改变是
暂时的和可以复原的。

这里用得着阴性和阳性症状这一对概念。对于痴呆来说，阴
性症状是基本的。病人忽视仪表，不讲礼貌，常因小事而大发脾
气，搜集各种无价值的废弃物，随便拿别人的东西，在餐桌上抢
吃别人碗里的食物，等等，这些情绪和行为的背后是高级情感
（道德情操、人际的细腻情感）的丧失，心理自我调节的丧失，
重要的人生价值的丧失，而人格的全面损害涉及的正是这些。事
实上，这种病人对国家和社会大事、事业和个人前途、家庭和亲
人的祸福利害都毫不关心。与此相联系，病人的生活范围日趋狭
窄，文化所模塑的真善美诸形态在病人身上已经几乎看不见，病
人变得鼠目寸光，只看见眼皮底下的琐碎，斤斤计较于小利害，
行为模式日趋简单和僵化。只要和痴呆病人有一段较长的时间相
处在一起，这些行为和人格的特点是不难看得一清二楚的。

在智力、记忆和人格三方面的全面损害中，智力的损害是基
本的。这就是说，智力严重损害必伴有记忆和人格的损害；反

之，记忆或人格的严重损害而没有智力损害便不是痴呆。Korsa-koff 综合征和精神分裂症性衰退便是记忆或人格损害而并非痴呆的两个例子。

临床智力检查（不是标准化的心理测验）的重点是抽象和理解能力。检查抽象能力最好的方法是请病人说出两种事物的共同点，如鸡和狗。抽象有三个水平：最低水平只限于外表属性（都有脚、都有眼睛等），中等水平着眼于功能或用处（鸡会生蛋，狗会看家，都有用），高等水平体现在概念中（都是动物）。检查理解能力最好的方法是请病人说明成语、谚语或寓言的喻义，如：黄鼠狼给鸡拜年。也有三个水平：最低水平只能就事论事和从字面上理解，甚至说"这不可能"；中等水平能说出一些含义但不全面且停留在具体水平，如"想把鸡吃掉"；高等水平表现为言简意赅，一语中的，如"黄鼠狼给鸡拜年——没安好心呗"。应注意的是，必须根据病人的教育程度和生活经验选择若干恰当的问题，可先易后难。

知识和技巧涉及多种功能，如智力、记忆、知觉-运动技巧以及社会技巧（涉及情感和意志）等，是难于评定的。

各种痴呆的共同记忆缺陷是所谓顺行性遗忘症（antero-grade amnesia），通俗地说就是近事遗忘。严重者任何新印象经过若干分钟便忘得一干二净。即使较轻者昨天的生活内容也都记忆很模糊。由于经历随时忘却，病人的记忆里只有病前的遥远过去的事情，病后的经历完全不能回忆。要注意的是，长期以来已经公式化了的生活内容不能用来测验短程记忆，否则会造成记忆良好的假象。例如，病人多年来每天早点都喝一杯牛奶、吃一个鸡蛋，如果问病人今天和昨天早点吃了些什么便没有意义。意外的新事件在正常人的近记忆里是不会消失的，而痴呆病人恰好记不住。例如，多年不见的一位亲友前天来访，正常人总是记忆犹新，而痴呆病人却可以忘得一干二净。

除了智力、记忆和人格的损害以外，痴呆还常有下述两类附加症状：

（1）神经科症状。失语、失认和失用一类的症状特别重要。

失语、失认和失用都不构成痴呆，但它们对痴呆的诊断造成困难。对此，我们往往需与神经科医生合作商讨，才能对病人的智力做出正确的评定。

（2）精神科附加症状，如妄想、幻觉、抑郁等。这些症状也可以给痴呆的诊断造成困难。有关抑郁与痴呆的鉴别，参看"假性痴呆"条目。

8.3　精神自动综合征

这个术语来自俄文文献，俄文里也称之为 КаНДИНСКЙ-Clérambault 综合征。英文文献里似乎见不到。

这个综合征包含三个成分，缺一不可：①假性幻觉；②异己体验；③解释性妄想。

假性幻觉在临床相中是突出的，多反复出现而持久。思维鸣响本身可以是一种假幻听，也常有假幻视。生动鲜明的表象不由自主地出现，再加上异己体验，是本综合征以"自动症"命名的主要理由。

异己体验也是反复出现的和持久的，形式多种多样。肢体活动时被强加体验常见，思想和情感的异己体验也常见。有些病人感到有生动的言语运动性幻觉。有时，病人某种异己的意志突然把许多思想强加于他，他感到"满脑子"都"充满"思想，应接不暇，这叫做思想云集（thought crowding）。

解释性妄想是复杂和多形性的，但照例是互相联系着的。被害内容常居中心地位。考验、被赋予特殊的才能、把神的旨意通知给他，这类带夸大和神秘色彩的妄想也不少见。

自动性的（automatic）和自动性（automatism）有好几种不同的用法。可以指正常人习惯化了而无需意识参与的活动，可以指脑器质性病的神经症状，可以指畸张症的某些意志障碍症状，也可以指游离状态下的活动。在这里主要指假幻觉和异己体验，显然容易引起误解。

第 9 章　维度分析

9.1　二维分析

前面讨论的现象谱可以看作一维分析，但一般认为二维分析是基本的。以抑郁状态为例图解如下（图 9-1）：

特殊性（内源性）

罪恶感	精神运动性抑制
自我评价低下	早醒
无助感	症状早重晚轻
无望感	性欲消失
丧失兴趣和快感	体重下降
反复想死和自杀	内脏功能低下
感到振作不起来	（肠胃道、呼吸系统等）
心情低落	

心理的 ———————————————————— 生物的

人格解体	食欲不振
缺乏自信	疲乏感
社会性退缩	其他睡眠障碍
疑病观念	各种内脏不适感
流泪，哭泣	头痛、头昏、头沉
犹豫不决，思维反刍	全身肌肉酸痛
感到记忆坏、思考能力差	各种模糊的不适感

非特殊性（心因性）

图 9-1　抑郁症状的二维分析

上图中第一象限的症状可概括为生命功能低下，第二象限的症状可概括为深刻的失落感，第三象限的症状可概括为失败挫折感和沮丧，第四象限的症状可概括为躯体功能的非特殊性紊乱。

H. J. Eysenck 关于人格的二维分析（他也做了多维分析）

是有名的，其中一个维度是内倾—外倾，另一个维度是神经症性
（neuroticism）和"正常"。详细介绍可参考陈仲庚等编的《人格
心理学》（辽宁人民出版社，1986）。

二维分析的优点是简单和可以用平面图表示，使人一目了
然。三维分析需用立体模型表示，就比较难办，但还不难想象。
由于现实空间是三维的，四维以上便很难想象。

痴呆的主要症状有三组：智力、记忆和人格的损害。对此，
我们可以用两个二维平面图表示，一个是智力与记忆，一个是智
力与人格，因为智力损害是基本的。作为一种方法，这样的设计
可以推广应用于其他综合征。

9.2 精神运动性障碍

精神运动性障碍是一类复杂的现象。为了全面地描述，多维
分析是可取的。下面的分析有六个维度：

（1）兴奋—抑制。一个极端是活动过度，另一个极端是不动
（木僵）。

（2）普遍性—局部性。一种简便的方法是从言语和肢体活动
两方面来考虑，只限于一个方面的精神运动性障碍是局部性的，
而同时涉及两个方面的障碍则是普遍性的。

（3）持续的—阵发的。这是就时间而言的维度。值得注意的
是活动或不动对睡眠等生理功能的影响。

（4）指向目标的或有目标导向的—瓦解的。也可以说一个极
端是可以理解的而另一个极端是无法理解的。

（5）社会性—非社会性。攻击行为、破坏行为和引人注意的
行为都是社会性的。完全不与周围人发生任何关系的动作行为是
非社会性的，包括社会性退缩和木僵。

（6）伴发现象。指病人的观念内容和情感活动等。至于两个
极端的选择，当视我们的研究目的而定。举例说，一个极端是精
神分裂症性，另一个极端是情感性。也可以一个极端是器质性，
另一个极端是情感性。也可以一个极端是器质性，另一个极端是
功能性。

9.3　妄想状态

这是一个广义而笼统的概念，指以妄想为主或妄想突出的各种精神病理状态，没有什么诊断学意义。狭义的妄想状态需排除掉三种情况：①智力损害；②意识障碍；③情感障碍达到了符合躁狂或抑郁症诊断标准的情况。偏执状态比狭义的妄想状态要范围广泛一些，前者的临床相可以是不典型的或可疑的妄想，也可以是典型的超价观念。

下面对狭义的妄想状态进行多维分析：

（1）起病的诱因。一个极端以受威胁迫害、不安全感或羞耻感为起点，另一个极端没有任何明显重大的生活事件作为诱因。

（2）严重程度。这可以从两方面考虑：社会适应水平；妄想对现实歪曲的程度（愈是荒诞、不可能而又坚信不疑，则歪曲愈甚）。

（3）妄想的内容。被害，嫉妒，夸大，钟情，或其他。

（4）妄想的结构。系统性的或彼此无联系甚至互相矛盾的内容。

（5）有无幻觉以及幻觉的特点。

（6）有无 Bleuler 的基本症状及其表现形式和严重程度。

（7）病前人格。主要考虑有无偏执人格、分裂人格的特性。

（8）病程特点。

9.4　思维和言语障碍

不借助于语言（口头的或书面的），我们几乎无法了解病人的思维，因此，临床精神病学通常把思维和语言联系在一起考虑。思维的内容和形式无法截然分开，但是按照传统，我们的分析主要是形式，也就是教科书上说的思维形式障碍，至于妄想、幻觉等的病态观念内容皆不在分析思考之内。

总的说，可以从三种不同的维度进行分析，即心理学的、语言学的和逻辑学的。正是由于有这样三种不同的研究，同一现象往往标以不同的名称。有些年轻的精神科医生认为思维形式障碍的分类太乱，感到无所适从甚至十分不满，这恐怕与缺乏维度观念有关。譬如说，人可以按性别、年龄、民族、宗教信仰、政治面目、教育程度、职业、身体健康情况、业余兴趣爱好等数不清的方面（即维度）进行分类，难道我们有理由抱怨人的分类太乱吗？人就有这么复杂嘛！思维也应作如是观。

可见，维度观念有助于澄清症状名词的确切含义，否则，一大堆名词总是在我们的头脑里打架、纠缠不清。

从心理学看思维形式障碍，可以举下列术语为例：自闭性思维（autistic thinking）、脱离现实的思维（dereistic thinking）、马步思维（knight move thinking）、观念联系断裂（sejunctionsbegriff，Wernicke 用语）、联想松弛（looseness of association）、思维破裂（splitting of thought）、接触性离题（tangentiality）、言语内容贫乏（poverty of speech content）、观念飞跃（flight of ideas）、思维不连贯等。

从语言学看思维形式障碍，可以举下列术语为例：语词脱节（asyndesis）、语词新作（neologism）、词的杂拌（word salad）、隐喻性思维（metaphoric thinking）、借喻（metonym）、违反语法（agrammatism）、音联义联、言语不连贯等。

从逻辑学看思维形式障碍，可以举下列术语为例：逻辑倒错（illogicality，illogism，paralogism）、具体思维（concrete thinking）、过分包含（over-inclusion）、过分概括（over generalization）、主题穿插（interpenetration of themes）、类似推理（analogy）、诡辩等。

思维形式障碍的心理学分析可以考虑下述几个维度：

（1）有无主题或目标导向。

（2）社会化程度。病人说话是否顾及对方的性别、年龄、身份和兴趣等；交谈式的还是独白式的；可听懂的程度等。

（3）整合性。与心情协调的或与心情不协调的；与行为的关系如何。

（4）内容的水平。高水平涉及人生哲理，带有专业性或学术性，关心别人的福利等。中等水平涉及衣食住行和天气、物价等日常生活内容。低水平只限于个人的琐碎甚至生理功能和需要。

（5）表达水平。风趣、感人、言简意赅、深入浅出，或者相反。

语言学的分析可以考虑下述维度：

（1）语音。一般地说，语音是没有问题的。但有些病人说话的语音连亲人都听不懂，那肯定有问题。语音学家区分的若干种典型语音可以作为参考：喳喳耳语，大声呼喊，舞台语，正式会谈语，亲密者之间的省略语等。

（2）词汇量的大小。

（3）词汇的种类和性质。形容词、副词、关系词用得很多还是太少；礼貌语，亲呢语，粗俗语（骂人话或"脏字"）；生僻词或文言词，专门术语、行语或黑话等。

（4）语义。思维形式障碍的重要表现之一是措辞不当，这主要是语义的问题。E. Bleuler（1924）谈到联想松弛时举了这样一个例子。问病人："你觉得心情沉重吗？"病人回答说："是的，铁是沉重的。"词有本义或原义，也有各种引申义和喻义。精神分裂症病人说的话有时使人感到奇怪或突兀，句子的语法没有问题，却给人一种似乎可懂而又无法确切理解的感受，问题就发生在词的语义上。

（5）语法或句子结构。这在痴呆和意识障碍时可发生严重问题，而精神分裂症只在极个别的情况下才严重违反语法。所谓电报文体（telegraphese）被视为精神分裂症相当特殊性的现象，这与其说是语言本身的问题，毋宁说病人把电报文体用错了地方，和医生正式晤谈却用打电报的方式，显然是思维情感等方面的障碍所致。至于句子与句子之间的联系一般不属于语言学的范围。

值得注意的是，重复言语、模仿言语、刻板言语等，与其说是语言本身的问题，毋宁说是言语功能以外的心理障碍。

从逻辑学的角度分析病人的语言，可以把性质说得很清楚，究竟是逻辑思维的哪个环节出了问题或违反了哪一条规则也很明确，其实这只是表面的。从心理学说，人们思维的实际过程大多是非逻辑的，正因为如此，正常人说话不合逻辑的地方简直太多了。很多胡乱的联想和荒唐的想法，我们都有，只是不说出来罢了，相声和喜剧演员惯于使用荒谬的推理，结果引起哄堂大笑，我们能说演员的思维是病态的么？可见，问题根本不在逻辑，而在于人心的沟通，这却是个心理学问题。思维心理学中的逻辑主义是根本错误的。精神分裂症病人的思维障碍与其说是个逻辑问题，毋宁说是他们失去了目的性，完全缺乏自知力，似乎没有被人理解的需要，也不可理解，这些都是心理学的。以歪曲的逻辑为手段，达到人们可以理解的目的，例如我们常说的所谓强盗逻辑，不属于精神病理学的研究领域。

9.5　准维度分析

由于精神障碍的性质很复杂，不同方面之同有千丝万缕的联系，严格的维度往往行不通，硬要人为地选定几个维度难免遗漏或忽略了许多重要的东西。这样一来，准维度分析就成了很有用的方法。下面举一个例子。

R. Abrams 和 MA. Taylor（1978）制订的情感迟钝（emotional blunting）量表从下述 16 个方面进行评定：

（1）肤浅的心情或没有什么心情。

（2）情感范围狭窄。

（3）情感缺乏调节而无变化。

（4）不与别人相关联的情感，如缺乏温暖、关心、体贴等。

（5）面部无表情。

（6）语音单调。

（7）退缩，孤独，回避与人接触。

（8）忽视仪表和礼貌（衣着不整、不洗澡、举止粗鲁等）。

（9）难于激起情绪，没有反应。

（10）缺乏自发性或主动性。

（11）无缘无故的傻笑，不协调的情感。

（12）对周围漠不关心（病房的工作人员、其他病人、来访者）。

（13）对家属和朋友没有感情。

（14）对自己目前的处境不关心。

（15）对自己的前途不关心（没有计划、没有欲望和雄心）。

（16）思想内容贫乏（回答简短）。

上述（1）～（4）主要是情感体验，（5）～（15）主要是外观的行为，（14）～（16）主要是观念内容。但这样的区分也只是大概的。

量表设计者规定，每项都按 0、1、2 三级评分，0 表示没有，1 表示轻度或可疑，2 表示肯定存在。据说，检查若干病人发现精神分裂症平均得分约 15 分，躁狂症平均得分约 4 分。

临床上常用的关于精神障碍的量表大多是混合性的，即既包含成分分析也包含维度或准维度分析。

第 10 章　　分　类

分类既是为一定目的服务的手段，也是我们认识事物的一种基本形式。可以说，每一个名词都标示一个类别，也隐含着某种分类。不同文化对事物有不同的分类，这鲜明地表现在不同语言的词汇之间不具有一一对应。学习外语意味着接触甚至吸收不同的文化（acculturation）。同一个精神病学名词是在不同学派作者的笔下可以标示完全不同的概念，这是我们必须注意的。不同的分类各有长短，对此眼光不宜褊狭。

10.1　精神症状的总的分类

最常见的是按传统心理学所确立的概念（如知觉、记忆、思维、情感、意志、行为等）对症状进行分类。优点是符合习惯，所以很方便。缺点是难免牵强，理论上有时讲不通，例如把妄想和强迫观念硬塞在"思维"里面。

K. Jaspers（1963）把精神病理现象分为两类：可以理解的和不可理解的。这种分类不失为一种有用的框架。

按疾病分类学（nosology）传统，精神症状可以分为以下四大类：

（1）神经症性心理冲突，如典型的强迫症状。

（2）精神病性症状，主要有妄想、幻觉、显著的精神运动性兴奋或迟滞、没有目标指向（或瓦解）的行为、显著的言语（在形式上的）瓦解以致无法理解。

（3）缺陷性和不可逆的症状，如智力缺损（严重形式为痴呆）、严重的阴性症状（严重形式为衰退）。

（4）人格障碍的特征，如病态的猜疑或嫉妒，过分重视别人的评价，甚至得不到认可、好评便感到受了伤害而苦恼，等等。

从诊断上考虑，归入这四类的症状必须是无疑存在且达到中等严重程度以上的，也就是典型的，否则，应该视之为：

（5）不确定的（indefinite）症状，这一组包括歇斯底里症状、抑郁症状、可疑的妄想和幻觉、短暂的精神运动性兴奋以及各种不典型的或轻微的精神症状。对于这些症状，一次检查或短时间的观察难于确诊。"待诊"比较可取，它要求医生继续仔细观察。如果症状还没有弄清楚就下诊断，后来要改变诊断也就难了。

精神科门诊有时会遇到没有精神症状的病人，他们求治是由于：

（6）心理生理障碍。

以上的分类是实用性的，它和医生的诊断和治疗考虑直接相联系。

要强调的是"不确定的症状"这一类。我发现，临床病例讨论会上医生们（尤其是年轻医生）之间的意见分歧常常是由于对这一类症状的评定不一致。如果我们同意，有些症状本身具有不确定的性质，任何症状只要比较轻微或可疑存在也都是不确定的，许多无意义的争论就可以避免，更重要的是，我们也就不会作出根据不充分的诊断了。

10.2　抑郁症的分类

抑郁症有许多不同的分类，各有千秋。国际分类、美国分类和我国的分类这里就不介绍了。最简单的办法是分为轻的和重的两大类，这种做法很方便，也有用，但有些笼统，并且轻重之间有过渡。下面介绍一些历史上从不同角度的分类。

M. G. Blinder（1966）将抑郁症分为五类：

（1）伴有生理功能迟滞的抑郁症。

（2）紧张（tension）抑郁症（这大致相当于神经症性抑郁）。

（3）分裂情感性抑郁症。

（4）继发于生活问题的抑郁症（这大致相当于心因性或反应性抑郁）。

（5）作为器质性病先驱的抑郁。

J. E. Overall 等人（1966）将抑郁症分成三类：

（1）迟滞性抑郁症。

（2）焦虑-紧张性抑郁症。

（3）敌视的（hostile）抑郁症。

E. S. Paykel（1971）将抑郁症分成四类：

（1）精神病性。

（2）焦虑性。

（3）敌视的。

（4）伴有人格障碍的年轻人的抑郁症。

P. Kielholz（1982）将抑郁症按病因分成三类：

（1）心因性，包括神经症性抑郁、衰竭性抑郁（exhaustion depression）和反应性抑郁。

（2）体因性，包括身体疾病、大脑病变和药物引起的抑郁。

（3）内源性（endogenous），包括分裂情感性。

这里需要解释的是所谓衰竭性抑郁。这种病人第一阶段的临床相以精神活动易兴奋为主，表现为联想回忆多而杂乱，注意力不集中因而感到记忆差，入睡困难。其他如头痛、易疲劳和心情不好等症状不严重，也可以不明显。第二期的临床相以自主神经功能紊乱为主，同时有焦虑，易疲劳也往往明显。最后便进入衰竭抑郁期，以抑郁症状为主要临床相，但往往仍伴有各种躯体的模糊不适感。

过去，按我国精神科医生的临床实践，第一期通常诊断为神经衰弱，第二期诊断为焦虑症，第三期则诊断为抑郁症。这与前苏联学者 20 世纪 50 年代将神经衰弱按高级神经活动病理生理学分为三期大致相当：内抑制削弱和兴奋相对亢进；兴奋衰弱；保护性或弥散性抑制。

抑郁症简史与诊断变迁：

1. 古希腊罗马的医生早就认识到，过分忧伤是一种病，称之为 melancholia（源自希腊语 melagkholia，melas 义为"黑"，khole 义为"胆汁"，当时人们认为系因黑胆汁过多所致），中文一般译为忧郁症。Melancholia 在当代精神病学文献中已很少用。DSM-Ⅳ（p384）用 melancholic 这个形容词表示抑郁严重、有显著的精神运动性迟滞或典型内源性抑郁特征的抑郁症。

2. 大概是在 19 世纪初，精神病学家开始认识到抑郁和躁狂这两种相反的状态有联系，两者可在同一个人身上交替出现。对此，法国人描述较多，称之为"环性精神病"（folie circulaire）。19 世纪末，E. Kraepelin 确定躁狂抑郁性精神病和早发痴呆（现称精神分裂症）为两种主要的内源性精神病，详细描述了它们的临床相、病程和结局。

3. 与 Kraepelin 古典精神病学分类系统的确立几乎同时，情感性人格障碍（包括抑郁人格障碍）、抑郁神经症（神经症性抑郁）这两个概念或临床类别也提了出来，并引起了广泛的兴趣和争论。

4. 由于过去的争论很大程度上涉及病因学，而实事求是的精神病学家都承认，病因并不清楚，再加上有效的抗抑郁剂陆续上市和广泛应用，精神病学界便把有争议的理论问题暂时搁置起来，采用症状学描述方法对抑郁症进行分类，以利临床实践，且促进精神药理学和流行病学等研究的发展。这样一来，抑郁症的范围变得十分扩大了。以 ICD-9（1978）为例，"抑郁在临床相中居主要地位或构成显著特征者"就有 10 大类（3 位编码的类别；请注意 ICD-9 第 5 章精神障碍总共只有 30 个 3 位编码的大类）或 19 个小类（4 位编码的类别）（见 ICD-9 Quick Reference List No. 1），现抄录如下：

　　　　295 精神分裂症
　　　　　　295.7 分裂情感型
　　　　296 情感性精神病（其中有抑郁的占 7 小类）
　　　　298 其他非器质性精神病（按：指反应性精神病）
　　　　　　298.0 抑郁型
　　　　300 神经症性障碍
　　　　　　300.4 抑郁型
　　　　301 人格障碍
　　　　　　301.1 情感性人格障碍（包括抑郁人格）

308 应激引起的急性反应

　　308.0 以情感紊乱为主（可以是抑郁的）

　　308.4 混合的（可以有抑郁）

309 适应反应

　　309.0 短暂的抑郁反应

　　309.1 迁延的抑郁反应

　　309.4 伴情绪和行为的混合性紊乱（可以有抑郁）

311 抑郁障碍　无法在别处归类的

312 无法在别处归类的行为紊乱

　　312.3 行为和情绪的混合紊乱（可以有抑郁）

313 儿童少年有特异性的情绪紊乱

　　303.1 伴抱怨、诉苦和不开心

　　313.8 其他或混合的（可以有抑郁）

据 W. Mayer-Gross（1955），"需要精神科治疗的情感障碍在人口中的平均频率大约为千分之三到千分之四。"这指的应该只限于 Kraepelin 的躁狂抑郁性精神病。

DSM-Ⅱ（1968）对抑郁发作的描述是"抑郁发作以严重的情感抑郁和精神运动迟滞为特征。"这与 Kraepelin（1913）的躁狂抑郁性精神病概念一致，ICD-9（1978）也仍然保持着情感性精神病（编码 296 Affective Psychosis）的命名。

将美国 DSM-Ⅳ（1994）中的 Major Depressive Episode（MDE）译成"重性抑郁发作"似乎欠妥，也容易引起误解或困惑，因为"重性抑郁发作"本身有"轻度"（Mild）、"中度"（Moderate）和"重度"（Severe）之分。值得注意的是，"轻度发作的特征是，只存在 5 个或 6 个抑郁症状，并且可以有轻度功能损害，也可以在病人做出大的或不寻常的努力的情况下没有功能损害。"（p376）这意味着如果不了解病人的内心体验，MDE 的轻度抑郁可以在客观上看不出来。可见 DSM-Ⅳ 的 MDE 已经彻底颠覆了 DSM-Ⅱ 的定义。

美国官方诊断标准的变化始于 DSM-Ⅲ（1980），对于抑郁发作的诊断来说抑郁心情不要求一定是严重的，精神运动迟滞也完全可以没有。换言之，DSM-Ⅱ所描述的两个特征都不存在按DSM-Ⅲ仍然可以诊断为抑郁发作。

还要指出，DSM-Ⅳ（1994，p345）有标题为"300.4 Dysthymic Disorder"（心境恶劣）这样一个抑郁症的类别。按它所采用的 ICD-9 的分类编码，300.4 指的是"神经症性抑郁"，但也包括抑郁人格。

Max Hamilton 在 Burton. SW 与 Akiskal. HS 合编的 Dysthymic Disorder（Gaskell，Royal College of Psychiatrists，1990）的前言中写道："Dysthymia lies on the border between the normal and the pathological."（心境恶劣位于正常和病态二者交界的边缘上）。按这种说法，心境恶劣比起神经症性抑郁来，范围还要广泛得多。

如果如此这般将诊断放宽，把 ICD-9 上述 10 大类中有抑郁情况的都计算在内，抑郁症的患病率比千分之三到千分之四高10～20 倍、甚至更高，也都无足惊奇。值得一提的是，上述ICD-9 的 10 大类中，凡可以有抑郁的地方，也可以有焦虑，或者二者之混合。

总结一下，对现在的医生来说，仅仅诊断"抑郁"或"抑郁状态"而不作进一步的归类或描述，是很少临床意义的：它可以是一类感受非常特殊的精神障碍（内源性抑郁），也可以是精神分裂症与情感障碍的过渡中的一个中间类型；可以是脑卒中后的一个器质性因素为主的综合征，也可以是躯体疾病、酒精或药物直接生理作用影响下的精神异常；可以是一种人格之极端化（抑郁人格障碍），还可以是神经症性障碍中的一个界限模糊的类别（抑郁性神经症）；可以是应激或适应障碍的表现，儿童中也可以表现出来；可以与焦虑有纠缠不清的混合，甚至可能是正常的变异。

因此，宽泛的抑郁状态的鉴别诊断几乎涉及了新的 ICD-10 中的所有大类别。涉及生物医学路线与心理社会路线的争论、应激反应学说与素质学说的争论、连续谱思想与"典型"思维模式……。而参与这些争论的入门资格，恰恰是顺着历史的足迹，首先把握住各种"典型"。

目前，按抑郁症诊断如此常见的现实，可以区分为以下不同的类别：

（1）古典的躁狂抑郁性精神病的抑郁症，其诊断需符合至少两点：严重的心情低落和精神运动迟滞。

（2）精神分裂症病程中出现的抑郁，尤其是所谓精神病后抑郁（postpsychotic depression）。

（3）分裂情感性精神病病程中的抑郁。

（4）各种脑器质性疾病病程中出现的抑郁。

（5）各种内科疾病病程中出现的抑郁。

（6）与精神活性物质滥用或依赖相联系的抑郁。

（7）治疗用药物（如某些降压药）引起的抑郁。

（8）神经症病程中出现的抑郁和（或）心境恶劣障碍（dysthymic disorder），后者过去（如 K. Schneider、ICD-9 等）被视为人格障碍的一种类型。

（9）与心理社会因素密切相联系的抑郁。特点是：由明显的、被病人视为受了"刺激"的生活事件诱发，病人诉述心情不好或低沉，但不具有典型抑郁症的临床相，病程也可长可短。这一组病例与神经症分界线模糊不清。DSM 规定，居丧时的反应不算抑郁症。这一点颇有异议：亲人死亡引起的抑郁不是病，而其他天灾人祸引起的抑郁却是病，这在道理上似乎讲不通。

（10）儿童少年期情绪障碍中的抑郁，如 ICD-9 所描述的 misery and unhappiness。

（11）老年人的心情低落，常由多种因素所致："日薄西山，朝不保夕"的心理，孤独、寂寞、无助、经济困难、生活无人照顾、行动不便、疼痛（如关节肌肉疼痛）、慢病缠身，等等。

（12）其他难以归类的抑郁，即 not otherwise specified（简写为 NOS）或 not elsewhere classified。

在笔者的临床实践中，尤其是北京市以外各地医院以及北京市其他医院诊断的抑郁症中，以（8）、（9）两类者占大多数，而符合（1）的严格诊断标准的抑郁症仍如 20 世纪 50 年代同样少见。

10.3　妄想状态的分类

据 P. J. Pichot（1984），法国精神病学界一般将妄想状态区分为以下三大类：

（1）精神分裂症。妄想总是无联系的甚至互相矛盾的。病人有明显的 Bleuler 所描述的基本症状（这是法国诊断精神分裂症的重要依据），起病一般都在 30 岁之前。只有 6% 的病例在一次发作后完全缓解。

（2）慢性妄想状态。特点是妄想带有系统性，没有 Bleuler 所描述的基本症状或不明显。病人年龄一般在 30～55 岁，病程迁延。可以伴有大量幻觉（主要是幻听），也可以很少或没有。有些病例以释义性妄想为主要临床相，有些病例的妄想内容主要是幻想性的。

（3）妄想阵发。特点是 95% 的发作在半年内缓解，但复发常见。

法国精神病学分类和英、德、北欧以及美国等的分类都不同，主要是对精神分裂症的诊断标准不同和对妄想状态的分类不同。有人将法国精神病学家 Deniker 所诊断的 22 例妄想阵发用 ICD-9 系统再分类，发现其中精神分裂症 10 例，情感性障碍 8 例，心因性障碍 2 例，酒精中毒和强迫症各 1 例。由此可见一斑。

10.4　遗忘症的分类

神经症病人诉述的健忘（"记不住"）和意识障碍当时的记忆削弱不能视之为遗忘症（amnesia）。此外，遗忘症还必须与"不能回忆"（inability to recall）相区别。

"不能回忆"作为一个特异性的描述性术语，它的第一次正式使用见于 DSM-Ⅲ（1980），用于描述游离性障碍（即癔症精神障碍的特殊临床相）。这里，关键性的一环是近记忆。简而言之，遗忘症有近记忆损害且一般不能恢复，而"不能回忆"则否。

"不能回忆"一般发生在意识改变状态（如狭义的漫游症和发作性身份障碍等）。"不能回忆"的内容限于一定时段内（可以只涉及既往，也可以由过去延伸到身份障碍发作的当时）和（或）与强烈不快情绪相联系的经验和事件，是不能回忆已经构成长程记忆的内容，或者说，是一般人忘不了而病人却偏不能回忆的情况，而与此无关的记忆相对保存良好，同时病人也没有近记忆削弱。这是可以恢复的。也叫"局限性遗忘"、心因性遗忘或选择性遗忘，但"不能回忆"这个描述更好。

近记忆的丢失（即不能转变为长程记忆）不外三种情况：①由于内容无关紧要（不值得长期记住它），它随时为时间所磨损，也就是不断消退。例如我们不能记起上星期七天之内每天每顿都吃了些什么。这属于正常情况。②由于当时受注意、知觉、想象、思考、情绪等的干扰，记忆不牢或有些模糊。神经症病人诉述的记忆减退（"记不住"）就属于这类情况。③由于精神障碍（器质性精神障碍、精神分裂症等），近记忆被破坏，或随时被删除，或者说，根本就形不成近记忆。一般人即使并不特意要去记住，冷静地想一想，总可以想起昨天一天三顿吃了些什么，而痴呆病人照例记不起来，有时加以提示，仍然回答不上。甚至刚吃过饭，也说没有记得吃过。

总之，"不能回忆"的病人（除 Ganser 综合征一类病人外）与医生交谈可以不显出什么异常，只要不涉及"不能回忆"的事情和身份。

鉴别以上两种情况后，遗忘症可分类如下：

（一）发作后（post-episodic）遗忘症

一次急性精神病发作，意识障碍或意识改变状态恢复后，病人对发作经过有遗忘。单纯根据遗忘本身不能推断发作当时精神障碍的性质。应注意的是，事后别人的提醒和暗示对遗忘症的表现可以发生重大影响。

（二）逆行性遗忘症（retrograde amnesia）

典型的形式发生在头部外伤后，意识清醒后病人对外伤前长短不等的一段时间内的经历不能回忆。随着病情恢复，遗忘所涉及的时间逐渐缩短，但总有紧挨着外伤前的一段经历不能回忆，似乎永远消失了。遗忘所涉及的时间长短可以作为脑外伤严重程度的一个指标。

（三）顺行性（anterograde）遗忘症

主要是近记忆削弱，也就是近事遗忘。一切长程记忆都由短程记忆转变而来。因此，病人只能回忆患病以前尤其是相当遥远的经历，而病后的事由于过去了就随即忘却，所以很少或完全不能回忆。这是脑器质性病变的症状。

（四）Korsakoff 遗忘综合征

主要由三个症状组成：近记忆严重削弱、定向障碍尤其是时间定向障碍、虚谈症（confabulation）。病人已住院多日，每天负责医生来看他，和他亲切交谈，但病人每次见到医生都表现为与陌生人初次会晤一样，过去每天见面似乎在病人脑海里没有留下任何印象。时间的估计有赖于经验的连续性体验，也就取决于记忆。由于病人近记忆太差，时间定向照例有严重障碍。如果请病人到一间客厅里，里面的布置不带有医院设施，病人便不知道自己在医院里了。虚谈症可以视为严重近记忆削弱的代偿，但这种代偿成为可能必须具备四个条件：对记忆障碍没有自知力、意识清晰、智力没有严重损害、人格没有显著改变。Korsakoff 综合征病人正好具备这些条件，虚谈症的出现遂成为可以理解的继发性症状。人格没有显著改变，意味着病人有维护尊严的需要，他不能表现为一问三不知，所以只有跟着医生的问题走。例如问病人昨天是否出去了一趟，病人很可能说他昨天上街去了（实际上他一直住在病房里）。如果再问病人上街干了些什么，病人很可能说他买了些东西。谈到这里，医生几乎可以想要病人说什么，病人就会说他买了什么。结果，病人便买回了各式各样的东西：食物、日用品、文具等，也许还给他小孙子买了一堆玩具。

事实上，这都是子虚乌有，全是虚谈症的内容。不难看出，虚谈症往往包含着一种很特殊的易受暗示性。

（五）其他遗忘症

以上四种并不能穷尽一切形式的遗忘症，所以还有必要设置这样一类，既为了那些不典型的和混合的形式有地方归类，也为了更好地进一步研究。

10.5　朦胧状态的分类

朦胧状态是一个异质的类别。共同的特点是：短暂的发作性意识范围狭窄且固定不变，事后有遗忘（发作后遗忘症）。

朦胧状态时知觉的清晰度变异很大。有些病人对环境中至少部分人和物有清楚的知觉，有些人则知觉的清晰性削弱很明显。这两者性质是不同的。前者是意识改变状态，后者是意识障碍。

行为的组织和目标导向性变异也很大。有些病人的行为是瓦解的；有些病人的行为似乎组织得很好，指向一定的目标，实际上却只是长期形成的习惯之自动化；还有一些病人的行为确实组织良好，有明确的目标导向。

言语活动的变异也很大。大多数病人完全没有言语，也不与任何人发生接触，另一个极端的病人与人有简单的言语交往。

不少教科书把朦胧状态看作意识障碍的一种形式，这是不正确的。朦胧状态不仅可以是一种意识障碍，也可以是一种意识改变状态。

大致说来，朦胧状态可以分为三类：

（1）作为典型意识障碍的一种形式，如癫痫性朦胧状态、头部外伤性朦胧状态、酒精中毒性朦胧状态等。举例：一癫痫病人在工地上参加劳动，一切表现如常人。某天，午饭后，大家就地休息，横七竖八地躺着一地的人。病人突然从卧位起身，拿起铁锹，从人缝间行走和跨过一些躺着的人用铁锹去打他们的队长。队长见势不妙，立即逃跑，病人穷追不舍，终于赶上，一铁锹打在队长的头上，使队长受重伤，而病人随即放下铁锹躺下睡觉，很快便进入睡眠，经唤醒，病人茫然不知。

　　（2）与睡眠相联系的朦胧状态。发生在睡眠初期的半睡眠状态，睡行症（sleep‐walking, somnambulisn，有人译为梦行症是不恰当的）是比较常见的形式。举例：某农民被家属报告为多次夜里起床挑起水桶去井边挑水，往返几次，把水缸灌满后，他便在水缸边躺下或走回卧室上床睡觉。第二天问起来，他毫无记忆。有一天夜里，他起床挑水被家属发现，当时问他，他没有反应，不吭声，只顾自己挑水。又如：某老人年少时终年随父亲在外漂泊，发现他父亲不止一次夜间起床，坐在桌边，拿起纸笔书写"未晚先投宿，鸡鸣早看天。"写毕又睡，次日问起来，他不能回忆。据老人回忆，他父亲在漂泊生涯中常念叨上述两句话。

　　（3）实际上是一种意识改变状态，如歇斯底里朦胧状态、某些附体状态、催眠状态等。这主要是意识的范围缩小且限于某些事物。病人精神活动的内容取决于他的中心观念以及对事物的态度和情感。重要的是，在缩小了的注意范围之内，病人的知觉清晰度并没有一般性削弱，这一点与意识障碍是不同的。

　　显然，上述的区分对于临床诊断是很有价值的。在司法鉴定实践中，朦胧状态的性质评定带有关键性。

第 11 章　　贯时性研究

　　J. K. Wing 等（1974）所设计的"现状检查"（简称 PSE）涉及最近的一个月，这是一种典型的临床方法。不少标准化检查和量表只涉及最近的两星期甚至一星期，为时更短。总之，检查限于精神障碍全过程的一个横断面。这种研究当然必要，但却是不够的。如果对病人进行追踪观察，同时把既往历史资料也综合起来加以考虑，这种研究便成为贯时性的（diachronic）。

　　当代精神病学的贯时性研究主要有以下四个方面：

　　（1）精神障碍的病程和预后或结局的研究。

　　（2）人格发育过程的研究。

　　（3）风险因素（risk factors）的研究。

　　（4）童年精神障碍与成人精神障碍之间的连续性（continuity）或不连续性的研究。

　　对精神障碍的病程（即病后史 catamnesis）进行大规模系统的研究是从 19 世纪后半世纪才开始的。Kraepelin 于 19 世纪末和 20 世纪初在这方面的工作是里程碑式的。然而，他对既往病史（anamnesis）的研究是回顾性的，前瞻性研究几乎完全是近几十年的事。

11.1　病程

　　一般地说，精神障碍有潜伏期（病因已开始起作用但还没有任何症状）、前驱期（出现轻微而不典型的症状）、早期（已有个别特征性病状）、极期（临床相充分发展，不同的精神障碍有它们各不相同的特殊临床相）、缓解期（症状逐渐减轻、减少以至消失）。

　　目前，精神障碍的潜伏期几乎无法在当时加以确定，事后的推断也不准确，这是由于许多精神障碍的病因和发病机制都还不清楚，对它们也没有检测方法。

　　缓解可以是完全的，也可以是不完全的。不完全缓解有两种主要形式：①残余状态，指原有症状以较轻的形式还残余着，如不完全妄想，偶尔出现且有一定自知力的幻觉等。②缺陷状态，即智力缺损或不同程度的人格改变，以致妨碍社会功能。

　　完全缓解后症状再度出现叫做复发。如果缓解一直不完全，就应该叫做恶化，而不能叫做复发。

　　预后和诊断一样有不同的标准。不同医院和精神病学家的统计数据不一致，这是重要原因之一。

　　就时间而言，有三种不同的预后：

　　（1）此次发作和治疗的结局，尤其是能否达到出院要求的水平，或者能否完全缓解。

　　（2）短期预后，这是指对缓解后几个月至 1～2 年以内复发可能性的估计或评定。

　　（3）长期预后，这是指对缓解后 2 年以上复发可能性的估计或评定。

　　缓解有四个维度：

　　（1）症状消失。

　　（2）自知力完整。

　　（3）社会功能恢复病前水平。

　　（4）人格与病前相同，没有改变。

　　病理状态和综合征是两个与病程有关的概念。病理状态强调的是横断面，它持续存在的时间变异很大。构成某一特殊病理状态的诸症状之间存在着很高的统计学相关，否则，便是没有什么特殊性的病理状态了。"综合征"译自拉丁文 Syndroma（义为 running together，"一起走"），是具有相同病程的一组症状，通常至少三个症状才能称之为综合征。19 世纪临床精神病学的主要成就之一就是确定了若干重要的综合征。

　　19 世纪的法国精神病学家（Falret 和 Baillager 等）描述了躁狂状态和抑郁状态在同一病人身上反复出现和交替发生的病例，这是现代关于情感性障碍认识的真正开端。

　　Kraepelin 继承和发扬了 Kahlbaum 重视病程的观点，他关于躁郁症和精神分裂症（他称之为早发性痴呆）的区分在很大程度上着眼于病程和结局。由此可见病程的重要性。当然，法国学者 Morel 关于早发性痴呆的病程研究也对 Kraepelin 产生了重大影响。

精神发育迟滞和人格障碍之区别于其他各种精神障碍，主要也在于病程。

病程可以大致分为两种：进行性和非进行性。神经症可持续多年，但还是属于非进行性病程，因为不导致缺陷。按传统，慢性病程总是具有进行性，即总是导致缺陷。老年人的躁狂或抑郁往往持续很长时间（2 年以上），我们最好称此为"迁延病程"而不用"慢性"这个词，神经症也是如此。非进行性病程可以是发作性的（episodic），一般几个月至一年左右便自发缓解。如果反复发作，可以叫做间歇性病程，情感性障碍大多具有间歇性病程。进行性病程除逐渐不断恶化者外还有两种情况：一种是波动性（fluctuating）病程，即病情轻重有显著变化，不同于间歇性病程的地方是没有完全缓解期；另一种是阶梯性（stepwise）病程，即进行到一定程度就暂时停止下来不再恶化，甚至出现相当的好转，如此停顿一段时间后又进一步恶化，好像步入另一台阶一样。

11.2　几种病程举例

ICD-10（1992）规定了 8 组症状，认为只要有其中 1～2 个症状确定无疑存在达一个月之久便可以诊断为精神分裂症。按照这种标准诊断的精神分裂症可以说各种病程都是可能的，事实也是如此。ICD-10（1992）把精神分裂症的病程分为以下各种形式：①连续的；②发作性的，有进行性缺陷；③发作性的，有稳定的缺陷；④发作性的和有缓解的；⑤不完全缓解；⑥完全缓解；⑦其他。看来，现在的精神分裂症概念已经不同于 Kraepelin 描述的早发性痴呆，也跟 E. Bleuler 描述的精神分裂症不同，范围变宽了。

（一）多发梗塞性痴呆（动脉硬化性痴呆）

这种病的病程是进行性的，但在严重痴呆出现以前可以进行很慢，尤其特殊的是常表现为阶梯式的发展形式。卒中每发作一次，病情便加重一次。由于侧支循环的建立，有时可出现好转和停顿。某大学一教授，病情加重后表现为老是跟踪年轻女性。他经常在校园内游荡，一看见年轻女性就跟在人家后面走，既不跟人家说话，也没有什么非礼行为。人家走进楼里，他便在楼门前止步，然后又无目的地游走，等见到另一位年轻女性又接着跟踪。如此将近半年，忽然不再跟踪，也不再游荡。居家两个月后逐渐看些书报，终于写出一首打油诗讽刺自己追逐女性的荒唐行为以自嘲。再过 2 年后，病人几乎不能阅读书报，唯一能做的工作便是饭后洗碗。据他的夫人说，病人洗碗很认真，有条不紊，也洗得很干净。病人有过几次不严重的卒中发作，检查可见左侧上下肢肌张力较高和力弱，左下肢巴宾斯基征阳性。近记忆损害明显但仍有一定的自知力。

（二）一氧化碳中毒

严重一氧化碳中毒导致昏迷，这是由于脑细胞缺氧所致。如果昏迷时间短，醒后可以不出现任何后遗症。如果昏迷时间长，则后果堪忧。长时间昏迷清醒后一切如常，此为"假愈期"，约持续三星期左右，然后病人突然出现明显的锥体外综合征，同时精神显著失常：少语，呆板，行动如木偶，常有不可理解的荒唐行为，如把米直接放在锅里炒，点燃一根木棍当烟抽，把报纸当被子盖等。这种情况通常导致迅速死亡。为什么会出现一段"假愈期"呢？这是由于缺氧导致基底节（主要是黑质）退行性病变需要一段时间才严重到引起显著的临床症状。据国内报告，病人从昏迷清醒后立即开始用高压氧舱治疗效果很好。

（三）创伤后延迟性焦虑症

这里的所谓创伤指十分沉重的精神打击，是大多数人都难以耐受的，往往发生急性反应。有一小部分人急性反应不明显，但经过若干个月甚至几年的间歇后出现特殊的精神障碍，故称之为延迟性。一般地说，延迟至少1个月才符合这个诊断（现在通称创伤后应激障碍，post-traumatic stress disorder，简称 PTSD）。

此症的临床相是焦虑症的一种特殊变异，表现有以下三个方面的特点：

（1）反复重现创伤事件的体验。如不由自主地回忆和做噩梦，任何一种"线索"（如巨响类似创伤事件中的爆炸，熊熊炉火类似当时的火灾）都可以引起创伤体验重现，旧地重游或谈话涉及有关往事可以诱发，某些类似的电视场面也可以诱发。

（2）回避。病人有一般性的社会退缩，很少外出，也不愿交际，尤其不参加可能引起回忆的活动，不去可能触景生情的地方，不接触可引起回忆的遗物。兴趣变窄，情感狭隘，与亲人冷淡疏远，对未来的职业和婚姻没有什么打算。

（3）唤起性增高。不易入睡，易惊醒，易激惹，注意涣散，过分警觉，易出现惊跳反应等。

本病在二次大战后开始有零星报告，越南战争后美国出现大量病例，引起了重视，研究也逐渐深入。追踪观察发现病程是各式各样的。一部分病例多年后缓解仍不完全，留有轻重不等的残余焦虑症状，易感性和易伤害性增高。还有少数病人出现人格的稳定的改变。

11.3　人格的动态

有些人从小到大表现为稳步而逐渐的成熟过程。人格偏离常模越远，生活环境越是不利，则人格发育过程中的变动越多而明显。有些人过去似乎一切都很"正常"，却在大多数人都会碰到的生活事件作用下发生精神障碍。对于这些人，只有深入细致的研究才能发现人格上的问题。有时，亲子互相依赖使他们看不见对方和自己人格的弱点，家属报告病史时往往说出病人有一大堆优点而几乎没有缺点和短处。

成熟和不成熟是一对很有用但不精确的概念，不同学派观点有分歧。下面列举文献中常见的若干术语和概念，作为不成熟人格的描述，这些概念互相重叠，也不代表一定的理论。

（1）依赖。精神上缺乏独立性，依附于父母、配偶、长辈或强者，难于做出决定和选择，需要别人示范、赞许和指导。如果失去依赖，便容易感到抑郁或焦虑。缺乏自尊和自信，倾向于过分重视别人的评价，有强烈的从众心理，甚至盲目模仿或容易接受暗示。

（2）自我中心。没有真正的知心朋友，不能设身处地用别人的感情、观点和利害去看待事物，不能将自我客观化，倾向于以己之心度人之腹，倾向于用主观的想法代替客观实际情况。可以是自私自利的。

（3）没有价值系统。价值系统是一个人在生活中逐渐发展形成的，它是一个稳定的有等级的结构，其最高等级的价值是可以与别人共享的。自我调节能力来自价值系统，也就是为了较高的价值可以自觉地放弃较低的价值，否则便会犹豫不决，左右为难，或者忽左忽右。没有价值系统的人在行动中没有循序渐进的目标序列，也就谈不上长远的计划。这种人并无智力障碍，却往往有幼稚的推理判断，也容易有不切实际的雄心壮志。有强烈的追求快乐的倾向，也容易陷于幻想之中。常有未经思考的带冲动性的行为，心情也容易不稳定。

（4）缺乏羞耻心或内疚，也可以是羞耻心过于强烈。在我国，耻感的各种表现形式对不成熟人格者的情感、态度和行为的影响常常是非常明显的。

（5）性心理不成熟。对异性过分害羞，耽于性幻想，不能真正爱上一位异性，不能把性生理的满足与两性精神生活协调整合起来，容易产生这种或那种性心理异常。

每一个人都有成长的潜力。只是由于某些有害或长期存在的不利的因素阻碍了成长，这才造成不成熟。所谓正常人也难免有不成熟的地方。这种观点对于心理治疗实践是十分重要的。有了这种观点，我们便不会看不起病人，也不容易在疗效不好时感到灰心丧气。心理治疗的任务在于和病人一道弄清楚不成熟的各种具体表现，看清楚阻碍成长的各种因素，发挥潜力克服阻碍，有信心地走上成长的道路。D. Schultz 的《成长心理学》（原著出版于 1977 年，李文湉的中译本由三联书店于 1988 年刊行）介绍了 7 种不同的学说，它们的共同之点是，不成熟的人格完全有可能走向成熟。

人格的显著变动有以下四种主要形式：

（1）时相（phase）。指人格在不同时期有不同的表现，往往有周期性。最突出的是所谓环性气质（cyclothymia），心情高涨和心情低落总是交替出现。不少神经症病人的临床相有明显的周期性变化，这很可能是人格的时相性的一种表现。

（2）危机（crisis）。指一种异乎寻常的心情，行为和生活习惯往往也有改变，但并无任何一种确定的精神障碍；当事人面临新的困境或难题，突出地表现为惯用的应付方式失效；通常有某种生活事件或处境作为诱因；来得快消失也快，一般持续不超过几个星期。有些危机与生命史中的特殊阶段相联系，如青春期、更年期；有的危机几乎完全是生活事件所造成，如亲人重病或亡故、被解雇、夫妻关系濒于破裂等。结局取决于人格的代偿功能和周围人的态度行为（理解和支持，还是指责甚至落井下石）。结局有 4 种可能：①学会新的应付方式，成功地渡过危机，人变得更加成熟；②留下"心理的瘢痕"或"精神上的触痛点"，使此后适应发生一定的困难；③自杀；④持续下去并且恶化，导致某种精神障碍。

（3）发作（episode）。指没有什么精神打击或重大生活事件作为诱因的一次精神障碍，通常以完全恢复告终。可以是长期生活中未解决的问题之积累，终于代偿失调，也可以是目前还不清楚的内在因素作用的结果。

（4）反应（reaction）。指生活事件或处境所致，也就是心因性的。绝大多数反应自发缓解，也不留下什么后遗症。但也有少数迁延不愈而逐渐导致人格的病理发展。人格的病理发展不同于人格障碍之点在于前者开始于成年以后。人格的病理发展不同于人格改变之点在于前者是可以理解的而后者是不可理解的。人格的病理发展可以看作一次反应的固定化或多次反应的连续化或叠加。

　　除以上四种形式以外，生物学的疾病过程当然可以引起各式各样的人格改变，这里包括各种器质性精神障碍、痴呆和人格的缺陷性损害。按传统，精神分裂症被视为一种疾病过程。

第12章　跨文化的研究

首先应该区别两个不同的概念：文化一般，或简称文化（culture），和某种文化（a culture）。前者为人类所共有，它是与"自然"相对而言的。即凡不是自然的便是文化的。例如，白人和我们的肤色差异是自然的，他们吃饭用刀叉而我们用筷子这种差异则是文化的。区别不同的文化主要有语言和地理的连续性两条缺一不可的标准。例如，英国文化和美国文化是两种不同的文化，尽管二者语言相同，但它们之间隔着大西洋，彼此在地理上是不连续的，而美国人和说英语的加拿大人具有相同的文化。迄今为止，有关文化的研究几乎完全是比较的，这跟语言学的情况很相似。

有一个要点必须明确，我们研究自己同胞的恐缩症（koro），实质上是跨文化的，因为恐缩症是在和其他文化的精神障碍进行比较才显出它的特殊性来的。如果考虑到中国文化与西方文化之间的深刻差异，而精神病学又是来自西方的舶来品，那么，跨文化研究的观点方法在我国便具有一般性的意义，不只是限于某些所谓与文化密切相联系的综合征了。

精神障碍的跨文化研究有以下诸方面：

（1）不同文化中的精神症状的不同特点。

（2）所谓与文化密切相联系的综合征（culture-bound syndrome），即一定文化所模塑的特殊的综合征。

（3）某种文化通过各种方式决定的精神障碍患病率和分布的特点，也就是流行学特征。

（4）一定的文化塑造着基本的人格类型，其中有一些很容易发生精神障碍。

（5）一定的文化以特殊的婚配生育模式和子女教养模式造成某些精神障碍的发生和特殊的分布。

（6）由于不良的卫生条件和营养不良，一定的文化可以削弱人们的身体健康，从而有利于某些精神障碍的发生。

（7）通过制裁和准许引起羞耻或内疚，一定的文化可以对人格的潜力施加影响从而导致精神障碍。

（8）一定的文化迫使某些人担任有精神负担的角色从而诱发精神障碍。

（9）对诸如"圣人"、神媒、术士、巫婆等享有特权的角色给予社会报酬，一定的文化可以使短暂的精神障碍发作延续下去或反复发作。

（10）改变某些人价值观的速度超过了人格所能耐受的限度，一定的文化措施可以诱发精神障碍。

（11）通过奖惩用某种文化楷模或理想人格不断施加教诲，可以引起有害精神卫生的情感状态，如恐惧、焦虑、嫉妒、仇恨、怀抱无法实现的理想等。

（12）一定文化中民间治疗的特点，以及一定文化与现代临床实践的关系。

前三项主要是辨认和描述，最后一项是关于治疗的研究，其余各项在很大程度上涉及文化作用与精神障碍的发生之间的关系，也就涉及理论，尽管离不开描述这个基础。

12.1　宗教妄想

A. Leighton（1966）曾经请教 T. A. Baasher 如何鉴别宗教内容的妄想和该文化所能接受的信念。Baasher 说，他讲不出一般的规则，但可以举例说明，下面是他讲的一个病例。

在喀土穆（苏丹首都）附近有两位宗教领袖，互相敌视。其中之一的一位虔诚的信徒决定为教主献身去杀死他的敌人。由于并不认识他要杀害的那位教主，他便四处游走，根据幻听去辨认。当然，这位虔信者并不认为那是幻听，而是相信说话声音是神的指示。有好几次他以为某人是敌方的领袖，但幻听马上告诉他说"不对"，于是他便放弃目标而另走他处。终于有一天晚上他来到一个村庄，看见一些男人坐在树下谈话，其中有一位坐在椅子上，手里在玩弄一些小棍子。幻听告诉他，这个人就是。但他不信，因为在他看来那是一个穷困的可怜虫，不像个宗教领袖。幻听又说："你难道还看不出来？那是伪装。杀死他！"这位虔信者于是上前杀死了那坐在椅子上的人。不久，他被逮捕而送到 Baasher 处接受检查。

Baasher 分析如下：一位虔信者为自己的宗教领袖献身，决心并付诸行动杀死他的领袖的敌人，这跟该文化是合拍的。尽管他杀错了人，但犯错误不是精神障碍的标志。幻听，听到神的指示，要一个人怎样行动，这跟宗教信仰并无矛盾。实际上不少虔信者有幻觉，且这类幻觉为信仰者所接受。总之，若孤立地看个别现象，这位信徒的想法和行动都不跟该文化相冲突。但人们一致认为他很古怪：先不告诉任何人，尤其是两位敌视的宗教领袖在杀人事件发生前一年已经和好并且成了朋友。Baasher 认为这是一个偏执型精神分裂症的病例，而临床检查的结果确定了这个诊断。

可见，我们既不能孤立地、也不能笼统地说病人的想法和行动跟某种文化和宗教信仰并不矛盾便否定了精神障碍。病人思维的某些重要方面，行动的某些关键性步骤，很可能被同一文化群中的人们认为是荒唐的或古怪的。

C. Savage（1996）指出，印度居民会告诉你，印度有三种圣人（sadhu）：真正的圣人、江湖骗子和疯子。这也许可以说明，人们的文化标准对于辨认精神障碍来说是一种基本的尺度。我们切不可忽视这一点。

12.2　关于疾病的前科学的解释

了解一种文化关于病因的民间观点很重要，这至少有以下两方面的理由：

（1）病人和周围人对现象的描述总是和他们的病因观点相联系的，有时甚至是内在地交织在一起的。对于精神障碍，情况尤其如此。

（2）人们的病因观点决定着他们的求助行为和对治疗的态度。心理治疗之最一般的阻力，其中一部分便来自病人怀抱的不利于甚至有害于精神卫生的病因观点。这种观点即使是一定文化或亚文化所接受或赞同的，也必须加以克服。

有关病因的各种前科学的（pre-scientific）观点有着古老的起源，并且在民间广泛流传，因此有人也称之为民间观点。这些观点与一定文化的其他方面有千丝万缕的联系。疾病的前科学解释可以分解为两部分：朴素的经验和巫术思想，但这两部分往往很难截然分开。自然科学总是能够战胜巫术，但在宗教面前却常常吃败仗，因为自然科学不能解决人生价值问题。巫术一旦与宗教相结合或者带上宗教色彩，它就变得更加顽固而难以克服。

前科学的病因观点主要有：

（1）自然物质入侵。如寒气、湿气、中风等，也包括各种毒物，如腐败的食物和饮水、瘴气等。

（2）不能适应自然环境的变化。如水土不服、气候反常等。

（3）不良的情绪或情绪反应过于强烈。

（4）不良的生活方式或习惯。如饮食过多或太少、活动过多或整天不活动、饮食起居在时间上没有规律、耽于酒色等。值得一提的是，我国民间认为手淫、性交"过度"可以致病的观点影响很大，由于性与道德关系密切，问题是复杂而棘手的，病人的信念很难改变。

（5）精灵入侵。包括各种妖魔鬼怪。

（6）丢失魂魄（soul loss）。

（7）害人的巫术（black magic）。如恶意的祈祷、符咒、焚烧模拟像、某种魔力等。

（8）做梦。如在梦中吞食某种物质、梦中身体受伤、被魔鬼附体、丢失魂魄等。

（9）违反禁忌。病人本人或他的家属违反文化禁忌可以致病，似乎是一种惩罚或报应。

（10）天神发怒，降灾难于人间。

不难看出，前四者主要是经验的，后六者属于巫术思想。但是，这两种观点可以巧妙地结合在一起，例如，近因是酒色过度或不良的情绪，远因则是精灵入侵或违反了文化禁忌。

　　据研究，爱斯基摩人几乎没有精灵入侵的观念，而丢失魂魄的观念则高度发展（J. Murphy and A. Leighton，1966）。情况相反的文化更常见，即精灵入侵的观念高度发展，而丢失魂魄的观念却不大明显。以前在湖南某些地方，儿童受惊吓时他们的母亲马上会一连说几句："在这里！在这里！"儿童患病时母亲往往会在室外边走边喊："×伢子欸！回来喔！"这些都是母亲在把孩子的魂魄招回来，北方也有类似做法，值得研究。

　　民间关于疾病的解释，J. Whiting 和 I. Child 概括为以下五个方面：

　　（1）代理者。造成疾病的可以是人、死者的鬼魂、妖魔或动物精灵。

　　（2）责任。患病也许要由病人自己负完全责任，也许要由其他人负责。

　　（3）行动。致病的行动可以是违反禁忌，亵渎神物，或未执行某种仪式等。

　　（4）物质。致病的物质有毒物、经血、精液、魔物等。

　　（5）方式。物质起作用的方式可以是由口腔或鼻孔而进入人体，可以是通过某种神奇的方式而进入人体。挪动或除去仪式中的某些物质也可以致病。

　　这不失为一种有用的框架，可以用来研究民间的病因观点。

12.3　我国文化中的身体化

　　我国文化有明显的身体化特点。这首先表现在汉语的日常用语中。从下列汉英对照中可以看出：

安身	make one's home
本身	itself
抽身	leave one's work; get away
出身	class origin, family background
单身	person unmarried or away from home
动身	begin a journey, set out

独身　single，unmarried

发身　puberty

翻身　free oneself；stand up

卖身　sell oneself or a member of one's family；sell one's soul

起身　leave，set out；get up

切身　of immediate concern to oneself；personal

亲身　personal，firsthand（experience）

丧身　lose one's life；get killed

失身　lose virginity，lose one's chastity

替身　substitute；scapegoat

脱身　leave one's work；get away

献身　devote oneself to

终身　lifelong，all one's life

体察　experience and observe

体会　know or learn from experience；realize

体谅　show understanding and sympathy for；make allowances for

体面　dignity；face

体念　give sympathetic consideration to

体贴　show consideration for，give every care to

体味　appreciate；savour

体惜　understand and sympathize with

体现　reflect；give expression to

体恤　show solicitude for

体验　learn through experience；experience

身价　social status

身教　teach others by one's own example

身份　identity

身世　one's life experience；one's lot

身手　skill；talent

身受　experience（personally）

所谓身败名裂，其人很可能养得胖胖的，只不过名誉扫地而已。所谓身不由己，只不过是干了自称不得已的事罢了。写文章评论别人的学术观点时，如果扯到人家的私生活，贬低人家的品德，侮辱人家的人格，我们就说这是人身攻击，其实并没有碰人家的身体。台湾有"肢体接触"一语，甚妙。

孔子强调道德修养，谓之"修身"。曾子主张经常反省自己的过错，叫做"吾日三省吾身"。

语言是思想的载体。我国文化中确实有一股强大的重视身体的传统力量。

杨朱主张"为我，拔一毛而利天下不为。"这种重身轻利的思想也许是中国式的个人主义的先驱。《孝经》说："身体发肤，受之父母，不敢毁伤，孝之始也。"儒家把爱护身体抬高到了孝这一传统道德核心的地位。流风余泽至今，身体便成了"革命的本钱"。诗云："既明且哲，以保其身。"这明哲保身的处世之道更是源远流长。老子的《道德经》，经过两千多年的活学活用，不争、知足、委曲求全、勇于不敢和以退为进等，已经成了一种有中国特色的人生哲学。这些思想的影响实在太大了。我国知识分子历来有达则兼济天下、穷则独善其身的抱负，其实，即使正在做着治国平天下的伟大事业，大多仍是儒表道里。白居易一生写了大量反映老百姓疾苦的感人诗篇，同时却唱出了"大隐隐朝市"的心声，尽管他确实不愧为"人民的歌手"。

在这种文化氛围中，我国的父母亲倾向于过分重视和保护子女的身体而抹杀他们的意志，是理所当然、势所必至的。我国的未成年人普遍存在着对父母的依赖和不满，也就不难理解。如果依赖心理强烈而不满甚至怨恨却是压抑着的（即所谓两价性依赖），则往往成为神经症性心理冲突的一个根源。

我国的神经症病人往往以身体不适为主诉，疑病症常见，这从文化看来是可以理解的。

应该说明一点。文化中的身体化和精神分析的躯体化（so-matization）是根本不同的概念。身体化是一种文化现象，人们自然地从文化的角度去理解精神障碍的表现。躯体化是一种"无意识的"心理机制，据说通过这种机制心理活动本身变成了躯体症状，至于是如何转变的，没有也不可能说出个究竟。事实上，下述情况很常见：甲乙二人长期有几乎相同的体验，都生着闷气和有一大堆烦恼，但甲经常头痛、胸闷、失眠等而乙则否。可见，心理活动或状态与身体症状之间并没有对应的或必然的联系。躯体化的错误之一是，它把心理的和身体的两种不同的现象混为一谈。D. N. Robinson（《现代心理学体系》，杨韶刚等译，社会科学文献出版社，1988）写道，心身关系的"机制假设"是一种"迷惑性假设"，"应该放弃"。这是有道理的，因为有关这类假设的讨论实在太多了，可什么问题也没有进一步的说明，只不过把朴素的经验改写成学术名词罢了。

12.4　附体与中魔

（一）附体

附体（possession）是一种鬼神或精灵入侵，入侵者变成了自我或自我的一部分。这与中魔（bewitchment）不同。中魔指某种魔力从外面作用于人而并没有变成自我或自我的一部分。换言之，附体者有自我觉察（self-awareness）改变，而中魔者没有。

研究附体现象的困难在于，我们的远古祖先和现在的某些文化或亚文化群并没有现代关于心理的概念。我们说的心理现象，他们却称之为灵魂、精灵、魂魄等。灵魂和鬼神一类观念的一个来源是对梦的解释。一位现代化大城市的居民说某死者曾经托梦给他，我们也许视之为迷信也就完事，但对于没有文字的文化群来说，事情便不这么简单，因为托梦之说很可能是他们的共同信念。基于历史的和跨文化的考虑，对附体的研究应该和对梦的研究在现象学上联系起来。具体地说，我们应该了解每一位附体者平时对梦的理解和解释，弄清楚他的附体体验和做梦时的体验有什么相同和不同之处。推而广之，我们还应该了解附体者对人的心理活动如何理解。举例说，不在身边的亲人的表象有时会不由自主地浮现出来，他对此作何解释。只有澄清了这一切，我们才能恰当地评定附体，当然离不开特定的文化背景。通常，我们并不去了解附体者的这些情况，乃是基于下述假设：附体者对心理和做梦有和我们一样的理解和解释。其实，这个假设常常是不对的。

某人怀着强烈仇恨并决心去杀死他的仇人。亲友们认为他的想法和决定很不对头，可他完全不接受劝告。此时，亲友们很可能认为他"鬼迷心窍"，甚至"冤魂附体"。有时，一个人做了错事，例如有过不正当的性关系，事后他也许解释为："当时我完全被那只狐狸精给缠住了。"可见，我们必须把一个人的体验（如自我觉察有无改变）和他对自己思想行动的解释区别开来。当然，这有时候是困难的，尤其是那些本来就有巫术思想、倾向于推卸责任或容易接受暗示的人，但这种困难必须加以克服。

在一定的文化或亚文化群中，附体行为成了某些人的角色行为，如术士、巫婆之类。这种附体有三个明显的特点：在适当的时间、地点由本人意志发动，持续恰当的时间后由本人的意志加以终止，为别人所接受的目的服务。显然，这不能视为病态。

与上述三个特点相反而处于另一极端的附体，则无疑是一种精神障碍。

然而，这类角色行为和精神障碍之间有过渡形式。某些巫婆最初具有典型的歇斯底里发作，后来，由于周围人视之为鬼神附体，她便将计就计，歇斯底里发作遂逐渐转变成角色行为。这种巫婆需要心理治疗，如果代之以道义上的谴责和追究责任，她也许会马上发作一次真正的歇斯底里给你看，弄得你不好收场。

特异功能的魔力曾笼罩着神州大地，千千万万的人不相信现代医学而求助于神奇的气功。即使这样，典型的附体体验并不像某些人所想象的那么多见。附体体验的要素是自我觉察的改变，没有自我觉察的改变就不应该视之为附体，请参看"自我觉察"条目。

附体可以区分为两种情况：

（1）如果精灵只是自我的一部分，则它与自我的关系往往是和谐的，病人由于有了精灵入侵而自称获得了神奇的能力。例如，未卜先知，能为别人治病，整天不吃也不觉得饿，听到神的指示（幻听），看见观音菩萨现身（幻视），感到神灵在抚摸他的身体（幻触）等。这与精神分裂症的异己体验不同，因为异己体验与自我是失谐的，它是违反病人意志的，甚至是跟病人作对或危害病人的，至少，病人由于自我失谐的异己体验而感到特殊的不快或不自在。

（2）如果精灵完全取代了病人的自我，那就是一次发作性的身份障碍（请参看"身份障碍"和"游离症状"等条目），通常是歇斯底里性质的：病人狂跳乱舞、手脚抽动、大哭大笑、发出吼声或怪叫等，时间不太长便停止发作，事后有遗忘。在发作中有些病人成了鬼神的代言人，而实际上说的却往往是病人的情欲或怨恨，但通常夹杂一些谁也听不懂的"鬼话"。这种情况不少见。

（二）中魔

在附体与中魔二者之间有各种过渡和混合形式，但中魔似乎比附体要多见，在混合形式中往往中魔的成分居多。

在中魔状态下，病人没有自我觉察改变，他是魔力的受害者，有难受的症状。症状大体可以分为两类。一类是运动性的，包括各种不自主运动。另一类是感受性的，以表象鲜明的疑病症最有特征性。例如，病人诉述头部膨胀，变得硕大无比；或脑子里像有一把剑穿插着；或像有一只巨手在卡住喉部使他出不了气；或心前区剧痛，像有只铁锤一下一下地在打击着，等等。

在发作性附体与持续很久的附体妄想之间也有各种过渡形式。有些病人还发展成被害妄想。例如，病人说，由于他未给术士送厚礼，当众对术士的疗效表示过怀疑，因而术士施魔力加害于他。

没有妄想的持久的中魔状态一般是一种神经症，只不过穿着一件巫术思想的外衣罢了。

我国民间关于"气"的观念可以是经验的和物质性的，也可以是巫术的，也就是指一种具有神奇作用但无法描述的力量。这里说的无法描述，指巫术观念的"气"本身无法描述，信者只能描述它的结果，也就是把他们身体的感受看作"气"造成的结果。所谓气功偏差，除精神病和歇斯底里以外，还有疑病症和焦虑状态，如果症状顽固，照例原来就有人格障碍或精神障碍。若不带巫术色彩，则只是暗示起着作用。使外行人迷惑的所谓气功偏差主要是中魔，而巫术思想是中魔的前提条件。从逻辑上说，巫术思想是一种类比推理，即把观念的联想错误地看作物质世界相互作用的法则。从哲学上说，巫术思想混淆了"意识"和"存在"这两个根本不同的哲学范畴。从心理学上说，巫术思想是愿望、意图和恐惧对客观世界的歪曲。从语言学上说，巫术思想是词义的混淆和错误的循名责实（例如，"世界上要是没有鬼，怎么会有鬼这个字呢？"）。其实，鬼怪神妖和魔力都是有名无实的观念。从社会文化上说，巫术思想作为一种社会意识形态是经济落后和愚昧的产物，是迷信权威和从众心理的表现。在我国，某些"科学家"起了为虎作伥的作用，扮演了极不光彩的角色。我在此愿意向读者推荐一个判断的准则，即如果你不能将"神奇的气功"或"特异功能"区别于魔术表演，那么，请你不要轻信。下面从 1991 年 2 月 5 日《报刊文摘》第 3 版摘引一段供参考：

> 《神功内幕——气功大师揭奥秘》录像带——戳穿了这里面的把戏。
>
> ……
>
> 表演了"头顶开砖"、"摩托过头"、"尖刀抵喉开石"、"意念干扰电波术"等 28 个在社会上颇为流行的"气功"节目，然后逐项揭穿其"门子"。

第 13 章　量化与评定工具

除了直接体现为言语和行为的症状，精神症状不可能有客观的测量。诚然，内心体验用语言表达出来便成了客观的东西。但不同的文化和个人有不同形态的客观化，即使相同也只是一种约定，带有人为的任意性。因此，评定工具充其量只是准定量的（quasi-quantitative）。其实，医生即使不用任何评定工具，思想里还是免不了"严重"、"显著"等一类带有定量含义的概念。区别也许只是在于，临床思维倾向于指向人际相互作用中完整的病人，且直接依靠活的经验，而量表却分析地着眼于一个一个的症状，且经验已被固定化和变换成了范型、规则和标准。这两种方法各有短长，但它们的区别是不容忽视的。

13.1　精神症状的量化

在标准化诊断和评价治疗效果时，我们不仅要确定某症状是否存在，还要评定存在的症状的严重程度、持续时间或出现的频度，这就要求对精神症状进行量化处理。例如，在 J. K. Wing 等（1974）编制的"精神现状检查"（PSE）中，常将以往一个月里仅出现中等程度的症状，或症状严重但存在不到一半时间，评分为 1；而症状严重的时间超过以往一个月的一半，评分为 2，就是一种量化方式。显然，精神症状的量化有利于临床资料的比较、统计分析和计算机处理。这种方法可溯源于心理测验对智力和人格特性的量化。

评定精神症状的量化法主要有两种：量表法和问卷法。

（一）量表法

量表是评定精神症状最常采用的方法。它的基本法则是：将精神症状按照一定的标准或规则分为若干等级，用数字表示，也就是进行评分。把若干症状编排组织成便于等级评分的形式，叫做量表（rating scale）。

　　不同类型的量表使用不同的标度（scales）。所谓命名标度（nominal scale）只是一种编码，不能供定量分析。例如，"1"表示男，"2"表示女；使人愉快的幻听用"1"表示，怀有敌意的幻听用"2"表示等。

　　供定量分析用的标度，在精神病学中主要有两种：

　　（1）次序标度（ordinal scale）。这种标度中的数字用于标示症状严重程度或出现频度的等级次序。例如，M. Krawiecha 等（1977）编制的"慢性精神科病人标准化精神科评定量表"（A standardized psychiatric assessment scale for rating chronic psychiatric patients）中的五级标度：0＝没有，1＝轻度，2＝中度，3＝显著，4＝严重。又例如，C. D. Spielberger 编制的"焦虑状态与特质调查表"（state-trait anxiety inventory，STAI）中第21～40项的四级标度：1＝几乎没有，2＝有些，3＝经常，4＝几乎总是如此。

　　（2）等距标度（interval scale）。这种标度中的数字用于标示评定的数值，且整个量表中的标度分级是等距的，但没有绝对零点。等距标度常用于评定受试者的态度。等距标度类似温度计的标度，0 度并不表示没有温度。有绝对零点的比率标度（ratio scale），如长度、重量等，很难用于精神症状的评定。

　　评定精神症状不仅有不同的标度，而且有多种分级和评分方法。下面介绍四种类型，它们评分方法各有其相应的特点。

　　（1）Likert 分级法。此法最常用。在评定受试者的态度时，将同意和不同意两个极端之间不同程度的态度分为若干等级，其基本形式如下：

很不同意	不同意	不能决定	同意	很同意
1	2	3	4	5

　　此法也常用于精神症状的评定，例如，J. Schildkraut 编制的躁狂抑郁评定量表（表 13-1），将每一项症状按（＋4～0～－4）九级评分。

表 13-1　躁狂抑郁评定量表（J. Schildkraut）

	躁狂　　　抑郁
	+4，+3，+2，+1，0，−1，−2，−3，−4
1. 心境（高兴—低沉）	
2. 活动（多—少）	
3. 言语（多—少）	
4. 喧闹（包括音量大小）	
5. 思维（奔逸—迟缓）	
6. 穿着打扮（奇特、俗气、花哨、老气、单调、沉闷）	
7. 戏剧性的引人注意	
8. 夸大观念	
9. 攻击和破坏	
10. 夸大能力和幸福感	
11. 想法脱离实际	

　　受试者的总分是全部 11 项症状评分的代数和。正分表示躁狂，数值愈大，躁狂愈重。负分表示抑郁，绝对值愈大，抑郁愈重。总分接近 0 分属于正常。

　　"简明精神科评定量表"（Brief Psychiatric Rating Scale，BPRS）、"汉密顿抑郁量表"（HAMD）、"汉密顿焦虑量表"（HAMA），R. C. Young 的 "躁狂评定量表"（rating scale for mania）等都采用了 Likert 分级法。

　　一般地说，除 "无症状" 这一级外，有症状的分级常为偶数个等级，这是为了避免评分者的 "中间倾向" 偏倚。

　　（2）Guttman 分级法。与 Likert 分级法显然不同的是，各项目的评分不是等值的，而是累进增值的，故又称累积分级法（cumulative scale）。评定病人生活能力的分级见表 13-2。

表 13-2　累积分级法

表现	能（＋）或不能（－）	评分
1. 上下床	＋	＋
2. 上厕所	＋	＋＋
3. 洗澡	＋	＋＋＋
4. 做家务	＋	＋＋＋＋
5. 上街购物	－	＋＋＋＋－

　　量表中的项目反映生活能力逐步增加，每项评分也逐渐累进增值。此例病人能做家务但不能上街购物，其评分为"4"。"4"这一数字表示病人生活能力的最高值，即生活能力所能达到的最高水平。能做家务当然也能自己上下床、上厕所和洗澡。如果确有病人能做家务却不能洗澡，得分为"4"，实际答案是（＋＋－＋－），则为"分级错误"（scale error）。

　　（3）Thurstone 分级法。可采用问卷或陈述的形式，对用一症状或精神健康问题提出一系列疑问句或陈述句，请受试者选择回答"是"或"否"，而不必说明。量表中的项目需事先经过专家加权，但受试者并不知道每一项得分多少。最后得分是加权评分值的总和除以肯定回答的问题数。基本形式见表 13-3。

表 13-3　Thurstone 分级法

是	否	问题	加权值
☐	☐	1. ＿＿＿＿＿＿＿＿	a
☐	☐	2. ＿＿＿＿＿＿＿＿	b
☐	☐	3. ＿＿＿＿＿＿＿＿	c
☐	☐	4. ＿＿＿＿＿＿＿＿	d
☐	☐	5. ＿＿＿＿＿＿＿＿	e

　　如果其受试者对问题 1、3、4 的回答是肯定的，他的得分是：$(a+c+d) \div 3$。

编制过程大致是：筛选项目，专家小组确定各项的加权值，试用修改，标准化。

M. Carney 等（1965）的"Newcastle 抑郁诊断量表"、McFarland 等（1939）的"心身健康调查表"、Overrall 对 BPRS 的 16 个症状按不同精神障碍类别的加权评分，都采用了 Thurstone 分级法，但并未采用上述平均加权值计算总分的方法。

（4）形象分级法（visual ranking scale）。请受试者在线条或表格上选定一点以表示他的感受程度。主要有直线定点法和体温表格法两种形式。

①直线定点法常用 100mm 直线，左端为 0，右端为 10，请受试者在上面选定一点。基本形式如下：

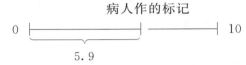

以评定病人的"精神紧张"为例。病人在直线上做了标记后，用直尺测量该点与 0 点的距离为 59mm，"精神紧张"遂评分为 5.9。显然，0 表示毫不紧张，10 表示极度紧张。这种方法形象直观，简便易行，但不大精确，适用于缺乏客观办法的单项症状评分。

②体温表格法。请受试者在体温表格上做标记以表示对该项目的感受程度。50 度处表示受试者对该项目没有任何感受；50～100 度之间的评分表示受试者有积极、热烈的感受；0～50 度之间的评分表示受试者有消极、冷淡的感受。基本形式如下：

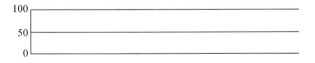

这种分级法同时测试多个项目，连接各点便成轮廓图（profile）。明尼苏达多相人格调查表（MMPI）的轮廓图便采用了这种分级法。

（二）问卷法

采用提问的形式请受试者根据自己的情况作答，然后进行计分，叫问卷法。有开放式和封闭式两种。

1. 开放式问卷。受试者可自由作答，不受限制。优点是受试者可以充分表达自己，缺点是不便比较，难于统计分析。一般不单独使用，只用于精神检查前的引导，或作为封闭式问卷的补充。

2. 封闭式问卷。问卷中每一个问题列有几种不同的回答，请受试者根据自己的情况选择。优点是便于比较和统计分析，缺点是难以全面准确地反映受试者的复杂体验。这类问卷的答案又有两种形式。一种答案不仅要求表明症状是否存在，这要求表明症状的严重程度，例如：一般健康问卷（General Health Questionnaire，GHQ）便是如此。另一种只要求受试者回答"是"或"否"，例如艾森克人格问卷（Eysenck Personality Questionnaire，EPQ）便是如此。这两种封闭问卷对项目的评分都采用因子分析的方法，跟其他量表不同。

13.2　评定工具的类型

按不同的用途，评定工具主要有三种类型。

（一）评定工具的三种类型

1. 判别性工具（筛查工具）

主要用于判定不同精神健康状况的个体或群体。例如，在流行学调查时采用各种筛选表将可疑病例从大的群体中分离出来，便于进一步检查和确诊。全国12地区精神障碍流行学协作调查采用的"精神卫生筛选表"、"神经症筛选表"和"儿童智力筛选40题"都属于这一类型。这类工具的特点是：在缺乏可靠诊断标准（所谓金标准）的情况下，采用多项症状评分对个体或群体精神状况是否正常做出判断。此种工具要求每一项目都具有鉴别力。凡缺乏下列判断功能的项目应予删除：①全部或大多数受试者给予一致或相似反应者；②仅能为部分受试者理解者；③对受试者的判别结果与采用其他评定方法的判别结果不一致者；④受试者之间的判别差异不反映受试者之间的实际差异而是受其他因素影响者。再者，对同一类或同一水平的精神健康问题应该给予全面评定而不应有所遗漏或忽略。例如，"神经症筛选表"的症状项目，不仅包括各种常见神经症类型的症状，还应包括神经症的基本临床症状，才具有充分的判别能力。这就是说，判别性工具必须具备良好的内容效度（content validity）。判别性工具不能用于诊断和治疗效果的评价。

2. 诊断预测性工具

按功用可分为诊断性和预测性两类，但两者性质相同。前者如各种定式或半定式精神检查提纲，后者如自杀、暴力行为危险性的预测工具。

（1）常用的诊断工具有：J. K. Wing 等的"现状检查"（PSE-9，1974 年）、R. Spitzer 和 Endicott 的"情感性障碍和精神分裂症检查提纲"（SADS-Ⅲ）、美国 NIMH（1983）的"诊断交谈表"（DIS-Ⅲ）、WHO／ADAMHA（1987）的"复合性国际诊断交谈（核心版）"（CIDI-C）、WHO／ADAMHA（1988）的"神经精神病学临床评定表"（SCAN）。

（2）用于智力测验的常用工具有：Terman（1972）修订的 Stanford-Binet 量表；Wechsler 制订的各种智力量表，如"韦氏幼儿智力量表"（WPPSI，1967）、"韦氏儿童智力量表修订本"（WISC-R，1974）、"韦氏成人智力量表修订本"（WAIS-R，1981）。

（3）用于人格评定的工具有：Eysenck 人格问卷（EPQ，1975）、明尼苏达多相人格调查表（MMPI，1970）、Cattell 的"16 种人格因素问卷"（16PF）。

3. 评价性工具

主要用于评价治疗效果和观察临床症状的变化。这种工具要求在不太长的时间内对每一个体的评定结果保持稳定（可重复性好），并且，如果确有变化，工具应能准确反映个体的真实变化（反应性好）。许多精神症状评定量表、症状清单（symptom checklist）以及调查表（inventory）都属于这一类型，一部分问卷也可用作评价性工具。

（二）评定工具的构成

这类工具的基本构成包括：症状项目、用数字表示的症状分级和分级标准。

一套完整的工具还应包括：量表名称和缩写词、指导语、使用说明、评分表和评分方法、常模或临界值。编制或修订者、编制发表或修订年代、版次、资料来源等也是重要的组成部分。有些工具附有使用手册，包括以上内容以及信度、效度的检验资料。

评定量表、症状清单和调查表的结构并无严格区别。症状项目用数字分级评定的工具则称为症状清单或调查表。但实际上并不都是如此，例如 SCL-90 和 Beck 抑郁调查表都采用了 Likert 分级评分，与量表并无实质性区别。所谓问卷，原义当然指内容用疑问句表述，但也有用陈述句的，如 Cattell 的"16PF 问卷"。

按谁是评定者，可将评定量表分为自评量表和他评量表两类。自评量表的优点是受试者可将内心体验直接表达，但需要一定的教育程度，对精神状况也有相当的要求，如急性精神病患者不宜使用。他评量表由医生、护士、心理学工作者、社会工作者、教师或家长等根据观察和交谈进行评分。

13.3　评定工具的应用和评价

（一）工具的选择

首先要熟悉各种常用评定工具的类型、特点和应用范围。诊断性工具不适用于临床疗效评定和流行学的病例筛选，而评价性工具不适用于诊断。有人想用 Hamilton 抑郁量表诊断抑郁症，或用 MMPI 诊断精神分裂症，显然是误解了这些量表的特点，不了解它们的应用范围。即使是同一类型的工具也各有其特点，例如，EPQ 和 MMPI 都是人格评定工具，但它们从不同角度反映了人格的不同方面，不能互相替代，也难以进行对比。又例如，PSE 和 SADS 对诊断精神分裂症和情感性障碍信度和效度都很好，但用于诊断器质性精神障碍却不可靠。

其次，应该分析工具的项目、内容。所选择的量表，其项目应与研究需要观察的项目一致。既不包涵过多，也不缺少必要的指标。用于成人的工具不一定适用于儿童。适合城市儿童的问卷往往不大适用于农村儿童。引进国外的评定工具，对不合我国国情的项目需加以修改或删除。没有适合研究需要的现成量表时，有必要根据究设计自行编制工具。

此外，对于重要的研究课题，可同时选用两种甚至多种同类工具。例如，研究抑郁症的治疗效果中同时选用 "Zung 自评抑郁量表" 或 "Beck 抑郁问卷" 与 Hamilton 他评抑郁量表，以资比较。

（二）工具的标准化

不论是国外引进的还是自行设计的评定工具，都需要进行标准化之后才能使用。评定的基本要求是准确、可靠。为了减少误差。标准化过程包括以下三个主要方面：

（1）评定项目的选择、修订和编排，以及反应的分级和评分标准的制订，使受试者能明白无误地理解，并作出恰当的反应，这样才能使评定结果具有客观性和一致性。

（2）制订统一的指导语，或规定统一的测试时间，使测试条件保持一致。

（3）对评分规定进行客观的、标准化的解释。评分值在次序标度中只有相对的意义，数字本身并无特定含义，因而需要通过比较才能显示其价值。常用的比较方法有两种：一是确立常模，另一是设立同时对照（concurrent control）。常模指的是代表一般正常人同类测试结果的分数分布。建立常模的方法是：在有可能使用这一评定工具的全体对象中选择有代表性的一部分（标准化样本）进行测试，结果经统计处理后得出一个具有代表性的分数分布。标准化样本的平均值（±标准差）是常模中供比较的主要数值。如果评定工具包含的项目或分测验各有不同的含义和分级标准，不能直接相加或互相比较，则需要把原始分换算成相应的顺序指标。例如，Wechsler 智力量表和 MMPI 的常模都是经过这样处理的。精神症状评定工具不适用于正常人群，不能用常模，使用时往往采取与条件相同的对照组同时测试的方式进行比较。有些精神症状评定量表包含的项目相当多，用总分解释评定结果会过于笼统，而只就单项评分作解释又过于零散，难于形成明晰的整体印象。对此，因子分析是一种可行的方法。例如，BPRS 共有 16 个项目，可归纳为五个因子：因子 I，焦虑抑郁（包括 1、2、5、9 项）；因子 II，缺乏活力（包括 3、13、16 项）；因子 III，思维障碍（包括 4、8、12、15 项）；因子 IV，活动性（包括 6、7 项）；因子 V，敌对猜疑（包括 10、11、14 项）。用因子分进行比较是解释评分结果的一种好方法。因子分的计算方法如下：

$$因子分 = \frac{该因子包含的各项目评分之和}{该因子包含的项目个数}$$

（三）工具的评价：信度

使用工具前需对工具的信度和效度进行检验。

信度即可靠性，指工具评定结果的一致性和稳定性。信度受随机误差的影响，随机误差愈大，信度愈低。因此，信度可视为评定结果受机遇影响的程度。系统误差产生恒定效应，不影响信度。

用相关系数的大小表示信度的高低，这个相关系数也就叫做信度系数。确定信度系数的方法有多种，意义各不相同。

1. 再测信度（test-retest reliability）

用同一评定工具对同一组受试者前后两次测试，计算出相关系数，即得再测信度。

这一方法的优点在于能反映测试结果是否随时间而变动，缺点是易受练习和记忆的影响。前后两次测试的间隔时间应适当，太短则练习和记忆的影响较大，太长则症状本身可发生显著变化而改变测试结果。

2. 复本信度（equivalent form reliability）

用平行的等值的评定工具即复本，供同一组受试者测试，计算两者得分的相关系数，即得复本信度。此方法要求使用的复本尽可能是等值的，测试结果的变异主要反映复本题目取样的差异。

3. 分半信度（split-half reliability）

将评定工具的项目分成相等的两半，根据受试者对这两半测试的得分，可算出两半的相关系数，即分半信度。此法要求分成的两半是等值的，常用奇偶数编号折半分开。

4. 同质信度（homogeneity reliability）

同质性指的是评定工具的所有项目间分数的一致，而非项目内容或形式的一致。如果各项目的得分高度相关，则可以说该工具的内部构成是同质的，而得分的变异主要反映工具项目的异质性。

5. 评分者信度（inter-rater reliability）

由两位评分者对同一组受试者分别独立评分，然后计算相关系数或 Kappa 值，即得评分者信度。一般要求评分者在正式应用工具前受同样的训练，以减少评分者之间的变异。

（四）效度检验

效度指工具的有效性或正确性，这是对工具最基本的要求。是否有效也就是工具是否反映客体（受试者）的真实情况，结果是否就是工具所要评定的。效度既受随机误差的影响，也受系统误差的影响。效度有三种：

1. 内容效度（content validity）

内容效度指一种工具的内容反映所要评定的主题的程度，也就是工具的项目取样的适当性。良好的内容效度要求工具的项目内容是全面的，包括了要评定的领域内所有重要方面。确定内容效度的方法有：专家判断、统计分析、再测法、经验法（结果与经验的一致程度）。

2. 构想效度（construct validity）

工具使用所得的结果与工具设计的理论相吻合的程度称为构想效度。智力、人格等都是理论上的构想，它们不是可以直接感知的东西。构想决定着工具的设计，而使用工具又可推动理论构想的发展。愈能确切反映构思，工具的构想效度愈高。确定构想效度大致有以下三个步骤：①建立理论框架以解释使用工具所得的结果；②从理论出发，提出假设（具有操作性或可检验性）；③检验假设和对理论的逻辑性论证。智力测验、人格测验以及判别性工具，常用构想效度进行评价。

3. 效标效度（criterion-related validity）

检验效度的外在标准叫做效标，例如，有经验的专科医生的临床诊断常用作诊断性评定工具的效标。可靠的效标，如确定无疑的诊断，称为金标准（gold standard）。如果效标资料和使用工具所得资料是同时收集的，叫做同时效度（concurrent validity）；如果效标资料是在测试后隔了一段相当的时期收集的，叫做预测效度（predictive validity）。检验应采用盲法比较。常用的指标有：敏感性（sensitivity）、特异性（specificity）、准确性（accuracy）、阳性预测值（positive predictive value）、阴性预测值（negative predictive value）等。说明如下（表 13-4）：

表 13-4　效标效度

		效标检测结果		
		＋	－	合计
工具测试结果	＋	a	b	a＋b
	－	c	d	c＋d
合计		a＋c	b＋d	n

n＝a＋b＋c＋d

敏感性＝a/（a＋c）

特异性＝d/（b＋d）

准确性＝（a＋d）/n

患病率＝（a＋c）/n

假阴性率＝c/（a＋c）

假阳性率＝b/（b＋d）

阳性预测值＝a/（a＋b）

阴性预测值＝d/（c＋d）

阳性或然比＝敏感性/（1－特异性）

阴性或然比＝（1－敏感性)/特异性

敏感性很高的工具往往特异性低，反之亦然。因此，在选择工具时需视目的而就此二者权衡利弊得失。假阳性率即为误检率，假阴性率即为漏检率，显然，敏感性＝1－假阴性率；特异性＝1－假阳性率。

准确性是真阳性和真阴性人数和在总检测人数中的比率（%），它反映了工具的两个基本特征（阳性和阴性），但不反映阳性或阴性任何单方面的情况。

阳性和阴性预测值易受患病率的影响，不如敏感性和特异性稳定。或然比（likelihood ratio）反映了敏感性和特异性两者的总特性，不受患病率的影响，比敏感性或特异性二者之一更稳定。

评价性工具应该具有良好的反应性（responsiveness），即当受试者的病情好转或恶化时，测试结果也应出现相应的变化。反应性的高低只能通过重复使用工具于同一受试者去确定，可借助临床观察或与其他工具进行比较。

（五）项目分析

1. 项目分析（item analysis）是以受试者对工具中各项目的反应情况对工具进行评价。

2. 项目难度（item difficulty）指某项目对受试者而言的难易程度。通常用答对或通过该项目的人数在接受测试总人数中的百分率即通过率作为指标。通过率常用 P 表示。

3. 项目鉴别度（item discrimination）指工具项目对所研究的某种精神障碍、精神症状或人格特性的区分或鉴别能力，有两个方面：①项目效度（item validity），通常用该项目的通过率与效标的相关系数表示，或者以效标得分高和得分低的两组受试者在该项目的通过率之差（$P_H - P_L$）表示，叫做鉴别度指数（D）。②内部一致性（internal consistency），以项目分和总分的相关表示。

13.4　评定偏倚的避免

在使用工具的过程中，结果常常受到各种因素的影响，使所得结果偏离真实情况，也就是产生了偏倚（bias）。

为了避免来源于工具本身的偏倚，在编制、翻译和修订工具时应特别注意以下各点：

（1）每一项目的措词造句必须简单明了，一看就懂，没有歧义，不致引起误解。

（2）项目的等级划分应有明确的标准，不要只限于使用"轻度"、"中度"、"重度"、"偶尔"、"经常"之类的含混措词，也就是说，如果采用这些词就必须有确切、具体的描述性定义。

（3）各项目应彼此独立，不应有一个症状包含着另一个症状（如"运动抑制"与"活动减少"）或含义部分重叠。

（4）意义近似的症状名词应特别加以注释，说明它们的区别，如"肌肉紧张"与"神经紧张"。

（5）常相伴出现的症状项目应分隔远一些，如"心情低落"与"罪恶感"不宜编排在一起，以避免评分者的逻辑错误影响评分，如评分者认为心情低落者必有罪恶感，有罪恶感者必然心情低落，因而同样评分。

（6）同类症状，即使不同类型的睡眠障碍，也以分开编排为宜，以避免光环效应（halo effect），即对某一症状的评分影响着对另一有关症状的评分。

（7）以肯定句形式（"我经常失眠"）和以否定句形式（"我从不失眠"）表达的症状项目以交错出现为宜，因有助于避免邻近错误（proximity error），即相邻的近似项目同样评分。

评分者容易发生的偏倚有：从轻评分（error of leniency）、中间倾向（central tendency）、前后对比（before and after contrast）等。可采取以下措施避免：①对评分者事先进行充分训练，通过一致性检验表明达到了要求；②要求评分者严格按照规则和标准进行评分；③采用盲法评分和盲法资料分析。

13.5　精神症状量表的局限性

金无足赤，人无完人。凡为人所用者都有其局限性，精神症状量表当然不例外。也只有充分了解量表的局限性，才能有效地使用它。

（一）用单个的症状代替整体临床相

诊断和评定疗效，主要要看整个病人。只着眼于症状是不够的，更不用说是限于孤立的症状了。实际上量表往往不能告诉我们病人究竟是意识清晰还是意识障碍，某个症状系出现在怎样的精神状态或背景之下。就单个症状而言，它的临床价值不仅在于它本身，还取决于它与其他症状的关系和相互影响，精神病理结构较之个别症状更能说明障碍的性质、严重程度、缺陷和代偿的动态以及疾病发展的阶段。人格特征（不论是正常人格还是人格障碍）在临床相中的表现和作用，从症状量表中是几乎看不出来的。总之从方法学的角度说，量表是单纯分析的而非综合的，这不能不说是一种局限性。

（二）用线性刻度对多维变量症状进行估计

制订量表时有一个理论性假设：每一症状（或量表中的项目）是一个一维变量，因而可以用单一的"度"去"衡量"。但事实并非如此，一张书桌尚且包含许多变量（如长、宽、高，设计和加工的质量，木材和油漆，抽屉和柜子的配置，各种配件如把手和锁的质量，装饰成分和式样等等），何况精神现象呢？

下面举一个例子。

在简明精神科量表（BPRS）中，"情绪退缩"就是一种多层次多维现象，所谓多层次是说情绪既有生物学或生理学的层次，也有心理学的层次。变量之多实在难以尽举。不同程度的主动接触和不同程度的被动接触二者可以有各种组合，这已经不易评分了。加上所接触的是什么人和在什么情况下发生接触，都随病人特点和病的性质不同而可有种种不同表现。更何况除了与人接触以外，情绪退缩的性质和程度还可以表现在其他许多方面，如对环境变动是否关心、对国内外大事是否注意、有无娱乐活动、每天的时间是怎样度过的等等。当然只观察外现活动还不够，还必须了解病人的内心体验。这么复杂的现象，用 1 至 7 七个数字能够刻画出来吗？

幻觉和妄想在症状量表中照例都被视为一种一维变量。举个最简单的实例：没有批判能力但出现频率很低的幻觉，和持怀疑态度但出现频率相当高的幻觉，究竟哪一种情况严重些？这是很难评判的。

再以 R. C. Young 的"躁狂量表"中的第三项"性欲"为例。实际上，大家都很清楚，性欲在躁狂状态中不仅可以有从"正常"到"亢进"之量的变化，也常常有性质的改变。再者，把性心理和性的生物学方面混为一谈笼统加以评分，也不是恰当的。

（三）各种症状等量齐观

不同的症状性质往往大不相同。对于诊断来说，某些症状有较高的特异性，有些症状则几乎没有特异性，显然不能等量齐观。

以 Newcastle 量表为例。如既往有过不止一次典型的抑郁发作，那么，光凭这一项就可以确诊为内源性抑郁症，而有无相应的心因这一项的鉴别诊断价值却小得多。

不少量表把躯体症状和精神症状等量齐观，这在理论上是完全错误的，因为单纯躯体症状根本不能构成任何精神障碍的诊断根据。

在临床总体印象（Clinical Global Impression）的第三个量表评定"效果指数"项下，有所谓药物引起的躯体副作用跟精神症状的改善相比，无异于斤与尺相比，实在是不伦不类。

由于症状的性质各异，把各项分数加起来的做法在理论上很难站得住脚，这样的病例并不少见：症状量表评分总分下降表明有"显著进步"，而有经验的医生们一致认为病人已出现缺陷，情况在朝坏的方向发展。

（四）把不同性质的症状说成只是程度上的差异

举一个明显的例子。Hamilton 抑郁量表第 20 项"偏执症状"规定：猜疑评分 1，援引观念评分为 2，被害关系妄想评分为 3，伴有幻觉的被害及关系妄想评分为 4。显而易见，猜疑、援引观念、妄想是三种性质不同的现象。有些妄想病人在起病和恢复过程中表现有猜疑，这是事实，但据此便一概而论，似乎猜疑只不过是妄想的轻微形式，似乎妄想总是由猜疑发展而来，那就错了。众所周知，原发性妄想与猜疑毫不相干。一辈子猜疑严重而从不出现妄想的人也不少见。再者，伴有幻觉的妄想难道一定比不伴有幻觉的妄想严重吗？幻觉和妄想并不是两个不同重量的砝码！

BPRS 对猜疑与妄想的处理跟 Hamilton 抑郁量表如出一辙。量表的制订把不同的人们推上了同一条理论思维上错误的道路，由此可见一斑。

（五）忽视了过与不及都可以是病

仍以 BPRS 为例。第一项是"对身体的关心"。按规则，评分时不考虑病人身体究竟有没有病；不关心评 1，关心愈甚，评分愈高，症状也就愈严重。这样一来，即使身患不治之症也毫不关心的心理状态便被评分正常了。其实，这种心理是很不正常的，可能是情感淡漠、妄想性否认等的一种表现。又例如，第二项"焦虑"的评分也是一样。可以断言，不论境遇如何一概毫不焦虑，绝不是精神健全的表现。

（六）只考虑症状本身而不顾条件因素

对于生活条件、环境的变动、躯体情况以及治疗的影响等，症状量表照例是不加考虑的。这样一来，评分是否能正确反映症状的轻重程度是非常可疑的。举一个简单的例子。目前已有多种药物能够有效（至少在短期内如此）改善睡眠。评分失眠的轻重程度时只管病人睡多少小时而不管服药与否，显然不恰当。再例如，服用抗精神药物的病人往往坐立不安，量表不管药物，这种药源性焦虑与疾病固有的焦虑便等量齐观了。

（七）遗漏或封闭性

量表规定了评分的症状或项目，超出规定范围以外的任何现象对于量表来说等于不存在，这就不可避免迟早要导致重大的遗漏或疏忽。临床观察和检查当然不可能包罗万象，但它是开放性的，这把防止重要遗漏的任务交给了医生的知识、经验、理性、健全的常识和责任感，这就有了最可靠的保证。

不久前，作者在综合医院会诊了一位病人，病史报告使人很难确定诊断。检查时发现病人正在接受眼科治疗，原来病人在入院前一昼夜中陷于木僵状态时由于持续睁大双眼不眨眼皮发展成了暴露性角膜炎。这就使会诊者有理由排除了心因性木僵的可能。类似这样的重要线索，即使是一本厚书也不可能一一列举，更何况一张量表。从这个角度看，最好的量表也只能作为诊断的辅助工具。

（八）排他性

为了一致性，量表对精神科医生的临床经验取排斥态度。它要求医生严格按量表的定义和评分规则办事，不得违反。已经发现，经验丰富的精神科医生往往不是好的评分者。这很容易理解，因为按健全常识办事的医生是不愿意削经验之足去适量表之履的。

量表不仅排斥个人的经验，它还往往置公认的概念不顾而经营它的独特的一套。例如，PSE 硬说思维回响（Gedan Ken-lautwerden，thought-echo）不是幻觉（第 57 号症状）。又例如 PSE 对"完全妄想"的概念也是与众不同的："例如，他把妄想当作真的而采取行动，那就不论受检查者在交谈中对妄想的相信的程度如何，都应评分（2）"［引者注：评分（2）就是评为"完全妄想"，即病人确信不疑］。把某种想法"当作真的而采取行动"跟"完全确信"并不是一回事。举例说，强迫症病人常常把他们的疑虑和担心"当作真的而采取行动"，但并没有相应的确信。这种道理本来显而易见，PSE 的作者却熟视无睹。为什么？一致性的追求蒙住了他们的双眼。

（九）　为了一致性不惜牺牲真实性

为什么症状量表只管个别的症状而不管整个临床相：后者太复杂，评分不易一致。

为什么症状量表把复杂的症状的各种不同的性质统统归结为少数几个数码表示的等级？为了便于统一评分标准，为了一致性。

症状量表为什么把不同的症状等量齐观？还是为了一致性。

症状量表为什么硬把性质不同的现象说成是同一现象的不同严重程度？为什么不考虑影响症状的各种条件因素？为什么闭关自守不怕遗漏？为什么对医生个人的经验取排斥态度？为什么不顾公认的症状概念？

一句话，为了一致性不惜牺牲真实性。

> "根据在几种场合下出现幻听且不限于一两个单词诊断精神分裂症，就像选拔篮球专业运动员规定标准为身高至少两米一样。显然测量身高比起判断操作篮球的技巧来是一种一致性要高得多的办法，但一心想着身高这条标准却不大可能选得出夺锦标的篮球队来。"

G. E. Vaillant（1984）的这段话尽管挖苦得太厉害了，他主张不应为一致性而牺牲真实性这个观点却是对的。R. L. Spitzer（1984）反驳说，没有一致性就谈不上真实性。这显然有点强词夺理，因为事实上是并不尽然的。张三说 A，李四说非 A，不一致，却总有一个人的说法是真实的。精神病学史上有许多杰出的医生主要根据个人的观察（根本不考虑什么一致性检验）提出了深刻反映客观真实的临床症状群或疾病，难道不足以证明没有一致性完全可以有真实性这条真理么？

当一致性与真实性发生矛盾时，毫无疑问应该舍弃一致性而维护真实性，在改进临床检查和研究方法时，应该在尽可能不降低真实性的前提下去提高一致性，而不应该反此道而行之。

神经衰弱的诊断在美国曾经风行一时。什么叫做风行？实质上就是这种诊断的一致性很高。现在呢？相反的一致性也出奇得高，一致否认有神经衰弱这么一种病了。这说明，在一定的历史条件下，许多人一致的观点可能是一致地错了。其他诊断类别和不同治疗方法的风行一时，往往也存在类似的问题。回顾这些历史难道不足以使片面追求可靠性者引以为戒么？

症状量表是一种工具。工具差不多总是有用的，关键在于只有了解工具的局限性，才能有效地使用它；也只有深刻分析工具的局限性，才能不断改进它和发展它。

对量表的作用估计过高，是由于抹杀了起着更加重要作用的其他因素，例如，精神科医生的临床经验、双盲法、科研设计的改进、其他有关学科的进步，等等。

对量表的作用估计过高，还有哲学上的根源。这就是把评价（rate）和测量（measure）混为一谈。J. K. Wing 等人（1974）把他们写的 PSE 手册题名为《精神科症状的测量和分类》，显然是错用了"测量"这个词和概念。测量指用一定的物理量去比较，可见只有物理世界才是可以测量的。严格地说，心理本身是不可测量的，只能评价。所谓尺度，用之于内在的精神现象，只是一种隐喻，就像我们说某个人有七分成绩三分过失一样。对精神症状进行评分，和裁判员对体操运动员进行评分，性质是相似的。"美"这个价值范畴在体操评分上起作用，正如"善"这个价值范畴在精神症状评分上起作用一样。

对量表的作用估计过高，在我国，显然还跟西方的科学技术比我们先进这一事实有关。正是在这一点上，我们不能忘了历史的教训。过去，我们盲目搬用前苏联的一套，吃了大亏。现在，面对西方的科学技术，我们再也不能盲目搬用了。量表再妙，缺乏批判的头脑也无法用它来推动科学的进步。

第14章　统计法

14.1　为什么要用统计检验

　　面对具体的患者，中国的精神科医生还不习惯头脑中跳出统计数字。不习惯也得习惯，随着循证医学的"蹿红"，各种试图规范日常诊疗的《临床指南》的出台，统计以难以抵挡的势头渗入了我们的日常工作。

　　可是，为什么需要统计学呢？

　　如果某种罕见疾病，全球一共就确诊 20 例，甲方法治疗 10 例，5 例痊愈；乙方法治疗 10 例，6 例痊愈。这就是目前的最终结果，没有必要统计分析。因为总体就那么 20 例。但如果某病按患病率推算至少有 1000 例，用甲乙两方法分别试验性治疗了 100 例，想推论对于某病（总体）的效果甲乙两法孰优孰劣，就需要统计分析了。因为要用样本去推论总体。

　　这里还有一个陈年的小故事。20 世纪初的中国，刚开始进行西式教育，同时也兴起了男女同校的潮流。有老先生反对，举证说男女同校导致三分之二的学生在谈恋爱，影响学业、有伤风化。详细询问下，这位先生的确问了 3 个学生，其中两人承认谈恋爱。

　　后来的结果大家都知道了，现在男女同校已经成为常规。而这个故事则成为了一个百年笑话。除了观念上的落伍，一个成百上千学生的学校，仅取 3 人作为样本，偶然性很大，代表性更成问题（如果是该先生专门找学习下降，好像在谈恋爱的问，取样就是有偏性的）。连进行统计的前提都达不到。如果真的要取样说明问题，应当在男女同校的学生中进行随机取样，样本量也是有一定要求的，相关的统计学专业书籍上有专门介绍样本量计算的方法。大致原则是要研究的问题涉及的变量越多，样本量要求也就越大。

现有的循证医学著作都强调，最有力的证据是设计严谨的系统综述（包括 Meta 分析），其次是大样本的随机对照试验，再次是队列研究、病例对照研究，而将专家意见（经验）排在最后。这是数学脑瓜得胜的结果，但也是一个不完全的结果。

其实，最有力的证据，是直接应用于总体，改变总体情况的报告。比如，青霉素对细菌感染有效，氯丙嗪能治疗幻觉、妄想。由于这些药物最初出现时是划时代的，前无古人，一下子应用于总体，很大程度上改变了相关疾病的自然病程，所以是最坚实的证据。不仅没有必要回头去重新设计安慰剂对照试验验证，而且，新的同类药物是否有效，有效到什么程度，除了与安慰剂比较以外，还必须与这些"金标准"比较。

随着循证医学精神向精神科领域的渗透，各种治疗指南或专家共识纷纷出台。专业网站上也可以方便查到英文的各种 guidelines。此外还有专门的循证医学网站，也有精神障碍的相关内容。这些都是多年临床经验的沉淀和规范临床试验的总结，很有参考意义。

但是，指南不是产品说明书，精神障碍更不是批量生产的产品。简单的照方抓药肯定是要遇到麻烦的。因此，了解指南的局限性和了解其先进性一样重要。

现有指南最根本的局限性是试图按照诊断驱策治疗的方式规范所有治疗。而精神科治疗恰恰很大程度上不是单纯由诊断驱策的。而且，规范的药物临床试验，纳入的样本往往采取比较严格的诊断标准，很多因素（如伴发躯体疾病因素）都被排除了，而临床遇到的病例有明显不同（可见现有临床试验样本不是从总体中随机取样的）。再者，临床试验观察的时间有限，采取了密集随访、规范化操作，和日常诊疗的气氛也有明显不同。总之，临床试验的目的是探索药物药理作用，得出的结果很有借鉴意义。但从严格的数学意义上讲，对推论总体情况的参考意义是有局限性的。

14.2　谈谈显著性

笔者曾经长期在《中国心理卫生杂志》从事编辑工作，一些有共性的问题自然浮现出来。比如，心理卫生是一个心理学与卫生实践相结合的领域，目前一个突出的问题是有些离临床实践较远的心理学研究，心理学指标的变化与实际意义的关系缺乏真正的数量化的讨论，往往是经统计学检验证明不是偶然性的，得出一个趋势后又退回了定性的讨论。请看下面的两个例子。

"【摘要】**目的**：探讨老年抑郁症和焦虑障碍共病患者的临床特征。**方法**：根据美国精神障碍诊断手册第四版（DSM-Ⅳ）的诊断标准，把 68 例老年抑郁症患者分为两组：单纯抑郁症组（抑郁症组，$n=35$）及抑郁症和焦虑障碍共病组（共病组，$n=34$）。对所有对象评定一般人口学资料及老年抑郁量表（GDS）、汉密顿抑郁量表（HAMD）、汉密顿焦虑量表（HAMA）、简易智能状态评定量表（MMSE）和健康状况调查问卷（SF-36）等，比较两组患者间差异。**结果**：抑郁症组与共病组患者的性别、年龄、病程、居住情况、家族史、民族、发病诱因和受教育年限等方面的差异无统计学意义（均 $P>0.05$）。GDS 总分、HAMD 和 HAMA 总分及其因子分、HAMD 第 3 项（自杀）条目分、SF-36 躯体功能和社交功能等两组间差异有显著统计学意义（均 $P<0.05$）。"

"本研究结果显示，LEST 评分 1 组高于 2 组和 3 组，差异有高度显著性（$P<0.01$），2 组高于 3 组（$P<0.01$）；LESF 评分 1 组高于 2 组和 3 组，差异有高度显著性（$P<0.01$），2 组高于 3 组，但差异无显著性（$P>0.05$）；LESW 评分 1 组和 2 组均高于 3 组，差异有高度显著性（$P<0.01$），而 1 组与 2 组无明显差异（$P>0.05$）；LESS 评分 1 组高于 2 组和 3 组，差异有高度显著性（$P<0.01$），2 组与 3 组无明显差异（$P>0.05$）。"

　　以上两段引文是分别摘自两位作者的投稿，在第一份的摘要中，除了"$P<0.05$"外，到底哪些项目在两组间有什么显著差别，一点儿也看不出来，甚至连谁好谁差都显示不出来。第二段的引文倒是说哪组高了，但具体高了多少，也看不出来。

　　这两个例子是当下典型的以统计学意义代替实际意义的例子，其实差异是否显著，应当看得分高低、差别大小；如果是相关分析，则看相关系数的大小。而统计学意义（或称统计学显著性）只能保证差异是偶然误差引起的可能非常小，不说明实际意义。

　　为方便理解，可以举一个例子。假设我找两组人，入组标准是身高分别是 1.65 米和 1.66 米，介于中间、身高不是刚好符合的不要。因为是测量好身高入组的，如果进行统计学检验，两组身高的差异统计学意义肯定显著，完全可以达到 $P=0.0000$。但这只是验证了这个差异不是偶然误差引起的（当然了，是我故意找的）。然而，这两组人的身高差异明显吗？1 厘米恐怕算不上明显，加上体型、发型、习惯姿势（如是否驼背）等影响外观效果的因素，您可能用肉眼分辨不出两组的区别。这就是统计学意义与实际意义的不同。如果招收饭店服务员，这 1 厘米的差异没有任何实际意义，体型、体态、待人接物的风度可能是更重要的。即便不是故意造成上述差异，如测量两组的尺子不一样，有 1 cm 之差，完全可以得到类似的结果，这叫做系统误差。单纯从统计分析入手，一般以"均值±2SE"（2 倍标准误）为测量的精度范围，如果差异在 2SE 之内，说明测出的差异在测量误差之内，下结论要慎重，往往需要改进测查方法和取样方法。

　　如果这个例子还不够鲜明，我再举一个"沾钱"的例子。假设某个事业单位发工资，6 月是按原来规定的级别，各安其分；7 月由于炎热，每人都在原来基础上加 5 元防暑降温费。如果将此单位前后两月工资水平进行配对 t 检验，肯定 $P=0.0000$。齐刷刷多出 5 元，显然不是偶然的。但多了 5 元差异显著么？如果在月工资 30 元的时代，为涨 5 元一级的工资能打破头，而平均工资 3000 元每月的今天，恐怕没人觉得收入"显著提高"。如果哪位不识相的回家跟妻子吹牛："我们单位这个月收入显著提高了!"下场可能很惨……。

由此可见,统计学显著性只能保证差别不是偶然的,计算机虽然精确,但不能让它代替您动脑筋。

那么,实际意义大小又如何确定呢? 有人说心理评估是看得见、摸不着,就估了个分数,怎么好说多大有实际意义。其实,看得见、摸得着的,也有这样的问题。1990 年代,心血管界出了个新名词"临界性高血压",即舒张压在 90~95 mmHg 或收缩压在 140~160 mmHg;因为病理意义不明,到底是定为高血压合适,还是算健康水平内的变异上限,专业人员有争议。血压计的汞柱虽然不让摸（有毒）,血压确是实实在在的物理量。但 5 mmHg 到底有没有意义,也不能凭印象猜测。心血管专家们经过数年的追踪观察,发现处于这一血压段的人往往发展为高血压（按原来的 160/95 mmHg 以上定义）,控制不良也同样会造成心、脑、肾等器官的并发症。后来,高血压的界值正式改为 140/90 mmHg 以上。足见无论什么性质的指标,有没有实际意义,要靠追踪随访,看对实际生活的影响。

其实,在临床试验中,早就要求精神症状评分的减分率达到一定幅度才算有意义。如减分率大于 50% 为有效,低于界值为临床痊愈（完全缓解）。另外,还要结合并发症、副作用等对患者生活质量有实际影响的指标。

这并不是一个新的问题,也不是心理卫生领域独特的问题。最普遍的例子是上面提到的钱的问题。钱代表着财富,在文明社会就是货币。但每种货币的价值高低,除了汇率有个相对比较外,更重要的是看购买力。1000 里拉（意大利货币）多不多? 看它能换多少猪肉鸡蛋……这是对老百姓而言的意义。

心理有奥妙,但心理学研究不能玄虚,这样才能真正揭示其中的奥妙。

14.3 统计应用举例

统计是精神病学的基本观点之一。所谓正常和异常,实际上都是统计概念。另一基本观点是文化所固有的价值观。有了这两种基本观点，我们能辨认和评定各式各样的精神症状。

智力障碍和人格障碍的确认，是统计法应用的经典例证。Wechsler 成人智力测验采用离差智商代替了过去的比率智商。将大样本的平均智商变换（这是一个数学概念，此处作动词用）成平均值 100，标准 15，即离差智商。受试者测得的智商低于平均数两个标准差者为低常（IQ＜70）；低于平均数一个标准差但不低于两个标准差者为边缘智力（IQ：70～84）；智商为 100 ± 1 个标准差属正常（IQ：85～115）；智商高于平均数 1 个标准差者为高智力，而高于平均数 2 个标准差则称为超常（IQ＞130）。明尼苏达多相人格调查表（MMPI）将大样本的各量表平均 T 分值定为 50，标准差为 10。凡量表 T 分值超过平均数 2 个标准差者都属于异常（T＞70）。

统计处理的原始数据叫做随机变量，例如，在精神障碍中某症状存在与否以及存在的症状的严重程度，经过量化，便成了统计处理的原始数据。根据一定的统计模型，将原始数据经数学加工得出来的数，叫做统计量，如平均值、离差、方差、百分数等都是，χ^2、t 等也都是统计量。

统计分析可以确定症状与症状之间的关系（如相关的程度），症状对某一类别精神障碍的诊断价值的大小。J. K. Wing 等在《精神科症状的测量与分类》一书中，采用统计方法将"精神现状检查"（PSE）的 140 项症状归纳成 37 个症状群，作为非器质性精神障碍的诊断依据，建立了计算机 CATEGO 诊断系统，就是一个很好的例子。近 20 年来，这些方面的工作有迅速的发展。可以说，在精神症状学、诊断学的研究和治疗效果的评定中大量运用统计方法，是现代精神病学的一个特点。

下面就精神症状学中最常见的评分者一致性作扼要的说明，其他统计学问题，如秩和检验、卡方检验、方差分析、回归、路径分析等请参考有关教科书和专著。

评分者的一致性检验：

这里介绍 Kappa 系数的计算方法。

Kappa 系数是 Cohen 等人于 1960 年提出来，适用于两名评分者作出两种评分结果的场合。公式如下：

$K = (P_0 - P_c) / (1 - P_c)$

式中 K 为 Kappa 系数，P_0 表示评分符合率，P_c 表示评分机遇符合率。若评分者甲乙二人评分结果如下表（表 14-1）：

表 14-1 评分者一致性检验

		评分者甲		
		＋	－	合计
评分者乙	＋	a	b	$p_1 = a + b$
	－	c	d	$q_1 = c + d$
合计		$p_2 = a + c$	$q_2 = b + d$	$n = a + b + c + d$

则 $P_0 = (a + d) / n$

$P_c = (p_1 p_2 + q_1 q_2) / n^2$

Kappa 系数还可以用下述公式计算：

$K = 2 (ad - bc) / (p_1 q_2 + p_2 q_1)$

计算出来的 K 值介于 +1 与 -1 之间。

若 $-1 < K < 0$，表示评定结果很不一致。若 $K = -1$，表示完全不一致。若 $K = 0$，表示评定中出现的一致完全是随机的。K 值越大，表示评定结果的一致程度越高。$K = +1$ 表示完全一致。

一般地说，受试者为 10 人时，$K = 0.65$ 就可视为达到了可靠性（即一致性）的要求；受试者为 100 人时，$K = 0.5$ 也就可以了。

如 K 值较小，应与 $K = 0$ 作比较，也就是做显著性检验。先按下式计算方差 V_K：

$V_K = P_0 (1 - P_0) / n (1 - P_c)^2$

再按下式计算 Z 值：

$$Z = K / \sqrt{V_K}$$

如果 Z 值>1.96，则 $P<0.05$，说明 K 值显著大于 0，评定结果确定有相当程度的一致，并非纯属机遇。

计算 Kappa 系数检验评定者的一致性，排除了机遇一致的影响，所以是一种准确的一致性检验方法。若采用百分数符合率、Spearman 法等，则不能排除机遇一致的影响。

第 15 章　　第三者

　　1951 年我刚进精神科病房实习就遇见不少表现为精神运动性兴奋（psychomotor excitation）的病人，当时还没有氯丙嗪（我国引进这第一个抗精神病药大概是 1955 年），对这种病人的处理十分棘手。20 张病床的病房里只要有 3～5 位这种病人，病房就像开了锅的一锅粥似的，整个儿乱哄哄的。因此，精神运动性兴奋给我留下了难忘的印象。当时能够查得到的书里对此术语并无描述性定义，我便把它理解为"言语-肢体运动过多"。可是，不对！有些病人一言不发，只是肢体运动过多，也叫做精神运动性兴奋。后来，从 Jaspers 的书里才弄明白，原来他创用此术语别有深意。大体说来，一个人的肌肉活动有两种：一种是有目的的活动，亦即狭义的意志活动或简称行为，它们从心理学上是可以理解的；另一种是复杂程度不等的各种反射及其组合，它们从生理学上是可以说明的。然而，到了精神病理学领域里，有些活动，不论用行为还是反射，都说不清楚。Jaspers 便把目的行为和反射运动二者都无法充分描述的活动称之为精神运动性活动。可见，在行为和反射以外，观察和描述这第三者——精神运动性活动，便成了精神病学的入门。

　　毕业后独立看门诊，给我印象最深的是强迫症病人。这些病人的心理实在使我困惑不已，这大概是由于我从小养成了用"好人还是坏人"的观点看人的缘故。对强迫症病人了解越多，我越感到无法用"好人或坏人"去描述和评价他们，而只能视之为好人和坏人以外的第三者。慢慢地，我体会到，尽量不用道德观点去看精神科病人，才可能对他们的心理有超出外行人的理解。这算是我学精神病学的又一次入门。这一观点使我在"文革"中付出了巨大代价。这是题外话，此处不细说了。

　　内科医生都能辨认意识清晰（病历上照例写成"神清"）和意识障碍（昏迷、昏睡、谵妄等）。但对于意识改变状态（altered state of consciousness）少有认识。这第三种意识状态的辨认再一次使我跨入了精神病学之门。遥想 19 世纪中后期，Charcot 在巴黎用歇斯底里病人示教，真是轰动一时，盛况空前。后来自成一家的 Freud、Janet、Babinski 等，都是 Charcot 当时的"见习医生"，真可谓群英会了。

上述三次入门说明什么呢？精神病学涉及行为（体现目的）和反射（由因果决定）以外的第三者，涉及好人和坏人以外的第三者，也涉及疾病和诈病（不随意和随意）或"清醒"与"不清醒"以外的第三者。第三者既是精神病学初学者入门的门槛，也是近代精神病学发展的关键。请看下文。

在过去很长一段时间里，人们识别的精神障碍只有两类：一类被称之为"痴"、"呆"、"傻"，英文把先天的叫做 amentia（此词现已被 mental retardation 所替代），后天的叫做 dementia；另一类叫做"疯"、"颠""狂"，英文的老名词是 insanity，新名词是 psychosis。一直到 19 世纪，对神经症、（心理的）反应、人格障碍及其有关的各种心理和行为障碍的认识逐渐深入，这才揭开了现代精神病学的序幕。我曾写过一篇短文《第三类病》（中国心理卫生杂志，2008，10：717）谈及此事。现在，精神卫生日益受到重视，与此同时，精神障碍的总患病率也越来越高。其实，在精神障碍的总患病率中，"第三类病"占了半数以上；总患病率的增长主要也得归之于"第三类病"。民间有这样的流行语：穷人肚子难受，富人心里难受。正是"第三类病"患病率增长的写照。可以预料，今后"第三类病"还会名目更多。例如，"网瘾"就是一种新出现的"病"。近几年引起国内不少人研究的所谓职业倦怠（job burnout）在 ICD-10 里还不算病，但它与精神障碍的分界线也实在难以划清。要不是把"心里难受"加以医疗化，哪里来这么多抑郁症！

精神分裂症和躁狂抑郁性精神病是 Kraepelin 分类系统里举世公认的两种内源性精神病，似乎一清二楚。然而，第三者出来了：1939 年分裂情感性精神病的提出使研究深入了一步。我曾对 *Psychotic Continuum* 一书（精神病性连续统，Marneros A，

Andreasen NC，Tsuang MT 编，1995 年 Springer Verlag 出版）写过一篇书评，刊登在《中国心理卫生杂志》1996 年第 10 卷 43～44 页。可以看出问题的复杂性。

在 20 世纪初，人们的一个研究结论是，精神分裂症病人有相当一部分病前具有分裂样（schizoid）人格特质。进一步的研究又发现了第三者：分裂型障碍（schizotypal disorder）。这种障碍已正式列入 ICD-10 中，编码 F21。可见，它已得到了国际公认。遗憾的是，国内不少精神科医生对分裂型障碍就是视而不见、听而不闻，把那些阳性和阴性症状都既不典型也不明显的病人硬塞进精神分裂症里。这不单纯是个理论和分类观点的问题，因为临床实践已经证实：抗精神病药对分裂型障碍几乎无效，这种障碍在长期病程中很少变化，也不衰退。这大概是 DSM-IV 把它归之于人格障碍的理由。

真性妄想（genuine delusion）是个人独有的（idiosyncratic）信念，它与任何一种文化或亚文化群所共有的信念或信仰是断然不同的。精神病理学在一般人的信念和真性妄想这两者以外识别了第三者：超价观念。这是精神病理学研究的一次深化。1950年代中期，北医精神病学教研室在安定医院借用了一个病区（80 张病床）作为教学基地。病房里住着一位男性中年人，已住院好几年，诊断为偏执狂。他坚信当时的北京市公安局某领导幕后指挥着一些人在迫害他。有一次带教学（见习的医学生），请这位病人示教。病人在学生面前侃侃而谈，言语连贯而流利，谈了二三十分钟还意犹未尽。事后组织学生讨论，学生们一致认为他言之成理、持之有故，没病！带教的医生再三解释，学生们始终不接受，拒不承认他有病。这次失败的教学使我们此后再也不请这位病人示教了。北医和安定医院的退休老医生不少都知道这位病人，我还清楚地记得他的名字叫 L. Z. H。听说，在"文革"时，由于医院管理松懈，病人逃跑了，不知所终。抗精神病药对超价观念无效，正像药物不能改变人们的信仰一样。可见，超价观念绝不单纯是个理论问题。美国一些精神病学家认为，超价观念与妄想的区别只是坚信程度不同，是错误的。

"边缘"（borderline）一词开始指精神分裂症与神经症之间的病态，性质不清楚。后来，研究逐渐深入，边缘成为专指一种特殊的人格：边缘型人格障碍，这在 ICD-10 和 DSM-Ⅳ 都得到了承认。近几年，有关临床报道不少，看来并不少见。

在人格障碍和疾病（如脑的疾病、精神分裂症等）所致的人格改变以外，也有第三者，即 ICD-10 中"持久的人格改变，不是由于脑损害或疾病所致"（编码 F62）。本书称之为人格的病理发展。这是我们还不大熟悉或不大重视的一类问题。值得一提的是，长期失眠可以引起人格特质的明显改变，这既不利于失眠的康复，也对病人的人际关系起破坏作用，尤其是容易引起夫妻和家庭不和。

人不是男的便是女的，这是常识。然而，常识不能取代科学。那些在性心理和性行为上不男不女、亦男亦女的障碍构成了精神病学的一大分支的研究对象。显然，这还是有待开垦的一大块土地。

总起来可以说，精神病理学本身就是第三者，它的内容也蕴含着各式各样第三者的问题。

1950 年代曾听人说，统治 20 世纪思想世界的是三位犹太人：K. 马克思、S. 弗洛伊德、A. 爱因斯坦。前者是位社会科学家，后者是位自然科学家，弗洛伊德却是位货真价实的"第三者"的学者，他一生大部分时间研究歇斯底里和神经症及心理治疗（说实在的，他对精神病研究很少），他的精神分析理论为什么对很多学科都发生了重大而深远的影响，从"第三者"这一理念可以探其消息。

为什么要强调使用第三者这个词语呢？形式逻辑不允许有第三者（矛盾律，排中律）。对于我来说更为切身的是，中国文化传统的世界观、人生观里有一对影响极为深远的观念：阴阳，所谓一阴一阳之谓道。什么是阴阳？在汉语世界里，阴阳是一切反义词（antonyms）和对称（读第一声）词的概括或抽象。"对联"是我国特有的一种文学形式，雅俗共赏，到处都是，而上下联便是由反义词或对称词（如天对地、红对绿，等等）所组成。

这样一来，阴阳观念的影响就更加深入人心。如果我们受了这种观点方法的束缚而不自觉，科学在我们手里便难有发展。其实，在西方世界里也有同样的逻辑问题。举一个生物学和医学的例子。德国人 A. Weismann 的种质学说（germ plasm theory）认为，生物个体有两种细胞：体细胞和种质细胞（即性细胞或生殖细胞）。病理学发现了癌细胞，又发现了骨髓干细胞，可移植治愈白血病等。这些事实早已把细胞只有两种的观点打破了。推而广之，可以复制同一组织甚至器官的"干细胞"很可能普遍存在。这第三种细胞可是既能置人于死地，也可以救命的呀！从胚胎里，我们有可能找到或培养出一种"神经元干细胞"，到那时，把它移植到大脑里，老年性痴呆将奇迹般走向康复。

世界是多元的。到 1970 年代初，已发现亚原子微粒子 200 多种。看来，"三"是最低限度的元数。最好不要固执于二元对立观，那是一种"你死我活"的观点，应用的时空范围有限，并且往往导致人间的悲剧——科学没有也不是悲剧。

儿童看电视喜欢问"他是好人还是坏人？"我们如果从小就用三元观教育孩子，对神经症之类的病也许可以起预防作用：在社会上除了少数特别好和特别坏的人以外，多数是普通人；在学校里，除了少数优生和差生以外，多数是中等生；上下、左右、先后之外还有"中"；"正"、"反"的发展是"合"，即否定的否定；如此等等。

在精神病学里，我们也不妨问问：在非精神病性情感障碍这一组里，除了焦虑和抑郁以外，第三者是什么？精神分裂症除了阳性和阴性症状以外，第三者是什么？在强迫症和冲动控制障碍二者的异同研究之中，第三者是什么？

当然，这只不过信手举几个例子，值得研究的问题还很多。希望富于创新精神的中、青年医师们在这方面（用这种视角或思想方法）有所作为，不用怕人家议论、讥笑，也不要怕"意底牢结"（ideology）的禁锢。

《圣经·创世纪》里伊甸园故事的喻义可理解为，夫妻二人本来是纯朴而快乐的，可一旦出现第三者（Serpent），事情就变得复杂了。这第三者可以是：夫妻任一方的初恋者（或难忘的记忆），现实的"第三者插足"，家庭内夫妻以外的某人（公婆，子女，妯娌，等），家庭外的某人（如工作中的领导、同事等），甚至，金钱也可以成为第三者。总之，局限于夫妻这两个人，婚姻治疗就会是无效的，因为夫妻不是生活在真空之中。俗谚云，"人比人得死，货比货得扔。"很多问题是比出来的。幸福感和不满意都是比出来的。

一方面，世界之所以复杂难办，就在于第三者，天文学中的三体问题迄今仍无一般解，就是一个最好的说明例；另一方面，二元对立的死结需第三者来解，如医学中的心身问题难解。近来，人们普遍接受心理—社会—生物医学模式，因为它更富于解释力，且有利于医学实践的发展。

【附记】

我不愿意在正文里引经据典地谈大道理，但似乎又不能不提，因此写了这个附记。

"……第三个规律（引者按，指否定的否定的规律）是整个体系（引者按，指黑格尔的哲学体系）构成的基本规律。"（原载恩格斯《自然辩证法》，转引自北京大学哲学系哲学史组编《马克思、恩格斯、列宁、斯大林论德国古典哲学》，商务印书馆，1972，第155页）。

"有与无是统一的不可分的环节，而这统一又与有、无本身不同，所以对有、无来说，它是一个第三者，这个第三者最特征的形式就是变。……无论在什么地方，用什么方式谈到有或无，都必定有这第三者。"（黑格尔：《逻辑学》第一章，商务印书馆，2003）。

本书作者的体会：客观存在是"有"。心理是客观存在的反映。心理并非存在，是"无"，这一反映过程便是对"有"的否定。心理之语言、文字、一切人造物及人类历史的呈现是存在的更高形式，它是"否定的否定"，也就是"第三者"。这是"第三者"的哲学含义之一。

　　以人的发展为例。人之初，几乎一切活动都是因果决定性的。后来，目的行为出现，目的观逐渐确立。"目的"是对"因果"的否定，也可以说是意志对宿命的否定。发展的最高阶段是信仰。信仰可以是超自然的（宗教），也可以是超（现实）社会的（如大同世界、共产主义等理想）。宗教和理想都是对现实人生目的的否定，即否定的否定。一个人可以不顾现实人生的一切目的而为理想献身，这是人生的最高境界。

第三篇　精神症状选编

本篇对重要的或常见的精神症状术语逐条作简短的讨论。

条目按英文术语的字母顺序排列，便于查找。不熟悉英文的读者请按书末的中文索引查阅。

少数条目不是症状术语，例如：unconscious（无意识），preoccupation（先占观念）。但它们在精神病理学中很重要，所以加以收录。

在第一篇"引论"和第二篇"症状学方法"里已经详细讨论过的某些症状或综合征，这一篇里便不再收录，以避免重复；也有的条目在第二篇里出现过，在第三篇从另外的角度进行了论述，好在中文索引里都有。

阅读本书的方法之一是，从中文索引下手，需了解哪一个症状术语，就查阅哪一部分，也就是把本书看作精神症状术语汇编或一本小型的症状词典。医学院校学生不妨这样来开始，等到对症状术语有了相当的了解以后，再读"引论"和第二篇里比较难理解的部分。

alienation　疏远体验

这是得知自己已患不治之症或濒死时的一种体验。病人感到他的亲人、心爱之物和成就等都变得和他很疏远，中间隔着一道不可逾越的鸿沟，一切都变得陌生和不真实。病人感到他已走到了人生的尽头，一切已无可挽回。使他最痛苦的是他感到无法表达这种感受，说出来别人也无法理解。他深切地感到，尽管肉体还活着，精神却已经离开了人间，他已经从人群中被孤立起来和被隔绝开。

在毫无准备时把不治或濒死的消息泄漏给病人，隐瞒和欺骗被病人所识破，忽然改变病人的生活环境和生活方式，医生、护士和亲人态度的改变，等等，都容易触发这种体验。

迫在眉睫的死亡可以摧毁一个人的一切价值，这就导致整个自我的异己化。显然，这和精神分裂症病人零散出现的意动的异己化是不同的。疏远体验是可以理解的，它和人格解体有相同的性质。

altered state of consciousness　意识改变状态

意识改变状态和意识障碍是性质不同的两种心理状态，前者是可以理解的，后者是不可理解的。用传统的术语来说，前者是心因性或反应性的，后者是体因性（somatogenic）或器质性的。若分析两者的心理各方面或过程，可以从知觉、注意、记忆三方面加以区别。意识障碍的基本特征是一般性知觉清晰度显著下降，而意识改变则否。

意识改变状态可以表现为注意力高度集中且同时又有强烈的情感投入，以致在注意焦点以外的事物都视而不见、听而不闻；也可以表现为不能回忆（an inability to recall）某些重大生活事件，还可以表现为不能回忆与个人身份直接相连的标志性人际关系和事件（即发作性身份障碍），而意识障碍则以一般性注意和记忆障碍为特征（参见第 6 章 6.2　意识障碍）。

从现象学来看，意识改变状态是歇斯底里最特征性的表现，它跟意识障碍性质不同，很多精神病学家不加区别，实在遗憾。两者的不同至少有以下四点：

1. 意识改变状态只发生在一部分人身上。以催眠状态（意识改变状态的一种）为例，不论用什么方法，不论志愿受试者多么合作，总有一部分人始终不能进入催眠状态。但是，只要刺激够强烈，任何人都会发生意识障碍。

2. 意识改变状态可以通过意志努力在自己身上引起。换言之，它可以是自因性的。意识障碍不可能是自因性的，尽管它可以是心因性的。

3. 意识改变状态可以由本人主动加以终止，而意识障碍则不可能由本人加以终止。

4. 意识改变状态的发展总是先有情感体验和意识指向性的改变，然后才有感知觉的改变。意识障碍的原发性变化是感知觉改变，其发展与意识改变状态相反。癫痫先兆是一种意识障碍，可以作为例证。在精神先兆时，感知觉完全丧失而病人仍能进行复杂的想象和思考，且带有浓烈的情感体验。

意识改变状态标示的是多种不同的情况。大致言之，有以下四种：

1. 暂态。这是笔者杜撰的一个词语，用以标示常态和病态以外的第三种心理状态，即：暂态既非常态，也非病态，而是通过个人努力而获得的一种短暂的特殊心理状态，它给努力者极大的愉悦或满足，甚至对人生观产生根本性的影响。天人合一的体验，如陶潜："纵浪大化中，不喜亦不惧"；物我同一的体验，如陆游："一树梅花一放翁"；宗教家的自我神化，如惠能宣扬的"顿悟"；道德家的自我圣化，如王阳明钻研孔孟多年，终于悟到圣人就在他心中，即他的"致良知"；这些都是暂态的例子。显然，"走火入魔"不能归到这里，因为它被人们公认为病态。

2. 催眠状态（hypnotic state）。被催眠者毫无批判地接受催眠者的灌输，按催眠者的指令行动，就像木偶一样，催眠者所说事物以外的世界对处于被催眠状态的人来说等于不存在。当然，这里说的是一种深度的被催眠状态。即使催眠术很高明，人口中也只有很少一部分人可以到达如此深度的被催眠状态。

3. 不能回忆。对生活中某些重大事件完全不能回忆，如度蜜月的新娘子不能回忆结婚及有关的事，把丈夫说成"不认识"。这是歇斯底里或游离障碍的一种表现。

4. 身份障碍发作。病人呈现一种跟原来完全不同的身份，对原有身份不能回忆。DSM－Ⅳ已经采用 Dissociative Identity Disorder 代替过去的传统用语 Multiple Personality Disorder，虽然晚了一些，仍不失为明智。身份障碍显然不能称之为人格障碍，因为：①它不是从小发展形成且高度稳定的；②障碍并不涉及人格的全部或整体。Braun BG（1985）提出关于身份障碍的 BASK 模型已被广泛接受，就是这个道理。BASK 指身份障碍只涉及 Behavior（行为）、Affect（情感）、Sensation（感觉，实指感知觉）、Knowledge（知识），而人格的其他方面并无改变（见：Proceedings of the Second International Conference on Multiple Personality/Dissociative States. edited by Braun BG，Chicago，

Rush University，1985）。

要注意的是，小说家和影视编导常常采用上述 3、4 作为素材，并加以夸张，作为卖点，是不可信的，因为这些情况，尤其是症状显著而持久的病例，在临床实践中很罕见。

ambivalence　两价性

E. Bleuler（1924）用"两价性"一语描述精神分裂症动机障碍的整个领域，并视之为基本症状之一。主要是由于意志的削弱所致（Mayer-Gross，1955），表现为相反的两种行动意向的交替，例如伸出手来似乎要和人握手但随即又缩回去。

精神分析将 Bleuler 的上述概念推广应用于神经症以及正常人，即凡是同时有两种相反的评价、态度、情感或动机，都称之为两价性。精神分析学派的作者对临床事实的描述往往和他们的理论性解释尤其是"无意识"混在一起。

为了避免混淆和误解，临床精神病学家宁愿以矛盾意向（ambitendence）代替两价性而用于描述精神分裂症症状。其实，矛盾意向就是 Bleuler 的两价性，请参看《Oxford Textbook of Psychiatry》（Oxford University Press，1983，p25）。

精神分裂症的两价性是一种没有自知力和没有痛苦的症状，神经症性心理冲突是病人觉察到的一种不快或痛苦体验，二者性质不同。

amnesia　遗忘症

Th. Ribot（Diseases of Memory. London：Kegan Paul，1885. 译自 Balliere et al：Les maladies de la Memorie. Fils Paris，1881.）总结了关于遗忘症的三条规律：

1. 在记忆一般性（或普遍性、广泛性）消解（general dissolution）的病例中，回忆的丧失遵循恒定的先后顺序：新近的事件、一般概念、情感、动作。

2. 在记忆部分消解（即对符号的健忘）且为大家熟知的病例中，回忆的丧失遵循恒定的顺序：专门名词、普通名词、形容词和动词、感叹词、手势（语言）。

　　3. 在所有破坏性疾病中，记忆退行性变化发生的先后顺序都是相同的：从新近的到陈旧的，从复杂的到简单的，从随意的到自动的，从最少组织化的到组织得最好的（from least organized to the best organized）。

　　以上三条可称之为 Ribot 遗忘律，虽然简单，确实是基本的，也经受住了时间的考验。

　　Ribot 发现，在某些例外的病例中（因绝大多数病例不能恢复），回忆恢复的顺序与消失的顺序刚好相反。

　　Ribot 认为，他的心理学原则是以生理学原则为基础的。在生理功能退变过程中，首先受害的是最近形成的、复杂的。上述第三条提到的"从最少组织化到组织得最好的"，笔者的理解是：零碎片段、互无关联的或死记硬背的知识最容易遗忘或回忆不起来，而那些"组织得最好的"，也就是掌握了事物之间相互联系和发展变化规律的知识，却不容易遗忘。Ribot 律说的是器质性疾病（同样适用于正常衰老）的记忆退化规律，但这一条跟学习密切相关：死记硬背的知识是很难持久的。从很多高龄老年人可以发现，生活中琐碎的事情他们健忘得厉害，但谈起他们的专业知识来却头头是道。显然，涉及专业的事物，他们掌握了它们的相互联系和变化规律，换言之，他们的专业知识是系统性的。这种记忆也就是有机的。

　　还应该提一下 Ribot 关于"情感性记忆"的概念。这个概念的意思是说，当一个类似的情境出现时，过去的经验就会被回忆起来。这一概念已被教育学家应用于教学，也被心理治疗者应用于歇斯底里性"不能回忆"的恢复。

　　从 Ribot 关于遗忘的研究可以得出记忆的三种方法：

　　1. 重复是保持记忆的基本方法。

　　2. 掌握事物之间的联系和发展变化规律，是记住复杂知识的方法。

　　3. 趣好是带情感的。因此，培养趣好是学习的一个关键。这是基于 Ribot 的发现：带情感的经验较不容易忘掉，或记得更牢。确实，某些带强烈情感的经验，虽发生在童年，到老年也还记忆犹新，而其他许多经验却忘得一干二净。

anxiety　焦虑

参看第 5 章 5.2 焦虑。

apathy　情感淡漠

E. Bleuler（1924）用情感淡漠一语概括精神分裂症的一组症状，并视为基本症状之一。在情感淡漠项下，Bleuler 不仅描述了情感倒错（parathymia）、表情倒错（paramimia），也描述了意志削弱的各种表现。因此，近来教科书和量表一般不用情感淡漠这个词，似乎嫌它所蕴含的心理学解释太多，而代之以情感平淡（flattening of affect）或情感迟钝（blunting of affect）。

N. C. Andreasen（1982）用意志缺乏-情感淡漠（avolition-apathy）概括精神分裂症的一组阴性症状，主要指动机作用削弱。实际上，意志和情感无法截然分开。临床观察到的病人中，意志削弱总是和情感平淡联系在一起的。

这类症状的评定有时困难。有两个因素必须加以考虑：一是受限制的病房生活，另一是抗精神病药的作用。就情感淡漠而言，在住院条件下对病人短期观察所作的评定不宜视为确诊精神分裂症的主要依据，因为不可靠。

attention disorders　注意障碍

注意有四个特征或方面（参看 J. C. Cutting，1985）：①保持（maintenance）：注意力不集中实际上是不能保持注意于一定事物。保持是正常思维活动必不可少的条件之一；②选择（selectivity）：随境转移主要是选择功能受损，疏忽（neglect）意味着对人们普遍关注的事情都不注意；③范围（span）：病态时可以缩小；④转移（shift）：指停止注意原来的信息源转而注意新信息源的能力。选择主要是就内在的需要而言，转移主要是就对环境的适应而言。警惕和机警（vigilance and alertness）描述了注意主动性的基本特征。唤起性（arousal）是生理学概念，驱力（drive）是意志的生物学方面，在研究注意时常用此二者进行说明。临床症状的复杂性在于，一个人的注意可以指向内心世界也可以指向外在环境。

意识障碍有一般性注意削弱，也就是四方面同样受损。意识改变状态的注意范围缩小并且固定（转移不能），但更重要的是选择的特殊取向。可以说，意识改变状态实际上是注意的特殊选择，而保持相对地增强了。

Kraepelin 和 Bleuler 都很重视注意障碍在精神分裂症症状中的作用。将近一个世纪以来的临床观察似乎未能发现精神分裂症的注意与器质性障碍有什么根本性的差别，所谓特殊的注意障碍都是实验工作者的结论。自从心理学家 D. E. Broadbent（1958）提出"过滤"（filter）的概念后，人们重新评定精神分裂症的注意，20 世纪 60 年代形成了一股热潮。70 年代热情下降，因为注意并不像原来所想象的那么简单，再加上不同研究者的结果出入很大，对精神分裂症注意的描述出现了矛盾。80 年代进一步衰落，出现了反面文章。参看 J. C. Cutting（1985）。

重复和刻板的言语和动作都可以理解为注意转移障碍。一位精神分裂症病人说："什么事情都抓住我不放，其实我对任何事情都没有什么特殊的兴趣。"自闭症（autism）意味着注意内心世界而对外界不予注意。N. C. Andreasen（1982）视注意损害为五组阴性症状之一，这和意志缺乏 - 情感淡漠实际上是很难分开的。

attribution　归因

据《上海证券报》2010 年 4 月 9 日报道，近日连续两份针对中产人群的调查显示，近九成受访者自我感觉"过劳"。深、京、沪名列前三位。高昂的房价、子女教育成本、工作竞争激烈、交通拥挤四大因素成了压力之源。（引自《报刊文摘》2010 年 4 月 14 日第 1 版"信息集锦"）

　　上述四个"压力之源"是一种社会归因，即把心理的"自我感觉过劳"归因于社会因素。社会科学工作者的努力旨在变革社会以增进人类福祉。这里，学者们的观点和目标一致。

　　心理治疗者遇到病人作上述社会归因，便认为这是归因谬误，是阻力的一种表现而必须克服。心理治疗的目的是改变病人的心理而不是变革社会。心理治疗中常见的观点是，所谓过劳、过度紧张或压力太大等都是自我调节不良和社会适应不良的表现，甚至是精神障碍的症状而不是原因。一旦病人领悟了这个道理，在生活实践中改变自己的生活方式和生活内容，改变个人的追求（如一定要考上名牌大学，急于升官、发财、出名等，一句话，急功近利），不良的自我感觉就会趋于改善。名、利、权都可以追求，但用北京话说，得悠着点儿。

　　当然，还有第三种归因，即生物学归因，即认为自我感觉不适乃大脑功能或 5-羟色胺等紊乱所致，而解决之道则不外药物治疗、物理治疗、休养之类。

autism　①自闭症，②孤独症

　　原文虽是一个词，实际上它标示两个不同的概念：自闭症是精神分裂症的一种症状，孤独症是发生在婴儿期的一种特殊的精神障碍。下面分别加以简短的讨论。

　　①自闭症

　　这是 Bleuler 的四个基本症状之一。从描述的角度说，自闭症是一种严重的社会性退缩。E. Minkowski（1927）称之为贫乏的自闭症（autisme pauvre），意思是说，如果你能敲开精神分裂症病人紧闭着的交际之门，你会发现他的内心世界实际上什么也没有。病人的社会性退缩既不是由于自卑、焦虑、恐惧或抑郁（这与神经症和抑郁症病人的社会性退缩不同），通常也不是退缩到了幻想的世界（幻想性自闭症见之于分裂人格和精神分裂症的早期）。O. Kant（1943，转引自 Mayer-Gross，1955）用注射阿密妥钠的方法研究了 100 名衰退的精神分裂症病人，发现他们谈话的内容简单空洞，连脱离实际的幻想也没有。

E. Bleuler 强烈地倾向于用一定的心理学理论（如联想心理学、精神分析）对精神分裂症的症状进行概括和解释。在他看来，"联想"是一切心理活动的基本过程，因此"联想松弛"成了唯一的原发性症状。可以说，他的四个基本症状都不是单纯描述性的，对自闭症也应作如是观。现在通行的诊断标准不用"基本症状"，理由就在于此。

②孤独症

最早由 Leo Kanner 在 20 世纪 40 年代描述的婴儿孤独症，随着有关知识的扩展，现在已分辨出若干不同的临床形式而在分类系统中构成一组障碍，名叫弥散性发育障碍（pervasive development disorder，PDD）。这些性质各异的综合征，总的说，有以下三个共同特征：

（1）症状开始于婴儿期，逐渐加剧，在少年期达到一个平台而不再恶化，少数可有轻度好转，但总的说，终生生活需要监护，只有少数能过上半独立甚至独立的生活；

（2）社交行为（包括对视、面部表情、姿势语言以及言语交流等）的发育有显著损害，以致不能交友和融入社会；

（3）存在一种或多种刻板行为模式，和/或强烈而异常的、且非常局限的兴趣活动（也有刻板或重复性），和/或运动困难（尤其是运动协调功能损害）。

与 PDD 相邻而需要鉴别的有两组障碍：

（1）精神发育迟滞（mental retardation，MR）。PDD 的社交损害和刻板性无法用智力损害解释，即前后二者在程度和性质上很不相称。MR 病人一般是亲社会的和乐于社交的，只是社交能力或水平受着智力的限制。当然，有些病人要作出 PDD 和 MR 两个诊断。

（2）沟通障碍（communication disorder）。这一组是言语交流和沟通的障碍，可以是表达性的，可以是表达和接受混合形式的，也可以是语音上的，如语音含糊不清，某些音节构音不能，言语流畅性受损（如口吃）等。这些患儿由于交流沟通能力受损可以在某些场合下表现沉默不语，但在友好气氛和充分理解他们的亲友中，他们是乐于交往的，并且非语言性交往没有障碍，故与 PDD 明显不同。

虽然性质各异，PDD 在临床表现上形成一连续统，因此，DSM-Ⅳ设置了一个残余类别：不能归到其他特殊障碍的 PDD，包括非典型的孤独症（PDD not otherwise specified，including atypical autism）。

所谓特殊障碍主要有四种：Asperger 综合征、Kanner 综合征、Heller 综合征和 Rett 综合征。本书对这四个综合征只能作很简短的介绍，详细情况请阅读儿童精神病学教材或专著。

（一）Asperger 综合征

似乎是四者中最轻的，因为 DSM-Ⅳ诊断规定必须符合以下两条：①不存在有临床意义的言语发育的一般延迟；②不存在有临床意义的认知发育或与年龄相应的自助技能、适应行为（社交行为除外）和对环境好奇心的发育延迟。有一些病儿的才能令人惊异。有一病儿从 2 岁起开始识字，到四五岁时已能识字 3000～4000 个，被亲友视为"神童"。正是由于"神童"的光环掩盖了他社交发育损害和行为的局限性、刻板性：病人几乎整天看书而不与人交往。直到 7 岁入学时三次被三所小学退学（最短的上学不到 1 天，最长的也只有几天），家长才明确地认识到孩子行为怪异而就医。还有一病儿发展了对积木的特殊兴趣和能力：三四岁时他能用积木迅速地构建复杂而漂亮的"建筑物"，但一旦成功便立即推倒重来，整天、长期乐此不疲，对别的一概不关心。

（二）Kanner 综合征

由于美国电影《雨人》而受到广泛关注，可见电影、电视在健康教育上可以起很大作用。所谓孤独症三联征是特征性的：①孤独。不能与人沟通和建立感情关系，对别人的爱抚和关怀没有反应，对亲人和陌生人的反应一个样，回避与人目光接触。②言语障碍。学习和使用语言的发展显著受损；非语言性社交能力也受损，缺乏模仿能力，不会游戏和玩玩具，似乎缺乏想象力。③刻板性：倾向于吃同样的食物、穿同样的衣服、从事同一种单调的活动，如果加以改变，患儿会表现痛苦不安。据 DSM-Ⅳ，该病患病率为万分之二到万分之五。在所有 PDD 中是最常见的。

（三）Heller 综合征

也叫瓦解精神病（disintegrative psychosis）。临床相使人强烈地怀疑其器质性基础。出生后头两年发育正常，2～10 岁（通常 3～4 岁开始）逐渐出现言语和社交行为丧失，游戏和一般技巧丧失也很常见，严重者出现大小便失禁。10 岁前发展到顶峰，此后不再恶化，可出现轻度改善，但损害持续终生。比 Kanner 综合征少见。

（四）Rett 综合征

患儿在孕期、围产期及出生后头半年发育一切正常。最早从半岁左右开始，最晚从 2～4 岁开始，出现多种发育损害：头部生长减慢，体重减轻，原来已学得的目的行为丧失，出现刻板动作（扭手或作洗手样动作），获得的社交能力丧失（后来有可能出现部分恢复），言语表达和接受能力受损，尤其严重的是运动功能受损甚至不能行动。此症只见于女孩，大概是性连锁遗传病，患病率只有 1.5 万分之一，故属罕见。有学者称此为脑病性血氨过高症（cerebropathic hyper-ammonemia）。

body image disturbance　体像障碍

"体像"一词是 P. Schilder 在 1935 年提出来的，现代关于体像障碍的学说从他开始（转引自《Oxford Textbook of Psychiatry》，Oxford University Press，1983）。

体像是来自身体几乎一切感觉传入的整合，且与情绪和人格不可分割地结合在一起，它为身体活动提供一个参考系统，也为自我评价提供一个恒定的基础。

体像障碍的表现形式和它们的性质是多种多样的。

大脑器质性病变引起的体像障碍常笼统地称之为自体失认症

（autotopagnosia），其实从心理学上说性质各殊，至少可区分为辨认障碍和命名障碍两种不同的性质。疾病不识症（anosognosia）与这些症状是密切相联系的。

一般人在极度疲劳（"骨头架子散了"、"身体发空"）和身体一般性不适（"头重脚轻"、"两腿像灌了铅一样抬不动"、"像踩着棉花似的"）时可以有短暂的体像障碍，但本人知道这是主观感受的改变。

焦虑可伴有体像障碍。如果体像障碍事实上替代了（不论不同学派对此作何解释）病人对生活处境的考虑和他的心理冲突，症状便会恶化并且变得很顽固。病人长期为自己的鼻子不美、阴茎太小、乳房太大或太小、身体左右不对称等而苦恼，四处就医。据说，就身体各部分而言，西方人以鼻子不美或畸形而要求做整形手术的最多。

有些作者强调内感不适（coenaesthopathia）在疑病症发病机制中的重要性。如果说的是疑病妄想，似乎无可反驳；如果说的是神经症性疑病症，强调感觉障碍和它的原发性质，至少无法说明全部临床相，也不利于心理治疗。

幻肢（phantom limb）是体像学说最令人信服的一个证据。幻肢指一个人失去了某个肢体（外伤或截肢手术）后仍然感到该肢体存在。尽管病人清楚地看得出该肢体已不复存在，他也承认该肢体事实上已经不存在，幻肢并不因此消失。有些幻肢是非常痛苦的。Livingston W. K（1943，转引自 Melzack，1973）生动地报告了一位医生的幻肢痛，甚有教益。这位医生感到他失去了的上肢被扭到背后高高举起，感到其痛难忍。少数幻肢可持续多年。

神经性厌食病人常有体像障碍。她们过高估计自己的体重和身围。即使已经骨瘦如柴，他们仍认为自己太胖，至少并不瘦，这实在是令人惊异的。

所谓变形恐惧症（dysmorphophobia）是一个错误的命名，因为根本不是恐惧症。现在叫 body dysmorphic disorder（BDD，身体变形障碍）。G. Hay（1970）研究了 17 例这种病人，发现其中 11 人有严重的人格障碍，5 例是精神分裂症，1 例为抑郁症。一般地说，见之于精神分裂症的是妄想，见之于人格障碍的是超价观念。

有人把狭义的人格解体（参看"人格解体"条目）和体像障碍混为一谈，这是不正确的。以人格解体为几乎全部临床相且长期持续存在的，都是神经症，这与体像障碍并不是一回事。人格解体的核心是感到"我"不真实，而"我"不可能是感知觉的对象。精神分裂症常有体像障碍，但人格解体即使有，时间也不长，通常见之于病的初期，是自我觉察的病理改变（参看"自我觉察"条目），而随着妄想、幻觉和其他精神分裂症特征性症状的出现，人格解体也就不见了。倒是抑郁症人格解体相当常见，但这并非感知觉障碍而是情感障碍的症状。只有少数抑郁症病人以体像障碍为主诉。某病人每次门诊都反复诉苦说，他感到头部特别沉重而发紧，似乎已经把颈部全都压进了胸腔，感觉不到颈部了。另一位病人诉苦全身"发死"、"完全麻木"，既感觉不到它的存在，用力捏也不觉得痛。这两位病人的抑郁症都是明显的，服用抗抑郁药，心情改善后上述症状也随之消失。

精神分裂症的体像障碍是多种多样的。有些病人感到身体膨胀变大了，有些病人感到身体缩小成了一小块。有位病人坐着不敢伸腿，他担心一伸腿会把一米多远的茶几给踢翻了。有一位病人走路时感到身体是腾空的，轻飘飘的。所谓窥镜症状可见之于精神分裂症早期，病人一反常态经常照镜子，长时间凝视，有时还转动头颈或做某些表情。这是由于病人感到自己的形象变了。

有些精神分裂症病人说他们的"大脑分裂成了两半"，脑子的某一部分"胀大"而另一部分"缩小"，等等。一种解释是，我们对脑子的大小及两半球之间的联系无法感知，所以这些症状实际是思维障碍的象征化或具体化。另一种解释是，精神分裂症的"过滤"机制有障碍，健康人感觉不到的神经脉冲，病人却感觉到了，因而产生各种奇异的感知。一位男病人坚信自己已经怀孕，他感到胎儿在腹内躁动，有一天躺在床上翻动，大呼下部剧痛，"要生了"。病人满头大汗，表情痛苦。过了一阵子尽管什么事也没有，他的妄想却并不改变。所谓 Cotard 综合征，其虚无妄想一方面与抑郁心情相联系，另一方面也显然与体像障碍有关。

总起来说，有关体像障碍的评定至少要弄清楚三点：①首先要把"我"和"我的身体"清楚地区分开来；②病人对体像障碍有无自知力；③是否有与体像障碍密切相联系的妄想。

catatonia　畸张症，紧张症

catatonia 一词汉语一直译为"紧张症"，现改译为畸张症，理由如下：

（1）cata- 是个希腊语前缀，据《简明牛津词典》第5版，意义是 down，away，wrongly，mis，entirely，upon，according to，alongside of，thoroughly。似乎并没有增高发"紧"的意思，而 away，wrongly，mis 等意译为"畸"却是可以的甚至是恰当的。"紧张"是汉语的生活常用词，而外文 catatonia 却是科学家制造的专门术语，日常生活中根本不用，用前者翻译后者似乎不恰当。

（2）W. Mayer-Gross（1955）写道："僵硬（rigidity）也许是违拗症最简单的形式：向病人打招呼或碰触他时，病人显出僵硬，但只要不理他，随他自己去，僵硬便不存在。持续几天的全身肌肉僵硬在精神分裂症病人是非常罕见的。"可见，"紧张症"一词容易造成误解。以为病人总是肌肉僵硬的，至少僵硬是此症的主要特征，其实并非如此。

（3）"紧张状态"（catatonic state）与情绪或心情紧张状态（tension state）在汉语里无法区别，实际上完全是两回事。我每次讲课都不得不为此作解释，以免学生混淆。改译为畸张症，它与情绪紧张便不会混淆了。

畸张症是一种综合征，主要有以下六组症状：

（1）木僵（stupor）。可表现为不同程度的少动以至完全不动。据 Kraepelin，畸张症的特征是阻塞（blocking），它与运动迟滞（motor retardation）不同。用机器作比喻：运动迟滞好比机器到处生了锈或缺乏润滑剂，运转不灵活和缓慢，而阻塞好比使用制动器时一下子停止了运转，把制动器放开又能正常运转。比喻有助于我们辨别这两种现象，但既不是解释也不是说明。

（2）违拗症（negativism）。病人拒绝请求、拒食、不洗漱、不更衣，甚至连大小便也解在裤裆里。一位新入院的病人被动更衣后步入病房，可他嘴里满含着食物，不咀嚼、不吞咽也不吐出来，那还是一天前家属硬往他嘴里塞进去的鸡蛋和馒头！有些病人满口含着唾液不吞也不吐，或者膀胱胀满了尿。还有一种奇怪的现象，可称之为积极的违拗症（与消极的违拗症相对而言）：请病人张口时他把嘴闭得更紧，而请他闭嘴时他却慢慢地张开；和他说话时他缄默不语，当你走开时他却开口回答或准备说话。在周围没有人时，尤其是夜间环境十分安静时，病人常起床活动：上厕所、找食物吃等，行动可以是灵敏的，进食时狼吞虎咽。

（3）畸张性自动症（catatonic automatism）。病人像机器一样执行别人的指令，甚至相当难堪的动作或姿势他也照办，这叫做不自主服从（automatic obedience）。极端的形式叫做蜡样屈曲（waxy flexibility，flexibilitas cerea），病人任人摆布，像蜡做的一样。另一组叫做模仿症状（echo symptoms），表现为模仿言语（echolalia）或者模仿动作（echopraxia）。

（4）作态（mannerism）与特殊姿势（posturing）二者并无重大区别。最好把特殊姿势看作广义的作态的一种形式，而在活动中奇怪的举止动作则是狭义的作态。

不少病人几乎整天以一种特殊的姿势坐着、站着或躺着。文献中曾有多年固定姿势不变，终于关节僵化畸形而无法纠正的病例报告。某病人躺在床边上，姿势看上去怪难受的，似乎就要掉下来，可他一动也不动。如果护士将病人移到床中间，帮他改成自然的卧床姿势，他只是任人摆布毫不反抗，但护士一走开，他又恢复原来的姿势。

有一位病人经常像螃蟹一样横着在病房过道里沿着墙壁来回走动，表情一本正经，也不理会别人的态度和反应，所以不是开玩笑或故意惹人注意。另一位病人则经常双手合十，似乎在作揖，而面部却在做鬼脸。作态也可以表现在吃饭、饮水和上厕所等日常活动中：有一位病人总是用拇指和示指两个指头拿东西，拿脸盆也如此；另一位病人大便时总是背朝外面蹲着。作态还可表现在特殊的服饰或发型上。

（5）刻板症（stereotypy）。可以说，几乎所有畸张症病人都有刻板性，只是轻重、久暂和复杂程度变异很大而已。刻板症可以表现在简单的动作上（例如有一位病人长期不时重复转动头颈的动作，先是"向右看齐"，然后"向前看"，如此反复多时），也可以表现为复杂的行为，这种行为给人一种强迫动作的印象，但病人只是不动声色在做，并无痛苦的冲突体验。刻板症还可以表现在口语或书写上：有一位姑娘住院时经常大声重复说："我吃馍馍！"病房外也可以听到，如此有一个月之久；另一位病人在一张纸上写满了"月亮出来了"，写得整齐一律，笔画、字体和格式都是刻板的。

病人的言语行动可给人一种刻板的总体印象，似乎刻板渗透了他们生活的各个方面，形成一种特殊的古怪风格。

（6）畸张性多动或兴奋（catatonic hyperkinesis or excitement）。特点是来得快，甚至很突然，结束也快；以身体运动为主，很少或没有言语；总的说，行为是非社交性的、瓦解的、缺乏目标导向的，常有破坏或攻击行为但不可理解；动作常具有刻板、作态等特点。

总的来说，畸张症的特征是意志的特殊障碍，但作为精神分裂症的一型它也常伴有此病的其他症状，如思维形式障碍，情感平淡和倒错，不可理解的冲动行为、幻觉和妄想等。

畸张症常伴有各种躯体异常表现，如脸色发灰、发青，皮脂分泌增多（尤其是面部），肢端冰凉，唾液分泌增多，低血压和脉搏缓慢，体重下降等。

近几十年来，畸张症在世界范围内显著地减少了，原因还不清楚。药物起了作用的可能性较小，因为药物只能控制症状而不会改变整个临床相和病程。如果是由于一般卫生条件的改善、传染病的控制和各种急性身体病的有效治疗，那么，这说明畸张症是异源性的，且内源性的可能性比较小。

要注意的是，作为一种综合征的畸张症少见并不等于个别畸张症性症状也同样少见。事实上，畸张症的个别症状并不少见。

chronic fatigue syndrome　慢性疲劳综合征

1988 年美国疾病控制和预防中心宣布辨认出来一种新的临床形式，命名为 chronic fatigue syndrome（以下简称 CFS）。据专门研究，在美国成人中，约有 25％的人有过至少持续 2 周的疲劳，疲劳持续一年及一年以上者在基层卫生机构的病人中占24％（见 Kaplan and Sadock：Synopsis of Psychiatry，8th edition，1997，p650）。

Kaplan 和 Sadock 编写的 Comprehensive Textbook of Psychiatry，9th edition，2009（以下简称 CTP-9）有专门一节（p571～574）讨论 CFS，它的工作定义是：症状持续至少 6 个月，功能受损不能工作，是成年新起病的精神疲劳（mental fatigue），已除外各种内科疾病所致的类似情况，也除外了"重大精神科疾病"（major psychiatric disease）。

CTP-9 提到了不同的流行病学调查数据：Simon Wessley 及其同事在伦敦的报告是，CFS 在人口中的患病率为 9％，而其他报告则为 0.2％～0.5％；他们都以上述工作定义进行病例诊断，差异如此之大，着实令人惊异，但见怪不怪者亦不乏其人，笔者即此中之一。

其实，H. P. Laughlin 早在 1956 年的著作（The Neurosis in Clinical Practice，Philadelphia，WB Saunders）中就把神经衰弱称之为"疲劳综合征"（fatigue syndrome），谁知事隔 30 年后它又被重新"发现"一次。

DSM-Ⅲ（1980）不提神经衰弱，似乎从来就没有这么回事。在 DSM-Ⅳ（p451）"神经衰弱"虽然被带上了引号，但还是承认它在世界上许多地方都被描述，特征是疲劳与虚弱（weakness）。DSM-Ⅳ认为，如果症状持续超过 6 个月，它可以归类于"未分化的躯体形式障碍"（undifferentiated somatoform disorder）。

可见，一种临床综合征在世界许多地方长期存在且仍然存在着，这个事实是无法抹杀的，不论你管它叫什么和如何归类。正如自古以来世界各地就普遍存在疯癫呆傻一类的情况，今天文明世界有了新的命名和分类，却不能说疯癫呆傻纯属古人的虚构。

顺便一提，与此有联系的，ICD-10 的分类真是够全的，如 Chapter XXI （Z00-Z99）包括什么病也没有而求医的各种情况，举几个与 CFS 有关的例子：

Z73.0　Burn out（现通译为工作或职业倦怠，研究报告近年来不少）；

Z73.2　Lack of relaxation or leisure（缺乏放松或休闲）；

Z75.5　Holiday relief care（节假日为了恢复"元气"而找医生）。

还别说，如果医生特别认真，加上病人有的是钱，经全面检查（包括核磁之类），还总能查出点儿什么病或异常来。（另见 fatigue-boredom spectrum 疲劳-无聊谱）

circumstantiality　赘述

赘述的意思是说话啰嗦抓不住重点，不必要的细节和无关的分支太多。这通常表明说话人的抽象概括和理解能力低下。因此，病理性赘述一般是智力障碍的症状，可见之于脑的各种损害。

作为一种特殊的症状，赘述尽管包含了太多不必要的内容，但说话的主题或想要达到的目标并未被抹杀。它和精神分裂症病人最后完全离题的言语不同，也不见于严重的痴呆，因为智力太低的人说话往往没有主题，或者词汇和观念过于贫乏，想赘述也不可能。但是，智力轻度或中度损害并不一定有赘述，因为赘述的出现还必须有另一条件，即病人愿意和人交谈，愿意把自己所知道的尽可能告诉别人。情感冷淡和缺乏动机作用的人，焦虑、激越、怨恨或抑郁情绪严重的人，赘述是见不到的。

最典型的病理性赘述见之于癫痫。思维的黏滞性（viscosity）是许多临床学家描述癫痫特征时共用的术语。病人思维的进程给人以举步艰难的印象。这种病人常显得迂腐，带有学究气，喜欢用陈词滥调，也夹杂一些他们并未完全掌握的时髦词语，似乎在炫耀自己的学识。他们说话拖泥带水，句子结构松散，简直无法为他们断句。有一位病人常常把医生、护士的话说成是"金玉良言"，年轻的护士听了忍不住发笑，他却毫不在乎，照用不误。不少病人过分拘泥于细节，他们每天写日记，尽是一堆琐碎事；有些病人保存着多年的收入和支出的账本，连一分钱也记在账上；还有一位病人多年来记录自己的大便情况，用了许多坐标纸。从这些方面看来，病理性赘述只是病人整个人格的一个方面而已。

clouding of consciousness　意识混浊

广义地说，从意识清晰到昏迷之间各种不同程度的意识障碍都可以叫做意识混浊。临床上常用的是狭义，指的是以知觉清晰度降低为主而没有附加症状（如精神运动性兴奋、言语不连贯、错觉幻觉、一过性妄想等）的意识障碍。

病人对环境的知觉是模糊不清的，表情呆板或茫然。他也许感到迷惑，自言自语："我这是怎么啦？""这是怎么回事呢？"所有心理过程都变缓慢，注意力不集中，思考困难，难于理解别人的言语，定向力障碍，没有主动性，反应迟钝。有些病人嗜睡，但可以叫醒。如果叫不醒，完全没有言语，可称之为昏睡，与浅昏迷或半昏迷（subcoma）实际上是一回事。与昏迷的区别在于：保存着某些动作，如翻身、搔痒等，喂饲时能够吞咽，一般反射可引出甚至是活跃的。

意识混浊病人可以回答简单的问题，但常重复别人的问话，如问"饿了吧？"答说"饿了"。再问他"吃不吃"，却说"不吃"。轻度意识混浊表现在只能回答较简短的提问，言语稍复杂些病人便理解不了，不回答或回答错误。不少病人意识混浊的程度有波动，不同时间的检查结果不同。有发作后遗忘症，即恢复后对经过不能回忆，周围发生的一切当时确实没有给病人造成什么印象，因为知觉模糊，当然记不住。

意识混浊一般是器质性的，即由脑或躯体疾病、中毒等引起。急性精神病发作时可有意识混浊，尤其是兴奋和瓦解严重的发作。

紧张、焦虑和恐惧等心理因素与休息睡眠不足、生活时程紊乱、饥饿、脱水等生理因素相结合引起的急性精神障碍多以意识混浊为基本临床相，如国内报告的长途火车旅行时因车厢内十分拥挤而发生的精神障碍。脑动脉硬化的轻微血管意外常伴有短暂的意识混浊但容易被忽略。癫痫性意识混浊也常是短暂的。一般地说，老龄是容易发生意识障碍的一个因素。脑电图在意识清晰和混浊之间有很好的相关性，而痴呆除了缓慢的 alpha 节律外也许什么异常也没有。

Clown syndrome　　丑角综合征

丑角综合征是充分发展的青春型精神分裂症的一种典型表现。它由以下三方面构成：

（1）古怪的行为（即丑角行为）。

（2）瓦解的思维过程。

（3）情操消失和各种不恰当的情感。

通常最惹人注目的是病人的行为，完全不合常情，远远地背离人们健全的常识，看不出病人的动机和目的是什么，因而完全不可理解。衣服只穿一只袖子，另一只袖子掖在裤腰带里；把袜子连起来当围巾绕在脖子上；反穿着衣服；把废纸篓当帽子扣在脑袋上；在地上爬行；钻到床底下躺着；突然跳到桌上坐着像菩萨一样；一个鼻孔里插一支点燃的香烟；喝痰盂里的水；用抓来的虫子泡水喝；如此等等。总之，病人的行为是反复无常和无法预测的，他们似乎完全屈从于突然出现的怪念头（英文称之为whim）并立即把它变成行动，没有反思，事后也不留下任何记忆。

与古怪行为密切相联系的是思维瓦解，后者总是显著的。实际上，精神分裂症思维障碍各种典型形式主要见之于丑角综合征。

不恰当的情感，如无故大笑或独自傻笑，突然暴发大怒或恐惧，一旦出现总是惹人注目，但这些情感背后的阴性症状从长远来看更加重要。对亲人冷淡，对别人的关怀没有反应，也毫不关心别人，医生稍加注意便不会遗漏。只要不是分裂人格，家属对此也是有体会的。

丑角综合征的重要性不仅在于它淋漓尽致地表现出青春型精神分裂症急性期的几乎全部特征，还在于青春型的另一常见形式只不过是较少丑角行为而思维瓦解突出而已。Mayer-Gross（1955）写道：以思维障碍为主要症状的精神分裂症病例都可以归到青春型这一组。DSM-Ⅲ-R 称青春型为瓦解型（disorganized type），它的诊断标准沿用了 Mayer-Gross 的上述分组原则。

应该看到，丑角行为是思维、情感和意志的障碍，也就是整个心理活动严重紊乱的表现或结果，绝不只是行为的障碍。

cognitive disorder　认知障碍

《精神病学综合教科书》第 9 版（简写为 CTP-9，Comprehensive Textbook of Psychiatry，9th edition）于 2009 年出版，可视为美国精神病学最新成就的展现。此书第 10 章第 1 节"认知障碍：引论"一开头就写道：

"认知包括注意、记忆、语言、定向、动作（praxis）、执行功能（executive function）、判断以及问题之解决（problem-solving）。"

这可以视为美国认知心理学一种有代表性的观点：认知几乎无所不包。

先拿最刺眼的 praxis 来说。这个词指的是习得的带技巧性的动作。R. J. Campbell 所编的《精神病学词典》（第 6 版，1989）引 Watson RT 和 Helman KM 所著 Brain（p106，1983）对 apraxia（失用症）的定义："A disorder in the execution of learned skilled movement that cannot be explained by lack of comprehension or inattention，sensory loss，weakness，ataxia or basal ganglion disorder"。这个定义比较完整，在此只要译出前

一部分就够了："习得的技巧性活动的执行障碍，它不能用缺乏理解加以说明……"很多人都看见过洋人使用筷子夹菜的笨拙表演，那并非他们认知有问题，因为中国人用刀叉吃西餐，开始时也照样出洋相。从社会说，这是不同的文化使然，就个人而言，则是从小形成的行为习惯彼此互异，成年后改起来很难。

注意有主动、被动之分。主动注意就并非单纯的认知。人们在大街上走，男人倾向于注意长得漂亮的女人，也容易对她们的胴体想入非非，而女人则倾向于注意其他女人的服饰，且容易对华丽的服饰投以羡慕或嫉妒的眼光。笔者并不相信 Freud 的泛性主义，但对上述现象却不能不用男女性心理不同来加以解释。这既涉及文化，也有本能在起作用，远非认知二字可以概括。

执行功能只是认知吗？现在学校里培养出来的学生满脑袋"认知"——古今中外、天文地理都能背得滚瓜烂熟，做起考试题（一种认知测验）真是驾轻就熟，可就是"执行功能"很差，连自理生活都要母亲照顾。教育学家陶行知痛感于此，才提出教学生要用脑又动手的教学法。在我国哲学史上，知易行难和知难行易争得不亦乐乎，可见知和行是两个不同的哲学范畴。西方历史上有经验主义和理性主义学派之分，也跟知与行二者不同有关。

谈到语言功能，就更复杂了。仅就神经病学中有关语言功能五花八门的症状而言，就绝非只用认知可以说明。阅读、书写、说话、听话，看似简单的四件事，迄今仍有许多不解之谜，更不用提起语言学中众多的理论分歧了。

判断，如果只限于逻辑的判断，可以说是个思维问题。但我们要知道，这里所谓思维是逻辑家的一个抽象，它不是活人心中进行的思想活动。如果涉及是非善恶以及美丑的判断，那就绝非单纯的认知过程或功能。简而言之，"曰喜怒，曰哀惧，爱恶欲，七情俱。"七情在这些判断中起了重要作用。

如此显而易见的道理，为什么专家们却可笑地加以简单化处理？这里既有心理学的历史发展的渊源，也有现实的功利或利害在作祟。

　　Binet-Simon 的智力测验出现于 20 世纪初，很快便得到了推广应用。"智商"迄今仍为精神发育迟滞的诊断标准之一。此后，各种有关智力、记忆（总之，认知）等的测验蓬勃发展。J. Piaget 关于儿童心理发育的研究和学说，以及各种有关学习的研究和学说，对精神病学影响很大。

　　总起来说，过去关于认知的研究比情感意志成果较丰硕，在精神病学中的应用较多，影响也较大。

　　人们常把精神发育迟滞称为"弱智"，恐怕只能视之为一种通俗的简称，因为"弱智"者人格发育也有问题。

　　CTP-9 把所有器质性精神障碍都放在认知障碍一章（p1152～1236）里讨论，也只能说是为了简便。举一个例子便可以说明痴呆不仅是认知缺损。不少敏于观察和体验的老人把他们配偶老年性痴呆的开始描述为高级情操和意向（如对配偶和未成年晚辈的细腻的关怀、对本人专业现状及发展前途的重视等）的丧失，这比精神科大夫专抠记忆障碍似乎高出一筹。在"痴呆"条目下提到的 Lishman 的定义不是说痴呆涉及人格损害吗？人格难道只是认知问题？

　　S. Freud 的学说最初也把重点放在认知上：无意识的东西一旦变成意识的，症状便消失。后来他称此为他早期的理智主义，而把重点转移到了"移情"和"阻力"，也就是情感意志方面。现代心理治疗从心理分析开始。Freud 的"无意识"（觉察不到，不知道）概念影响巨大。认知受重视便容易理解了。

　　A. T. Beck 的认知治疗从 20 世纪 60 年代起开始广为流传。显然，Beck 的学说比 Freud 的理论要简单和容易理解得多。其实，认知治疗并不限于认知。CTP-9 第 9 章第 7 节"认知治疗"开头一句话就是："情绪障碍的认知学说之核心特点是，它强调人们信念（belief）在心理学上的重要性，即关于他们自己、关于别人以及关于未来的信念——认知三联体（the cognitive triad，p2857）。"显然，一个人的信念涉及他复杂的内在感情世界和亲身经验，而所谓经验乃是从出生到现在与别人之间言行相互作用的经过及其体验。

如果认知本身包括行为，认知行为治疗中的行为一词岂不是画蛇添足？

从历史上说，认知有关学说和测验对精神病学影响之巨大不难看出，但我们却不能因此而抹杀了情感和意志的作用。

从功利和实用主义的角度看，人们强调认知也不难理解，因为认知与情感意志比起来，显然较容易描述，也较容易测验和评估。

认知、情感和意志都是抽象的产物，或者说，都是科学的构想（constructs of science），而在活人的心理、行为中它们是密切联系在一起而不能截然分开的。把任何一种科学的构想孤立地加以过分延伸都是不科学的。可以说，任何一种精神障碍都有认知障碍，但同时也有情感意志障碍。不同的只是哪一方面显得更突出而已。也可以说，近来对认知的强调就像此前对"无意识"的强调一样，是精神病学里阶段性占优势的思潮。

confabulation　虚谈症

在第 10 章 10.4 已经提到过，虚谈症可以视为严重近记忆削弱的代偿，但这种代偿成为可能必须具备四个条件：对近记忆脱失没有自知力；意识清晰；智力无严重损害；人格没有严重的衰变（人格的完整统一性相对保全）。

严重近记忆减退并不是病后的经历没有留下任何痕迹，事实正相反，这种病人保留有相当丰富的记忆残余。这些记忆残余照例是不清晰的，更重要的是，它们是片断的，事件前后的联系断裂，丧失了与时间和环境背景的联系。正是这些特点使病人对记忆障碍失去了自知力。换言之，许多片断的记忆给病人记忆并无损害的假象。与人交谈时，病人利用交谈者提供的各种情报和线索，把记忆残余和别人的提示连接组织起来，构成相当完整的故事。在这里，病人的智力起了理解、解释和组织作用。人格没有衰变，意味着病人有保持心理活动完整的能力，有维护个人尊严的需要，否则，虚谈症也不会发生。

幻想性虚谈症是虚谈症的一个变种。这种病人想象丰富，而生动的想象与记忆残余对病人来说是无法区别的。例如，某病人回忆说，昨天夜晚有一强盗手持明晃晃的大刀闯进了他的卧室，他奋起与之搏斗，经过一番恶战，终于把强盗赶走。其实，这纯属虚构，病人的回忆一部分可能来源于电视和人们谈到的抢劫银行的新闻，一部分则是病人的想象。

英文书上有时把形象生动的虚谈症叫做"记忆幻觉"（memory hallucination）。这个名词容易引起误解，因为根本不是幻觉。

至于妄想性虚谈症（delusional confabulation），性质与上述的虚谈症不同。虚谈症一般是一种器质性症状，它是在近记忆严重削弱的情况下出现的。妄想性虚谈症病人并没有明显的近记忆障碍，只是病人有显著脱离现实的特点，遂得以置当前处境（病人对此几乎完全不注意）于不顾，把妄想性想象当作记忆的内容以充实妄想。这种情况通常见之于中老年病人的慢性妄想状态。

conversion symptoms　转换症状

"转换"是 S. Freud 提出的一个理论概念，用以解释歇斯底里的躯体症状。按 Freud 的说法，无意识的冲突或焦虑本身变成了躯体症状。我们可以完全摒弃 Freud 的理论，但其中蕴涵的描述却不失为症状学的一份财富。

转换症状的特点可描述如下：

某一明显的生活事件引起病人强烈的情绪反应，紧接着出现某种躯体症状（没有任何器质性病变作为基础），与此同时，情绪消失不见，并且病人往往不能回忆生活事件和情绪反应的经过情形，即使能回忆，病人也只是轻描淡写或冷静地复述事件，不承认当时有什么情绪反应，这样的躯体症状叫做转换症状。

可见，转换症状与心理生理症状大不相同。例如，我因某事生气，接着便头痛或不想吃饭，但我在头痛或食欲不振时仍然是生气的，至少一回想起某事便生气，这是心理生理症状。歇斯底里不然，从病史上看，它的躯体症状确系某种生活事件和情绪反应所直接诱发，但病后问起病人来，病人却否认受过什么刺激，也否认症状的出现与任何不快情绪有联系。

典型的转换症状有四个特点：

（1）躯体症状系直接由某种明显的生活事件及其情绪反应所诱发。

（2）躯体症状没有相应的器质性病变作为基础。

（3）病人不能回忆他的情绪反应，甚至连生活事件也回忆不起来。

（4）病人对躯体症状抱泰然处之和漠不关心的态度，即法国人所谓 belle indifference。

要确定某躯体症状是一种转换症状，前三个特点是必备的，第四个特点可有可无。

以前的教科书谈到歇斯底里躯体症状时，几乎无所不包。有所谓歇斯底里性呕吐，有所谓歇斯底里性假孕，神经性厌食也被视为歇斯底里的一种表现。现在，凡是涉及内脏和自主神经功能的症状都不算转换症状。也就是说，转换症状只有两种：一种是皮肤和特殊感官的感觉障碍，主要是感觉脱失；一种是运动功能障碍，即肢体不自主运动（如震颤、抽动）和各种瘫痪，也包括发音不能。

一旦确定转换症状构成了病人的主要临床相，也就等于诊断该病例是歇斯底里。

全身性痉挛发作（非癫痫性）不应视为转换症状，因为这种发作尽管常见于歇斯底里却远不限于歇斯底里。也就是说，非癫痫性痉挛发作是一种非特殊性症状，见之于多种精神障碍和不同的人格，躁狂症和精神分裂症都可以有。一位典型的强迫人格者反复出现的非癫痫性全身痉挛发作，发作时病人意识清晰，表情痛苦，能简单交谈或以表情示意作答。

culture-bound syndrome　与文化密切联系的综合征

由于有些综合征并不限于个别文化，临床相与文化的关系也不十分密切，有人喜欢称之为文化有关的综合征（culture related syndrome）。如果症状很特殊也称之为文化特殊性综合征

（culture specific syndrome）。比较著名的有以下几种：

（一）杀人狂（amok）

此词来源于马来西亚语 mengamok，含有 "在绝望中的狂怒" 之义。此病在马来西亚居民中发生的历史已不可考，早在 18 世纪就有西方人加以记载。患者多为年轻男子，诱因是受了欺侮或羞辱，或者亲人死亡一类的悲痛事件。经过一段时期的少语、沉思和心情恶劣之后突然 "发狂"，病人抓起剑、斧或枪一类的武器，跑到人群聚集之处见人就杀，往往一连死伤多人，一直到他本人被杀或被抓住为止。如果不死，事后有遗忘。有人认为这是一种情绪释放。据调查，在社会不稳定或骚乱时期，这种情况的发生率有所上升。过去，马来西亚人似乎认可这种 "英雄" 行为。随着法治的加强，20 世纪以来这种发作减少了。其他文化也有类似案例报告，但住在欧洲的马来西亚人还没有报告过种发作。

（二）北极歇斯底里（arctic hysteria）

在圣劳伦斯岛以东的北极区、格陵兰、加拿大和阿拉斯加的居民中有一种当地称之为 piblokto 的发作：短则几分钟，长可将近一小时。病人大多是妇女，表现很兴奋，脱掉和撕破衣服，在雪地里乱跑和打滚，重复地发出动物叫声或无意义的尖叫，还有各种极为反常但无大害的行为，如乱扔东西、做鬼脸、舞蹈样动作等。当地居民对这种发作的解释不是附体而是丢失魂魄，这一点相当特殊。类似发作也见之于西伯利亚，当地居民能区别两种不同的性质，一种是病，另一种是施行巫术（shamanism）。前者的受害者不能劳动和操作家务，发作没有一定的 "格式"，后者有固定的 "格式"，施术后生活如常。

（三）恐缩症（koro）

过去叫做缩阴症，显然不恰当，因为阴茎事实上并没有缩进去，而是病人极端害怕会缩进去，并且害怕乳房、鼻子等缩进去的病例也有报告。这是一种高度恐惧和焦虑的发作，多见于男人害怕阴茎会缩进去，而人们相信一旦缩进去就会死亡，因此常由

别人用力抓住病人的阴茎甚至用绳子捆住往外拽。P. W. Ngui
（1969，转引自 Weng-shing Tseng, et al, 1981）报告了新加坡
1967 年的一次流行。一家综合医院在同一天里接待了多达 100
例的恐缩症，其中 95％为男性华人。越南战争停止后不久，泰
国东部有过一次大流行。当时有许多柬埔寨难民逃往泰国，谣传
共产党将入侵，还谣传共产党在食物里放下某种草药，吃了使男
人阳痿，这样入侵者便好引诱泰国妇女。许多男人害怕缩阴而求
治，以致 S. Suwanlert（1977）得以报告一千多例这样的病人。
据此，曾文星把恐缩症视为"阳痿恐慌"（impotence panic）。这
种病只见之于我国南方以及深受我国文化影响的东南亚地区。尽
管是一种急性焦虑发作，但症状的表现形式显然与我国文化密切
相关。具体地说，我国文化有珍视身体（参看第 12 章第 3 节）
和生殖崇拜的传统。关于后者，我国人口为世界之最是个很好的
证明，临床所见病人中很多诉遗精、阳痿等是又一证明，中医的
"肾亏"理论更说明对生殖功能的重视是源远流长的。

（四）模仿症（latah）

称之为马来模仿症容易引起误解，因为类似的发作远不限于
马来西亚人。Latah 是印尼语，相应的名称在菲律宾是 mali-ma-
li，在缅甸是 yaun 或 young-dah-hte，在泰国是 bah-tsche，在
日本北海道是 imu。发作多由惊吓引起，以妇女多见，主要表现
为模仿，模仿旁边人的言语和行动。另一常见表现是暴发一连串
的骂人秽语。受害者的整个姿势给人一种吓呆了的印象。西方妇
女受惊吓的典型表现是双臂交叉置于胸前、跳起来、大叫一声
等。还没有人报告过有模仿症反应。前述不同文化中的惊吓反应
都很相似，但通常引起惊吓反应的刺激却随文化不同而变异很
大。引起阿伊努人（北海道土著）模仿症的通常刺激是看见一条
蛇或外形像蛇的东西，对马来西亚妇女有时只要突然的声音就
够了。

第一次发作之前往往有重大生活事件，如亲人死亡。但有了
一次发作发后，轻微的惊吓就可以诱发。在东南亚的一些地方，
男人为了戏弄妇女有时故意引起她们发作模仿症，这大概是妇女

发生率高的重要原因之一。

（五）惊骇症（susto）

西班牙语 susto（或 espanto）义为惊骇，是拉丁美洲说西班牙语的人对表现不一的一些病的总称。他们相信惊吓可以使人灵魂脱离身体因而致病。按当地居民自己的"诊断"看，至少有两种不同的情况：一种是确有受惊吓的事情诱发病症，尽管症状表现不一；另一种情况是根据病人焦虑、恐惧或抑郁等表现，人们推断病人受了惊吓。从精神病学看，症状包括两类：一类是情绪症状，一般是焦虑、恐惧或抑郁的混合相；另一类是躯体症状，如食欲不振、腹泻、肌肉痉挛、双手震颤、头痛、全身虚弱无力、气短气促以及各种模糊的疼痛不适感等。有些病例，尤其是儿童，有明显营养不良或发热，人们也"诊断"为惊骇症。当然，典型的精神分裂症也往往被"诊断"为惊骇症。此症与马来西亚见到的模仿症不同，可以迁延很久。惊吓致病是当地公认的观点，因此，自称或被认为受了惊吓的人可以不工作和得到照顾，这种观点也就更加流传。

（六）威铁哥（wihtiko，windigo）

这是北美印第安人一支奥杰布华人（Ojibwa）神话里吃人肉的神怪的名称。不幸者自认威铁哥附体，他本人就会完全变成威铁哥。显然，这是一种精神障碍。发病要经过一段相当长时间的前驱期。病人孤独出猎，在冰雪森林里艰难地行进，但无所收获。回到家里，病人心情低落。食物没有味道，不想吃，感到恶心，有时陷于半木僵状态。逐渐地，他相信已被威铁哥附体，产生想吃人肉的念头，甚至亲人看去像是肥美的动物。这种神话连同与它相联系的精神障碍显然跟当地谋生十分艰难有关。在饥荒的岁月里，人们确实有过食人肉之风。这种精神障碍只发生在饥荒引起的食人肉风之后，现在还有没有是令人怀疑的。但神话仍在流传，如孩子们从小被告知不要吃冰，否则会变成威铁哥。

从以上的描述可以清楚地看出文化的病理塑型（pathoplastic）作用，尽管不同综合征的文化特殊性差异很大。

不妨设想，在类似的人际关系的困难处境下，日本人的焦虑也许表现为恐人症，中国人的焦虑也许表现为一堆躯体症状，而马来西亚人的焦虑也许表现为狂怒地持刀杀人，这样看来，文化的病理塑型作用真够明显的了。

deficit syndrome　　缺陷综合征

精神分裂症的阴性症状对药物的反应较阳性症状差，也更能标示不良的预后。从更大范围来看，之所以社会认为精神分裂症是一种病，而不仅仅把患者当作一个怪异的人，恰恰是因为患者的缺陷导致明显的功能损害。

这里所说的，是所谓原发性阴性症状（primary negative symptom），即精神分裂症疾病本身所固有的，而不是任何躯体病、药物、抑郁状态等的表现，也不是社会孤立的结果。上述因素中，前面的比较容易鉴别，最后一条——社会孤立——由于涉及周围人如何对待患者，往往很难在短期内予以澄清。而它的影响可能是最大的。

有一个生活中的例子，"文革"中，湖南某医生被"打倒"，并单独拘禁了 8 个月，开始他激烈反抗、愤怒、叫骂，但由于没有人搭理，只有人从窗口送饭，而且没有语言的交流，慢慢地他就安静下来。等到获释回家，相当长一段时间表现呆滞，平时呆坐不说话，不叫不来吃饭……据他家人的描述，有一段时间很像精神科医生说的慢性精神分裂症患者的生活。这位医生本来是非常活跃的人，这段"呆滞"恢复以后也依然活跃，还担任过学校的领导。并且直到老年，肯定没有精神病问题。但拘禁造成的"阴性症状"却曾经非常突出。近年来，精神科门诊看到的以阴性症状为主的患者比例下降了，不如"文革"前那么多了，除了医疗保险体制改变可能的影响外，现在多数家庭是独生子女，患者发病后，往往得到家人的持续关注，而不是像过去在多子女家庭中那样容易被忽视，可能有一定关系。

另外，值得一提的是，如果畸张型精神分裂症的症状也算阴性症状，那么，这类阴性症状的可逆性相当大，当然也可能复发，或迁延成慢性。20 世纪初出版的教科书描述过持续 10～20 年的木僵状态，但笔者没有见过。

阴性症状突出且持续 12 个月以上便可以诊断为缺陷综合征（过去称之为衰退）。这种综合征目前几乎是不可逆的。

缺陷综合征主要涉及情感和意志，表现如下：

（1）面部表情无变化或偶有神秘而不可理解的微笑；

（2）自发运动减少；

（3）没有表情性手势；

（4）（别人和他谈话时）不与对方视线接触，但不是因为害羞或有意回避；

（5）没有情感反应（不论发生什么事）；

（6）说话声音单调（没有轻重、高低、快慢、连续或停顿等变化）；

（7）不主动说话，回答简短；

（8）言语内容贫乏（如果言语的量并不少）；

（9）不修边幅；

（10）无精打采；

（11）做任何事都不能坚持；

（12）没有任何娱乐或趣好，过去有过的已经消失；

（13）对性没有兴趣；

（14）与人不亲近、不密切，即使是至亲；

（15）没有朋友，过去的相识已不再交往；

（16）不怀念亲人，亲人离去时无留恋表现；

（17）不参与任何社交或集体活动；

（18）对周围发生的人事漠不关心（包括报纸、电视上的重大新闻）；

（19）没有任何好奇心的表现；

（20）医生检查、测验时心不在焉，亦不在意。

（以上症状源自 Andreasen，NC and Black，DW：Introductory Textbook of Psychiatry，American Psychiatric Press，1991，p164. 但作者做了修改而非单纯的直译）

delirium　谵妄

谵妄是意识障碍的一种形式。

在 DSM-Ⅲ-R 里，谵妄实际上成了意识障碍的同义语，因为在分类列举的器质性综合征中只有谵妄而没有意识障碍。这样做的好处很明显，即可以提高诊断的一致性，因为谵妄是一种比较严重的意识障碍，而较轻的意识障碍有时很难辨认，人们的诊断一致性不高。但是抹杀或忽视较轻的意识障碍不能不说是一种错误，对症状学研究则是一种损失。

我们先考察一下 DSM-Ⅲ-R 关于谵妄的诊断标准：

A. 对外在刺激保持注意力的能力下降（例如，由于注意涣散而必须反复提问），以及恰当地转移注意的能力下降（例如，重复对前一问题的回答）。

B. 思维过程瓦解，表现为言语零乱，彼此无联系，言语不连贯。

C. 下列情况中至少有两项：

（1）意识水平下降，例如，检查时难于保持醒觉。

（2）知觉障碍：误解、错觉、幻觉。

（3）醒觉周期紊乱，伴有失眠或白天嗜睡。

（4）精神运动活动增多或减少。

（5）时间、地点或人物的定向障碍。

（6）记忆损害。例如，不能学习新材料，如 5 分钟后记不得几件无关物的名称，或者，不能记住往事，如此次患病的历史。

D. 临床相是短时间发展起来的，通常若干小时或几天，并且在一天之内容易波动。

E. 下述二者之一：

（1）病史、身体检查或实验室检查有证据说明某种器质性因素与精神障碍在病因上有关。

（2）在缺乏上述证据的情况下，如果不能用任何非器质性精神障碍解释（例如用躁狂发作解释激动和睡眠障碍），而可以假设存在器质性病因。

值得注意的是，这个诊断标准把言语零乱或不连贯定为必备条件，这是可以争议的。如果病人少语而并无不连贯，对有关定向的提问回答错误或说"不知道"，我们便不能诊为谵妄，也不能定为有意识障碍了。这显然不妥当。

谵妄可以定义为一种中等程度或严重的意识混浊并且至少有以下四者之一表现明显：

（1）错觉幻想等知觉障碍。

（2）言语不连贯。

（3）精神运动性不安，行为瓦解，动作是习惯性的或无目标导向的。

（4）短暂而片断的妄想。

反过来说，上述四者都没有的意识障碍便是狭义的意识混浊（见该条目）。

所谓亚急性意识错乱（sub-acute confusional state）是指：持续好几天甚至一星期以上的中等程度的意识混浊，其突出的表现为对复杂的事物的理解能力损害，例如病人能说出（尽管有困难）长针短针指的数字是多少（通常用特制的硬纸钟面做检查），却说不出时间，且照例有言语不连贯。

还有一种与谵妄近似但不同的意识障碍，叫做梦样状态（dreamy or oneiroid state）。谵妄时病人的体验是零散无联系的，梦样状态中体验到的却是相对完整的情景或场面。谵妄病人对于他的所见所闻只是旁观者，梦样状态中的病人体验到他是实际参与者。当然，这种区别要病人根据回忆说出来才能弄清楚，实际上，由于梦样体验的相对完整和带有故事性，病人大多能够回忆，而谵妄病人的体验一过去便完全遗忘或只有少许片断的回忆。急性起病的精神分裂症可有梦样状态，这通常见于青春型或畸张型的早期阶段，可持续好几个星期。病人几乎完全脱离现实，生活在生动幻想的场景之中，类似情节剧，病人经历着天崩

地裂或天堂地狱一类的险境。L. Meduna 和 W. McCulloch
（1945，转引自 Mayer-Gross，1955）称之为梦样精神病（onei-
rophrenia），据说预后比较好。

delusion　妄想

　　典型的原发妄想是在精神相对正常（至少还没有任何明显精
神症状）时出现的妄想，突然发生，并立即形成妄想性确信。比
较公认的原发性妄想有：①K. Schneider 所确切描述的妄想知
觉；②妄想心情或妄想气氛；③所谓突发妄想，K. Conrad 用
apophanous 形容这种妄想，K. Wernicke 则称之为自生性观念
（autochthonous idea）。请参看 K. Jaspers（1963）。

　　与异己体验直接相联系的妄想一般视为原发性妄想，但按
Jaspers 的观点，对异己体验的妄想性解释是继发性的。这种区
别在临床实践上没有什么意义。

　　被钟情妄想、非血统妄想和变形妄想（不是疑病妄想，因为
病人并不认为身体有病）几乎都是原发性的，因为这些内容很荒
诞，没有什么根据，在病人看来也不需要任何根据，同时妄想与
病人的其他心理活动和症状之间没有任何发生上的联系。

　　也就是说，原发性妄想（primary delusion）中，妄想蕴含
的体验、知觉、思维活动和妄想性坚信是同时发生的，妄想既非
情感体验、知觉的延伸或推断，也不是对它们的解释，且与病人
人格、经历及目前社会处境缺乏可理解的联系。例如，某病人与
父母亲从小到成年一直生活在一起且关系亲密，近来也没有发生
任何影响亲子关系的事件，病人却突然坚信父母不是他的亲生父
母，这就是一个典型的原发性妄想。K. Jaspers 用 delusion 指称
原发性妄想或真性妄想（genuine delusion，delusion proper），而
继发性妄想，他名之为妄想观念（delusional notion）。

　　凡符合妄想三个基本特征的皆为真性妄想（参看第 6 章
6.1）。另外，第三个特征，只有病人一个人相信，别人都不信
（妄想的个人独特性），DSM-Ⅳ 描述为"根本不可能"，也是可
取的。

所谓可疑（questionable）妄想、部分（partial）妄想指的是，病人对妄想并不坚信，还有些怀疑，或原来坚信现已开始怀疑。这只限于妄想形成和缓解过程中。

其他妄想均可归之于继发性妄想，Jaspers 称之为"妄想观念"（delusional notion）。

（一）继发性妄想（secondary delusion）

继发性妄想是在已有的精神障碍的背景上发展起来的妄想。常见的继发性妄想有：①先有幻听，妄想是对幻听的解释。②先有心境障碍，如抑郁状态出现的自罪妄想，躁狂状态出现的夸大妄想。③先有内感不适，然后出现疑病妄想。④先有意识障碍，在意识障碍逐渐恢复过程中发展了妄想。⑤先有认知障碍，尤其是近记忆削弱，如记不得自己的东西放在什么地方，到处寻找找不到或已经丢失，记不得自己的存款数或丢失了钞票，病人便认为是别人偷窃了或故意跟他作对。⑥轻度或中等痴呆病人由于推理判断的缺陷而产生一套妄想性解释。⑦继夸大妄想出现的被害妄想，或继被害妄想出现的夸大妄想，继疑病观念出现的被害妄想等，都是继发性妄想。归纳一下，有以下几种情况：

1. 解释性妄想，最常见的是先有幻听，病人的妄想是对幻听的解释。

2. 病理性心情伴随的妄想

（1）躁狂心情高涨继发的夸大（一类的）妄想，如夸大权势、地位、财富等；

（2）抑郁心情低落继发的自贬性妄想，如罪恶、贫穷、疾病等；

（3）焦虑、恐惧等心情继发的各种妄想，如社交恐惧继发以关系妄想形式的被害观念、强迫观念长期存在转变为妄想、疑病观念基础上发展的疑病妄想。

3. 脑病变所致智力、记忆缺损继发的妄想，似应另立一类。

（1）就智力、记忆缺损而言，妄想是继发性的；

（2）就脑病变而言，妄想是原发性的；

（3）开始时也许稍复杂些，随着病程演进，内容渐趋简单，最后甚至只剩一两句话。

4. 歇斯底里，一般地，症状是类妄想性幻想，特点是：

（1）并不确信；

（2）具有表演性，听者越感兴趣，病人加工越多；如果没人听他的，他也就不怎么说了；

（3）内容带有幻想性，有满足愿望的明显色彩；

（4）有时也可短时期变得确信而有行动，尤其是攻击行为（伤人、杀人），而被诊断为"精神病状态"；

（5）带有浓厚的迷信色彩，即内容为鬼、神、妖怪之类，且与病人文化背景相一致。

歇斯底里还有另外一种情况，病人心里装的几乎完全是过去的事，病人几乎完全生活于过去的环境、人、事之中，这个记忆可涉及多年的往事。持续时间可以相当长，但病人的生理需要之满足和相当多的日常行为仍与现实相符。Pitres 称此为 délire ecmnique（记忆盘踞妄想），实际上并不是妄想，而是记忆障碍。

有几种比较特殊的情况需略加说明。

J. Capgras（1923，转引自 Enoch and Trethowan，1979）描述的所谓"易人错觉"（the illusion of doubles）是一个使人误解的名词，因为实际上是妄想。病人承认，假冒者和他的亲人确实长得一模一样，一般人都看不出来，可见并无知觉障碍。最好叫做冒充者妄想。有些病人甚至认为，冒充者有奇异的改变自己外形的本领，可以冒充多种不同的人物。这类妄想属于被害性质。

Clérambault（1942，转引自同上书）所描述的色情精神病（psychose passionelle）不同于一般的被钟情妄想，后者只是精神分裂症的一个症状，而 Clérambault 强调他所描述的是一种纯粹的形式（pure erotomania）。通常是中年处女，她确信某一地位比她高得多的男人爱上了她，并且是男方首先作出明确的表示，还有进一步的行动。病人的描写和小说里令人感动的爱情故事一样。病人知道对方已有妻子，她知道对方由于爱上了她而十分痛苦。作为回报，她也决心始终不渝地爱对方，海枯石烂永不变心。除了男方根本不认识病人也没有任何交往外，病人所说的一切都合情合理。与此相反，某精神分裂症女病人认为电视屏幕上的某男播音员爱上了她，播讲的内容都别有含义，只有她能理解，她还可以跟屏幕上的人交流感情。这种情况任何正常人一听就知道是荒诞的，不可能的。

病态的嫉妒指病人和配偶经常因没有根据的推测而发生冲突，严重妨碍了双方的正常生活和工作，病人采用多种方法考验和侦察配偶，但始终承认还没有确定的证据。这种情况女性显著多于男性，而嫉妒妄想则男性显著多于女性。因此，尽管实际上不大容易区别，但两者性质不同。前者与人格密切相联系，可以理解，属于超价观念（参见"超价观念"条目）；后者不可理解，是疾病过程的产物，最常见的是精神分裂症、慢性酒精中毒等。

少数妄想病人住院后似乎已经完全恢复，其实病人仍秘密地保留着他的妄想信念，但病人懂得说出来就会被视为病态，因而守口如瓶，在生活和待人接物中也不表现出来。文献中称为人格的纵性分裂（longitudinal splitting of personality），病人似乎分成了两半，一半是妄想，一半是普通人的常识。按社会标准看来，可以说病已经好了。对于这种病人，我们应该尊重他的信念，不要苛求。

最后还要提一下类妄想性幻想（delusion-like fantasy）。这种情况见之于歇斯底里和人格障碍，与处境和一定的人格相联系，是可以理解的。内容可以是单一的被害性质，也可夹杂有自命不凡的夸大内容或者某人钟情于她的内容。特点是内容带有满足愿望或给困境以解释的性质，病人并无坚信，内容随周围人的态度和暗示而变化。例如，病人认为她之所以被监禁（这是事实）是有人嫉妒而加害于她，但她相信不久真相将会大白于天下，因为公安局的某同志和某同志等是富于正义感的，他们必将战胜邪恶，尤其是某同志年轻英俊，很有才干，对她很有好感，暗地里给她巨大的支持和温暖，云云。类妄想性幻想与幻想性谎言（pseudologia phantastica）之间没有截然分界线，实际上，对于强烈地倾向于幻想的人来说，幻想世界和真实世界之间的分界线是相当模糊的，而谎言要一一拆穿有时实际上不大可能。另一个特点是，听者愈是感兴趣，病人说得愈多，而听者公开表示不信时病人便不再说了。这表明，病人所说的内容与其说是内心确信的自然流露，毋宁说是引人注意的一种手段。

幻想性谎言可理解为手段之目的化。一般人说谎只是一种手段，目的是得到同情，骗取金钱、荣誉等。幻想性谎言者在说谎过程之中得到精神上的满足，他们为说谎而说谎。尽管周围人并不相信，他们仍然照常说谎，这就可以理解了。一位武侠小说作者（他曾发表过流传很广的武侠小说，内容荒奇怪诞，充满幻想性内容）因脑血管病住入神经科，因病人说话总是与事实不符，例如早点他吃两个馒头，医生问他吃了多少，他不是说三个或四个，就是说一个或没有吃，遂请精神科会诊。会诊发现病人有典型幻想性谎言。他的夫人与他共同生活数十年，对他十分了解。据他夫人说，他说十句话，如果你相信其中的一句，都很可能会上当受骗。这位武侠小说作者显然生活在幻想之中自得其乐。他稿费收入甚丰，全部交给夫人，生活听从夫人安排。

妄想与超价观念的区别请看"超价观念"条目。

（二）妄想的分类（引自 Campbell 的 Psychiatric Dictionary）

1. 不存在（delusion of non-existence）

　　虚无妄想（nihilistic delusion）

　　已死妄想（necromimesis）

　　无躯体（Cotard syndrome）

　　无记忆（negativistic amnesia）

　　自己停止，世界就停止了（ergasiophobia）

　　否认躯体变化，否认疾病、缺陷（anosognosia）

2. 涉及个人身体变化（somatopsychic delusions）

　　美丽（callomania）

　　畸形（dysmorphomania，dysmorphophobia，dismemberment complex）

　　身体某一或某些部分变大了（macrosomatognosia）

　　身体某一或某些部分变小了（microsomatognosia）

阴茎缩进去了（Koro）

变成女人（eviration）

性别改变（metamorphosis sexualis paranoia）

皮肤表面有（许多）虫子在爬（delusion of infestation，dermatozoic delusion，Ekbom's syndrome，parasitophobia）

皮下有动物打洞（formication）

有异味（automysophobia）

变兽妄想（zoanthropy），如变成猫（galeanthropy）、狼（lycanthropy）、马（hippanthropy）、狗（cynanthropy）

3. 涉及自我或人格（autopsychic delusion）

失去记忆

变成另一个人

罪恶妄想（delusion of guilt）

夸大妄想（Clérambault's syndrome），神、世界从天而降，神圣（高贵）血统或出身，超级智慧，被爱

4. 涉及外界（allopsychic delusion）

有一个想象的朋友（Doppelganger）

配偶不忠（Othelo syndrome）

被害（delusion of persecution）

被监视（delusion of being watched）

被诬陷（reformist delusion）

被控制（delusion of being controlled）

思想受控（Clérambault-Kandinsky complex）

附体（possession，照例不是妄想——引者注）

被视为同性恋者（Kempf's disease）

骗子（闯入者）（imposter syndrome），认识的某人被（多个）骗子（轮流）替换（Capgras syndrome），多个接触过的人实际是一人装扮的（Fregoli phenomenon）

本节内容来自 R. J. Campbell：Psychiatric Dictionary，6th edition，1989. Oxford University Press. 此词典未收录 over-valued idea（超价观念）。可见，它把超价观念都视作妄想，这也是英美作者的主流看法。

其实上面列举的条目中，如某些带-phobia 的，有可能是超价观念，甚至不典型的强迫观念。关于妄想与超价观念的区别，见"超价观念"条目。

dementia　痴呆

"痴呆是后天获得的智力、记忆和人格的全面损害，但没有意识障碍。"（Lishman，WA. 1978）这是一个简明而准确的痴呆定义。

要说明的是，并非痴呆患者从来也不出现意识障碍。事实相反，在痴呆发展的长期病程中，出现短暂意识障碍的病人并不少见。要点在于，只有在意识清晰的长时期中持续存在智力、记忆和人格的全面损害，才构成痴呆。

痴呆既然是全面而持久的损害，因此，对痴呆的辨认和确定（不涉及疾病诊断和病因）主要有三个问题：

（1）痴呆和局限性缺陷的鉴别。

（2）痴呆和功能性障碍的鉴别。

（3）早期和轻度痴呆的辨认。

第一个问题主要是失语、失认和失用等症与痴呆的鉴别。由于在很大程度上涉及神经病学，超出了本书的范围，这里不讨论。感兴趣的读者可以找神经病学方面的书看。

DSM-Ⅳ（1994）各种类型痴呆的诊断标准都要求必须存在下述 4 种障碍中的至少 1 种：（1）失语症；（2）失用症；（3）失认症；（4）执行功能紊乱。这是不可取的。ICD-10 研究用诊断标准中，痴呆的一般性诊断标准并不要求存在任何高级皮层功能的局限性损害症状，这是正确的。事实上，可以确诊为阿尔茨海默病（以下简写为 AD）的病人可以没有 DSM-Ⅳ所描述的 4 个症状中的任何一个。

DSM-Ⅳ的痴呆诊断标准与《精神病学综合教科书》第 9 版（2009，简写为 CTP-9）关于"认知"（cognition）的概念一致：

"认知包括注意、记忆、语言、定向、praxis、执行功能、判断和问题解决。"（p1152）。认知包括 praxis，是错误的。Praxis 义为行动、动作；在医学上指学得的技巧性动作，如执笔书写、用筷子夹菜等。R. J. Campbell 所编英文《精神病学词典》（第 6 版，1989）说，apraxia（失用症）"不能用缺乏理解加以说明"，可见，它与"认知"并无直接、必然的联系。显然，DSM-Ⅳ 和 CTP-9 的"认知"概念包含过多（over-inclusive），是错误的。假如认知本身包含行为，所谓"认知行为治疗"中的"行为"一词岂不是画蛇添足？知和行是两件事，不能混为一谈。

第二个问题除了与意识障碍（请参阅第 5 章 5.1）的鉴别外，主要是与假性痴呆的鉴别问题，特别是存在抑郁时的判断问题，将在 pseudodementia 条目讨论。这里只提一点，抑郁不仅是痴呆病人常见的伴发症，它也常常是痴呆的先行官。因此，辨认出抑郁并不等于抑郁消失后病人不会出现痴呆的逐渐发展。

这里重点讨论第三个问题。

这是一个十分困难和迄今还没有完全解决的课题。但是，认真仔细的工作和丰富的临床经验可以把失误减至最低限度。

搜集资料的工作主要有采取病史和精神检查。心理测验和标准化临床方法可视为常规精神检查的深化，但是，常规检查由于它的灵活性和它给经验留下发挥潜力的巨大领域，仍然应该是基本的。身体检查、化验室检查以及脑电图、脑血管造影、CT、MRI 等对于进一步确定疾病性质和病因是必要的，但对于辨认有无痴呆则没有什么作用。

在现病史中，不仅要详细描述每一个症状本身，还要了解症状对日常生活影响的性质、程度和范围。病人的活动、饮食、衣着、大小便、卫生习惯和睡眠等都必须详细了解和记录。病人与家属的交往和关系很重要，他的兴趣爱好、生活内容及其安排有些什么变化，都应给予历史的描述。

家族史要特别注意精神和神经疾病的遗传倾向。

个人史必须包括学校教育的经过，过去所从事的职业性质、年限和工作水平、何时退休。这些事实应该为评定病前智力水平提供可能。既往精神科病史（尤其是抑郁症）要详细。饮酒和服药的历史不可忽视。病前人格尤为重要，因为一旦发生痴呆，人们将不再可能看到原来的人格。这个道理必须使病史报告人懂得，他们才会尽一切努力为医生提供一个评定人格改变的参考系。

精神检查的主要目标是对病人的记忆、智力和人格进行评定。基本的皮层功能检查是可疑痴呆病人检查的必要部分，尽管详细而深入的检查有赖于神经科专家。

K. Bergmann（1979，转引自 B. Mahendra，1984）对一组"可疑"痴呆病人的研究给我们提供了一个评定的框架。所有病人平均追踪 3 年，下述三种情况各占约 1/3：① 发展了痴呆；② 结果发现没有精神病，但智力较低，其所属社会阶层使他们过着一种贫乏的精神生活；③ 仍然有轻度精神损害，诊断仍然不能确定。这个研究有一重要发现：大多数痴呆病例来自原来"正常"或"功能性障碍"的受检者，而多数轻度认知损害病人是良性的，进展很缓慢，完全不同于 Alzheimer 病。

如果不考虑预后而只顾眼前，所谓轻度痴呆便成了一个人为的类别。通常用一套标准化检查和评分方法并制订一条分割线，这样分割出来的病例有良性几乎不进展的，也有不久后发展为严重痴呆的。

因此，对于轻度和可疑的痴呆，动态研究比静态（横断面）评定更为重要。追踪观察是医生的事，但回顾性调查则取决于知情人的报告。碰上粗枝大叶和马虎的家属，情况便很难弄清楚。有时，病人的孙女儿倒是能提供不少有价值的材料。要清楚地告诉知情人，目前"糊涂"的程度固然重要，它跟半年、一年和两年前比较起来"糊涂"的变化程度更加重要。

正常老人认知功能下降与痴呆之间的分界线问题已经讨论多年。人们使用了各种不同的方式和术语加以描述，意见分歧。

1962 年，Kral V. A. 在追踪研究中区分了两种情况。一种叫做"良性老年健忘"（benign senescent forgetfulness），特点是，容易忘记不太重要的事情，同时对自己记忆问题有所觉察；

另一种叫做"恶性健忘症"（malignant senescent forgetfulness），特点是，对最近发生的事件有遗忘，同时并不觉察到自己有什么记忆问题。追踪 2 年后发现，良性者变化很小，显然不是痴呆；恶性者精神损害显著加重，大部分可以确诊为痴呆。此研究的不足是样本小，追踪时间也不够长。

1986 年，美国 NIMH 推荐一个术语 age associated memory impairment，用以描述正常老人的记忆改变。但此概念的效度（validity）受到置疑，因为对较年轻的成年人的研究结果不支持这个概念。

1994 年，国际老年精神病学协会提出 age associated cognitive decline 的概念，不限于记忆但不是痴呆。对此，也有不少争议。

美国人从 1982 年开始 Global Deterioration Scale 的研究和制订，其第 3 阶段为 mild cognitive impairment（简写为 MCI），即轻度认知损害。近年来，MCI 被视为正常老年认知改变与"可疑痴呆认知损害"（cognitive impairment suggesting of dementia）二者的中间状态，后者进一步发展便是可确诊的痴呆。这似乎阶段分明，但它们之间的分界线仍难以划分。

1997 年，加拿大研究者提出"没有痴呆的认知损害"（cognitive impairment no dementia）。

以上只是举几个例子，其他类似的方法和术语还不少。

据 CTP-9，近 10 年来发现，路易体痴呆（dementia with Lewy bodies，简写为 LD）的患病率超过了血管性痴呆（简写为 VD）而位居第二。具体地说，在所有痴呆中，AD 占 50%～75%，LD 占 15%～35%，VD 占 5%～20%。

LD 具有 AD 和帕金森病二者的临床相和病理改变。早期记忆损害不一定明显，这一点很值得重视。LD 的核心临床相具有以下三个特征：（1）与注意和机警性缺陷相关联的认知功能波动不定；（2）反复出现幻视，典型而细节逼真；（3）帕金森病的运动障碍。只要有上述 2 个特征便可以诊断为 LD。支持此诊断的证据有：反复跌到和晕厥；无法解释的短暂意识丧失；严重的自主神经紊乱（如直立性低血压，小便失禁）；视觉以外的幻觉；系统性妄想，等。

现在，情况已经比较明朗。过去主要用记忆下降作为痴呆的预测指标，其所以常失误，LD 的存在起了相当作用。尽管到了晚期，LD 同样出现痴呆的全面损害。研究已经确定，LD 患者的颞叶内侧结构相对完好，这可以解释此病的记忆特征。反之，没有痴呆的器质性遗忘综合征（organic amnestic syndrome）总是以涉及颞叶内侧结构的病变为主，而大脑其他部位病变不明显。

可以总起来说几句。对于痴呆的早期诊断，重视记忆、智力下降和人格改变，当然必要，但这还不够，还必须对 LD 的特殊症状保持警惕，这样才能减少失误。

从对精神病理现象的认识上讲，记忆是精神活动与现实"接轨"最容易客观评价的部分之一，有事实或其他记忆健全者为参照，记忆下降不难发现，也便于测验。其实，临床上不少痴呆家属反映，患者最早的表现并非记忆明显受损，而是更精细、更富创造力的部分，有一位家属精当地总结为"最早是……他（丈夫）的神采没有了。不再风趣幽默，不再有细腻的关心"，而这些人类最终获得的"高级"能力，往往也是最先失去的部分，只是由于不便于"客观评价"，所以一时难以进入早期诊断的标准。但临床上，完全可以从这些角度进行询问，只要患者和周围亲属之间有着相对细腻的情感生活联系，就不难发现。这样看问题，比泛泛地讲人格改变更有提示意义。

老人的智力是一个复杂的问题。

与儿童少年情况相反，老人的智力和记忆的常模很难确立，一个甲子的后天经历变异太大，以致老人们的心理和行为中众多维度上相差悬殊。据说，许多大中学生背得滚瓜烂熟的数理科学的常数，爱因斯坦几乎都不记得，因为他认为，这些随手查一下书就知道的东西根本没有必要去记它。一般智力测验所得出的评分在未成年人中随年龄而增长，但到了一定年龄就不再增长，成年后甚至会缓慢下降。因此，这些测验方法是否适用于老人，是个问题。有一种被称为"晶体智力"（crystallized intelligence）的东西却在成年后仍随年龄增长，一直到生命的最后阶段。所谓晶体智力，意思是说，一个人基于已积累的知识和经验解决问题的能力。显然，年龄越大，积累的知识和经验越多。但关键在于，问题因人、因环境而异，对解决问题能力也就很难评估。一位国家领导人和一位不识字的山村老妪，他们要解决的问题彼此相去何止千里。

地域与生活背景的差异，也给痴呆的诊断造成一定困难。例如，生活在偏远闭塞农村的老人，近来随儿女到大城市后生活各方面很不适应，不会在超市买东西，过不了马路，灶具也不会使用……茫然无措，生活难以自理。加上老年人记忆下降，受教育程度低造成的智力测验成绩差，可能会满足痴呆的临床标准。而老人原来在农村生活不仅能够自理，而且还是家中的"主心骨"，发挥着智慧功能。

另一方面，由于农村生活简单（能自己吃饭，基本活动自理），家人对他的要求也不高，感情交流也少，一些的确处于痴呆早期的患者，包括曾经有幻觉的患者，也能相对适应"养老"的角色，并不凸显为疾病。"人老了，难免神神鬼鬼的"（如患者总说见过死去的亲人或跟她说话了）、"有点儿糊涂了"（记忆错误）。而患者出现在医疗系统中时，往往已经到了走失、睡眠紊乱伴谵妄……生活难以照顾的程度。

dependence　依赖

依赖一词在精神病学里标示两个完全不同的概念，一个指酒精和药物依赖，一个指一种人格特性。现分述如下，但对于前者这里主要限于酒精依赖，药物依赖只简略地提一下。

（一）酒精依赖（alcohol dependence）

从近几年国内的一些流行学调查结果看来，我国酒精依赖已经成为一个严重的精神卫生问题，并且还有发展的趋势。要解决这个问题仅靠卫生部门和医务人员是不行的，还必须有一整套国家政策和行政法规并切实付诸实施，以及广泛而深入的教育和移风易俗。

酒精依赖的基本特征是饮酒之强烈的甚至压倒一切的欲望。

根据 ICD-10，确诊酒精依赖必须是过去一年里至少有以下项目中的三项：

（1）有饮酒的强烈欲望，或者感到非饮不可。

（2）控制自己推迟饮酒时间或少饮的能力明显下降。

（3）为了缓解戒断症状而饮酒，并且知道饮酒有这种效应。

（4）出现戒断症状。

（5）有耐受性增高的证据：要产生相同的效应必须饮用比过去较多的酒，或者过去可致醉的量现在饮用后不醉。

（6）饮酒方式固定化：例如，每天早晨必须饮酒。或者，不论社会环境多么不宜于饮酒也必须照饮不误。

（7）饮酒以外的享乐和兴趣逐渐消失，有两件事可供选择时总是优先饮酒。

（8）即使有昭然若揭的证据表明饮酒有害（例如，医生告诉他饮酒已造成肝损害；病人因饮酒而失业或受惩罚；因饮酒而造成经济十分困难和家庭严重不和）仍继续饮酒。

这是一种临床实用的诊断标准，不可误解。例如，某酒精依赖者具备上述（5）、（6）、（7）三项而其他项均没有。这是由于他家很有钱而无需工作，他的妻子很"贤惠"，家里总是备有足够的酒供他饮用，所以他多年来一顿饭也没有断过酒。这样，酒精依赖的其他五项标准都没有发生的条件。但这丝毫也不能说他并无饮酒的强烈欲望，也不说明停用或少饮酒不会出现戒断症状。

常见的戒断症状有：头痛、睡眠障碍、出汗、手抖、虚弱感、腹部难受、焦虑、抑郁等，严重者可出现全身性痉挛。饮酒可使戒断症状迅速消失是很特征性的。

酒精依赖是逐渐发展起来的，因此，虽不足以确诊但具备上述一项或两项的饮酒者应视为酒精的候补依赖者，他们是预防工作的重点对象。

依赖是精神活性物质慢性中毒的基本形式。因此，酒精依赖者容易发生各种酒精综合征，如震颤谵妄、Korsakoff 综合征、幻觉症、病理性嫉妒、人格改变，以及各种精神病状态。

　　酒精依赖的治疗并不难，只要病人合作，住院可以几乎100％治好。难题是出院后复发率很高。酒精依赖者戒酒后只要一接触酒，很快又会陷入依赖，往往比上次更严重。预防复发的工作国内做得还很少，这跟心理治疗开展不够是密切相联系的。很多酒精依赖者的人格是不健全的，甚至有人格障碍。还有很多人长期存在各式各样的心理社会问题或精神障碍。不解决这些问题，他们一遇困境就会逃避到"一醉解千愁"的老路上去。

（二）药物依赖（drug dependence）

　　药物依赖的发生和发展有医疗性和非医疗性两种不同的情况。这里只谈前者。

　　药物依赖的诊断标准与前述的酒精依赖原则上相同。药物产生依赖的难易程度和快慢因药物不同而差异很大。医生必须清楚哪些药物是容易造成依赖的。

　　目前临床上最常见的依赖是催眠药、镇痛麻醉剂和抗焦虑剂。心理治疗是临床工作中防止依赖最重要的方法。值得注意的是，医生、护士中药物依赖很常见，这跟药物管理中存在问题有关。药物治疗必须有疗程，无限期的服药是错误的。对于需长期服用有依赖性的药物的病人必须严格实行停药制（drug holiday）。

　　一般地说，神经症病人容易发生药物依赖。医生应该认识到，这些病人追求药物是一种神经症性行为，即行为使精神痛苦得到暂时缓解或表面的解决，同时却使问题之进一步和彻底解决变得更加困难。

（三）人格的依赖特性

　　人之初，性本弱；因为他还没有独立生存的能力，必须依靠母亲（或她的代理人）的养育。在不独立的生存方式下，精神或情感上的依恋（attachment）便相应地发展起来。但依恋并非每个婴儿都有。严重精神发育迟滞或有其他严重缺陷的婴儿没有依恋。天赋和身体发育正常的婴儿也不是都有依恋，母亲的温情是依恋发展的一个必要条件。没有依恋的婴儿长大后很可能情感有缺陷，如对人缺乏柔情，甚至是情感冷淡的。母亲是分裂人格，子女往往也是分裂人格，遗传和后天的养育大概都起着作用。母亲或她的代理人更换太频繁，婴儿也无法发展安全型依恋，容易产生不安全型依恋。

如果不顾儿童的依恋，突然造成母子分离，可以引起分离焦虑（separation anxiety）或依附性抑郁（anaclitic depression）。

随着年龄的增长，母亲对孩子逐渐放手，尊重孩子的意志，培养孩子自理生活的能力。这样，孩子长大便有了独立精神，这是人格健全一个很重要的特性。

如果母亲对孩子总是过分保护，包办代替，用表扬、爱抚和物质奖励等不断强化对母亲的依赖心理，把驯服和服从看得高于一切，孩子一旦流露出独立自主的倾向，母亲便表示不满，批评、指责甚至惩罚，那么，孩子很可能发展形成依赖人格。

据 DSM-Ⅲ-R，有下述诸项中至少五项的人可诊断为依赖性人格障碍：

（1）没有别人过度的建议和保证便不能对自己的日常事务作出决定。

（2）需要且允许别人为自己代作重要决定，如选择落户地点，找什么工作。

（3）由于怕被人遗弃，即使明知别人错了也表示赞同。

（4）制订计划或做一件事情时拿不定主意。

（5）为了讨别人的喜欢（并非有权势的人），主动做一些不愉快的或降低自己身价的事。

（6）独处时感到不自在或产生无助感，或者极力设法避免独处。

（7）当某种密切的人际关系中断时感到受了蹂躏，或产生无助感。

（8）经常担心害怕被人遗弃。

（9）很容易由于别人的批评或不同意而感到受了伤害。

　　典型的依赖性人格障碍少见，但有依赖特性的人（即具有上述任意 1～4 项的人）却相当常见，在神经症病人中尤其多见。依赖特性是神经症的根源之一，也构成心理治疗常见阻力的一种形式。依赖意味着对自己不负责任，这是心理治疗要解决的中心问题之一。在一定的社会条件下，对某些人或某项工作不负责任并不是精神障碍的标志，但对自己不负责任的人毫无例外都是精神不健全的人。

　　婴儿期的依恋长大后可以发展为爱，也可以发展为依赖。爱是人类最可贵的建设性情感，而依赖却是一种病态的人格特性。很多人分不清爱与依赖，也分不清爱护子女与不尊重子女。我们常说，天下哪有不疼爱子女的母亲。然而，不尊重子女，粗暴地干涉子女的独立自由，这样的父母在我国实在太多了。对于处在发育的三岔路口的儿童，他将来究竟走上哪条道路，起决定作用的是成人（尤其是父母）对儿童的尊重。我们大家都必须认真对待这个问题。

depersonalization　人格解体

　　人格解体是一种有自知力的和不愉快的体验症状，病人有异乎寻常的陌生感、脱离感或不真实感等。

　　据《英国医学杂志》（1972）的一篇社论（转引自 M. Gray，1978），广义的人格解体含义甚广，它主要有四个方面：

　　（1）狭义的人格解体，即感到"我"已经脱离，变得不真实，感到"我"似乎不存在。有一位病人把他的体验说成是"无我感"，是一种很好的言语表达。

　　（2）现实解体（derealization）。病人感到周围的外在世界似乎发生了改变，变得不真实了：像图画或像照片，没有立体感和生气，一切变得疏远而陌生，有如梦境，或者像蒙上了一层雾，显得朦胧而不清晰。

　　（3）身躯解体（desomatization）。感到自己整个身体的大小、轻重、硬软等发生了奇异的变化，失去了正常时的真实感和实质感，似乎是"虚的"，像不存在似的，"什么感觉也体会不到"。

（4）情感解体（deaffectualization）。病人感到他丧失了情感体验的能力，不能爱也不能恨，为此而痛苦。

病人清楚地知道，这是他的主观世界异常变化。因此，总是用"好像……似的"这样的措词来描述他的体验。这与妄想是不同的。

正常人可以有短暂的人格解体，持续若干秒钟至几个小时。这在疲乏和情感受震动时可以出现。据 W. Roberts（1960），在 12～35 岁的人们中大约有三分之一到一半的人（无性别差异）有过这种短暂的体验。

人格解体的性质和诊断，文献上讨论颇多而意见不一。显然，人格解体有两类，诊断和治疗原则不同。

第一类人格解体是继发性的，是其他某种精神障碍的一部分。药物中毒时可出现人格解体。精神分裂症的早期人格解体不少见，但持续时间不长，照例还有其他症状，随着疾病的发展而消失。抑郁症病人常有人格解体。强迫性神经症病人有时突然出现短暂的人格解体。前苏联学者报告过一个病人，在德机狂轰滥炸的大灾难面前，顽固的强迫症状突然消失，病人感到一切都不真实，不久，真实感逐渐恢复，强迫症状也跟着再现。20 世纪 60 年代关于实验性精神病的研究报告中，许多志愿服用致幻剂的人有人格解体体验。癫痫病人也不少见。

第二类人格解体自成一种特殊的精神障碍。这类病人除了人格解体以外几乎什么其他症状也没有。来精神科求治的这种病人，人格解体都已存在一年以上。这是一种神经症。

DSM-Ⅲ-R 把人格解体神经症归到游离性障碍或歇斯底里神经症游离型（dissociative disorders, or hysterical neuroses, dissociative type）之中，我认为是很不恰当的。在所谓多重人格障碍和心因性漫游症发作时，病人没有自知力，也没有精神痛苦，这与人格解体是大不相同的。可见，DSM-Ⅲ-R 的这种分类背离了它自己的描述原则而屈从于众说纷纭的机制假设，这是不能接受的。

depressive neurosis or neurotic depression　抑郁神经症或神经症性抑郁

请看第 8 章 8.1、第 10 章 10.2。

抑郁神经症是一个有争论的分类诊断概念，这涉及两个性质不同的问题。

（1）与内源性或躁郁性抑郁症的关系。内源性抑郁症恢复不完全且病程迁延 2 年以上，据说占全部病例的大约 1/7。仅就横断面看来，此时确实无法与神经症区别。但是，典型的抑郁神经症与典型的内源性抑郁症临床特点完全不同，即使有过渡形式，也不应将二者混为一谈。正像精神分裂症与情感障碍之间有过渡并不构成将二者看作一个病的理由。内源性抑郁症 80% 以上在 2 年内完全缓解，而抑郁神经症 80% 在 7 年后仍无完全缓解（T. Bronisch et al. 1985），强有力地说明二者是两种病。

（2）抑郁神经症与人格障碍之特殊形式的关系。实际上，每一种神经症都有它相应的人格障碍类型，无法截然分开，并不限于抑郁。DSM-Ⅲ-R 用 dysthymia（心境恶劣）代替抑郁神经症可以说明这一点，因为这个词是用来描述人格的。

deterioration　衰退

这是一个常用而没有公认的精确描述的术语。精神分裂症的前身是早发性痴呆。由于此病并不导致痴呆，精神分裂症这个名词便取代了早发性痴呆而得到了公认。衰退主要用于描述精神分裂症晚期的缺陷状态，它不是痴呆，以人格改变为主，迄今尚无法使它逆转。精神分裂症的衰退表现为情感生活荒芜贫乏，意志严重减退，认知功能可以有各式各样的障碍或缺陷，但不是痴呆，在临床相中也不占突出地位。衰退意味着人格的严重改变和无法逆转，因此，临床医生不大情愿用它，正像法官只要可能尽量不判死刑一样。请参阅"缺陷综合征"条目。

实际困难在于，精神分裂症的慢性状态都有人格改变，都有一定程度的情感冷淡和意志削弱。那么，这种改变严重到什么程度和持续至少多久才叫做衰退呢？这显然是个人为的问题。也就是说，取决于精神卫生政策、设施和实际处理措施。政策、设施和处理方法不同，衰退和非衰退的分界线也就画得不一样。

disorientation　定向障碍

定向力有三种：时间定向、地点定向和人物定向，指病人对时间、地点和人物的认知判断能力。如果这三方面都很好，我们便说病人的定向力完整，否则便有定向障碍。

正常人可以有短暂的定向障碍，尤其是时间定向。过春节一连好几天吃喝玩乐，可能会一下子弄不清楚是下午还是上午，有些中学生晚饭后很疲乏，倒在床上便睡，一觉醒来赶忙背起书包往外走，其实当时是晚上而不是早晨。这种情况在北京冬天容易发生，因为天亮很晚，学生早晨上学时还到处亮着灯。总起来可以看出，正确的时间定向有赖于连续的记忆和正常的生活节奏。如果没有情绪扰乱，也不是长时间专心致志于某件事，正常人的时间判断一般误差不会超过一小时。每逢星期日休息的职工和学生一般不会弄错今天是星期几。如果月份甚至年份和季节都弄不清楚，几乎总是表明有精神障碍。

地点定向主要取决于知觉。即使近记忆严重削弱的病人，一看病房里的摆设和医护人员的服装，也就知道是在医院里。如果环境里缺乏特殊的标志，地点定向障碍并不一定说明有精神障碍。

人物定向最不容易出错。连老婆也不认识的情况只见之于《笑林广记》和精神病人。

定向障碍，作为精神障碍的表现，主要见于四种情况：①急性精神病状态；②意识障碍；③痴呆；④严重记忆障碍。因此，在评定定向障碍时，我们必须分析：有无一般的知觉清晰度削弱，在多大程度上是由于近记忆障碍或智力损害，在多大程度上是由于妄想、幻觉或急性情绪紊乱干扰了认知活动。

所谓双重定向（double orientation），病人既没有意识障碍和认知损害，也没有情绪紊乱，与正确定向同时并存的还有歪曲的定向，这通常是妄想所致。例如，病人说，这里表面上是医院实际是迫害他的特务机关；Capgrass 症的冒充者妄想，性质与此相同。

dissociation symptoms　游离症状、分离症状

dissociation 一般译作"分离"，因为与分离焦虑（separation anxiety）中的分离相混，故改译为游离。

游离是 P. Janet（转引自 Jaspers，1963）在 19 世纪末首先提出来的一个关于心理机制的概念。他认为，歇斯底里的精神发作是"无意识"的心理活动，是从意识中游离出来的。尽管他关于"无意识"的概念与 Freud 的概念不同，这种解释仍然不可取，理由如下。

从描述上说，"意识到"（be conscious of）和"觉察到"（be aware of）是同义语，"意识不到"和"觉察不到"也是同义语。所谓意识便是可以意识到或觉察到的心理，而所谓无意识便是意识不到或觉察不到的心理。这样说来，Janet 的解释是自相矛盾的。在歇斯底里发作时，按他的解释，病人的活动是"无意识的"，但实际上病人此时可以觉察到他正在进行的活动，也就是对"无意识"活动可以"意识到"，这是自相矛盾的。与此类似，做梦被视为"无意识的"典型表现，可是当我们在做梦时能够"觉察到"梦中的心理活动，甚至醒后也能回忆，这等于说，我们能够"意识到"（即"觉察到"）做梦这种"无意识"活动。其实，我们不如把做梦和醒觉看做是两种不同的意识活动或状态，更加简单明了，并且也不会自相矛盾。与此类似，歇斯底里发作和正常状态也是两种不同的意识状态。

从描述的角度说，所谓游离症状就是意识改变状态（参看该条目）下的症状，或者，与意识改变状态直接相连的症状（如遗忘）。

正因为如此，我们认为人格解体不是游离症状。请参看"人格解体"及"真实感障碍"两条目。

按 DSM-Ⅲ-R，除人格解体外，游离症状主要有三组：

（1）多重人格障碍（multiple personality disorder）。

（2）心因性漫游症。

（3）心因性遗忘症。

这里要指出，多重人格障碍是一个不恰当的名词，因为它与人格这个概念有混淆之嫌。本书不用这个名词，称之为"身份障碍"（详见另条）。

distractability　　随境转移

随境转移是注意的可转移性增高。这在躁狂病人表现得最突出。病人的注意很容易随环境中的变动（尤其是新鲜事的发生或某个人物的出现）而转移开。一旦被新事物所吸引，病人的注意便集中于该事物，但并不持久，很快又转移到另外的事物上去了。躁狂比较轻的时候，病人能够和别人作短时间有意义的交谈，或者有始有终地做一些简单的事。随着病情的加重，保持注意集中于一定事物的时间愈来愈短。严重时，病人的言语不连贯，也不能做任何一件事，甚至在大小便时，嘴里仍说个不停，手也在比划着。

随境转移也见于多种器质性精神障碍。器质性随境转移往往是被动的，病人不能集中注意于任何一件事物，因而精神活动显得支离破碎，很少能看出病人对事物的兴趣，行为的目标导向性也受到损害，这些都与轻躁狂大不相同。

随境转移这个中文译名并不准确，因为"境"指环境，但注意的转移并不一定与环境有联系，比较准确的译名是注意易转移。一位为幻听所苦的病人用力挥舞一下拳头，幻听便消失了，我们便说，这种幻听是容易转移的（distractability of the hallu-cination）。

Bonhoeffer（1901，转引自 Jaspers，1963）描述了酒精中毒性谵妄病人错觉幻觉的易转移性。检查者使病人保持中等程度的注意，方法是主动和病人进行简单问答式交谈，此时知觉障碍便很少出现。如果不理病人，随他去，病人对环境不关心，错觉幻觉便大量出现。不过，当检查者迫使病人集中注意于视觉刺激时，视野中会出现许多错觉。

当急性精神病状态正在走向恢复，也许只有在病人注意内收时才出现幻觉，一旦注意被转移开，幻觉便消失了。有一位病人用唱歌对抗使他苦恼的幻听，取得了成功。从此，幻听一出现他便唱歌，也确能控制住幻听。

Kleist（1980，转引自 Mayer-Gross，1955）首先发现运动可影响病人的思维活动。亨廷顿舞蹈症病人在交谈中注意很容易转移，这可以看作运动模式的不断改变对病人思维进程的影响。Maryer-Gross（1955）认为，在不断改变的运动模式的背景上出现注意易转移性增高，是亨廷顿舞蹈症特征性的精神状态。

儿童多动症与注意障碍有密切联系。这种儿童有的很像轻躁狂的随境转移，有的则类似器质性被动易转移性增高，但多数介于这两个极端之间或者呈现某种混合状态。广义的儿童多动症是一个异源性类别，可以说明病儿注意障碍的多形性。

dream，types of　梦的类型

1. 碎片型

内容杂乱而零碎，有如严重意识障碍时的思维言语，是不可理解的。梦者醒后对回忆无法叙述，只能说"乱七八糟"。醒后常感昏昏然或头部不适。酒醉后常有此种梦，神经症病人诉苦多梦者，其中相当部分属于此型。

2. 生理决定型

如尿急者梦到找厕所，饥肠辘辘者梦到猛吃东西，肢体露在被外寒冷空气中而梦到行走于冰天雪地之中，等等。醒后对梦记忆犹新，仍有生理上的感知，这类梦在我国古籍中早有记载。睡眠中射精而梦到性交也属此类。

3. 情节型

形式和内容宛如一段故事或一场戏，主要有：

（1）宣泄性的：梦中开会，狠批某人，激昂慷慨，获得掌声一片，醒后梦者感到很痛快，尽管知道只不过是一场梦。梦中所批判之人可视为梦者不满的人或事的象征或替身。

（2）表达性的：如俗话所说"做梦娶媳妇"，梦里升官发财、飞黄腾达，也属此类。它表达了梦者白天的欲望和追求，但梦者对此并不一定明确。

（3）焦虑性的：梦的内容是各种焦虑处境，如梦考试，对试题茫然不知，或梦亲人重病而十分焦急，或梦社交而发生十分尴尬的场面，如一起身裤子在屁股上撕开一大口子，等等。照例，梦者白天有程度轻重不等的焦虑事件或处境。

（4）训诫性的：这类梦的内容无异于对梦者敲响一次警钟。如梦中出手一击，把对手打翻在地，仔细察看，发现对手已死，接着被捕，绑赴刑场执行枪决，枪声一响，人便醒来，一身冷汗，心有余悸。梦者感到："这是在警戒我，切不可鲁莽行事。"

（5）重演型：旧事在梦中重演，虽情节多少有些变化，但醒来后有"似曾相识"之感。此种梦可以有上述四种作用中的一种或几种，但一部分是焦虑性的，即相当于 PTSD 病人的"闪回"（flashback）。

（6）意义不显的：通常情节很简单，如梦到一个人独自在田野中散步，或自来水龙头在流水，或见到街上车水马龙，或片段的奇异场面（如从高处坠落，与焦虑梦不同在于并无焦虑情绪），诸如此类。

用梦解释醒时的心理，或者，用醒时的心理去理解梦，这是精神分析和常识的区别所在。一般地，梦是黑白的而非彩色的，这跟梦境模糊、不甚清晰有关。精神分裂症病人的梦不清楚，也问不出来，这跟病人对梦与现实不加或不能区别有关。

dysphoria　　心情恶劣

心情恶劣是一种短暂的发作状态，一般持续不过数日，在沮丧苦闷心情的背景上出现怨恨、敌意甚至狠毒。

典型的形式见之于某些人格障碍和癫痫病人。在以前的文献中，所谓癫痫人格很可能包括太多。Lombroso 过分强调癫痫在犯罪中的重要性，大概与此有关。EEG 发明以后，癫痫的诊断精确了。人们认识到，不少类似癫痫病人的人格和情绪障碍实际上与癫痫无关。

一部分心情恶劣的病人没有惹人注目的行为反常，本人也不找医生，自然被忽略了。另一部分病人有明显的行为反常，这主要有以下三种表现形式：

（1）漫游（fugue and fugue‐like states）。Heibronner（1903，转引自 Jaspers，1963）认为，大多数漫游状态可以看作是对心情恶劣的病态反应，这可以是无缘无故突然发生的，也可以是环境中的小事情诱发的。

（2）自伤甚至自杀行为。

（3）攻击行为。心情恶劣病人的抱怨和敌意一般并无明确的目标或对象，但很可能由于偶然的事情而指向周围的某个人。这种病人特别容易激惹，小事可诱发狂怒（furor）。处于心情恶劣的癫痫病人是很危险的，他们有很高的攻击性。极其强烈的情绪暴发后可以有遗忘，但并不一定说明发作是癫痫性的，因为人格障碍完全有可能出现这种发作。

emotional fragility　　情感脆弱

情感脆弱是一种脑器质性症状。典型的形式见于脑动脉硬化。

自控能力的损害是脑器质性病变的结果，这是不可理解的。脑动脉硬化病人长期保存着自知力，他们人格的重要部分即使到了疾病晚期仍然可以看得出来。因此，病人对精神功能进行性下降产生沮丧和悲观的心情，这种反应是可以理解的。他们容易受感动，而一旦流泪或发笑，便失控而暴发痛哭或大笑。有时，善意的朋友用病人过去的成就去安慰他们，却出人意料地引起病人十分伤感和痛哭不已。这和老年性痴呆病人几乎无法接触、情感淡漠或欣快、毫无自知力等是大不相同的。

情感脆弱的严重形式又叫做情绪失禁（emotional incontinence）。

脑震荡或脑挫伤后不久可以有情感脆弱，但这种情况持续时间不长便逐渐被焦虑和易激惹所取代。病前人格和心理社会因素对外伤后持久的神经症性综合征起了重要作用。

equivalent 等位症

等位症一词原来只用于癫痫，即癫痫等位症。它的意思是说，相当于一次大发作的其他形式的癫痫症状。据 Mayer-Gross (1955)，等位症指的是癫痫的精神症状，不论见于短暂的发作还是较持久的状态，也不论是单独出现还是与运动障碍或自主神经功能障碍同时发生。这主要有精神运动性发作和朦胧状态两种形式。

Lopez Ibor (1969，转引自 Kielholz，1982) 用类比推理提出抑郁等位症一语，用以标示多种不同的病理状态。这些病人虽然没有任何抑郁症状，但 Lopez Ibor 用他的所谓微现象学分析 (microphenomenological analysis)，把这些病理状态都解释为抑郁等位症。被 Lopez Ibor 称为抑郁等位症的有：头痛、股痛 (meralgia)、"不安静的腿"（"restless legs"）、哮喘发作、反复发作的湿疹。抗抑郁剂有效被 Lopez Ibor 视为他的学说的一个证明。从国际性讨论（见 Kielholz，1973）看来，大家都不同意 Lopez Ibor 的观点。关于抑郁症的诊断，下述两点是公认的：①诊断抑郁症必须存在心情低落或体现心情低落的精神症状，单纯躯体症状不能构成抑郁症诊断的根据；②抗抑郁剂有效不能作为抑郁症诊断的根据，因为除了提高情绪的作用以外，抗抑郁剂还有抗焦虑、止痛和改善睡眠的作用。因此，躯体症状因服用抗抑郁剂而减轻并不说明这些症状具有与抑郁同样的性质。无论如何，抑郁等位症不能作为一个诊断和分类的术语而用于临床，尽管有兴趣的人可以对它进行各种研究。

euphoria 欣快症

欣快症的特点以及它和躁狂性心情高涨的区别，参看第 4 章 4.2。

欣快症是一种器质性症状。多种毒品有致欣快作用。

欣快症常见于感染后，但很少被内科医生所注意，也不严重到请精神科医生会诊的程度。病人往往把自己的欣快症解释为重病不死而获得恢复后很自然的心情，只有少数敏于自我分析的病人才觉察到自己的这种情绪过于强烈而持久，连自己也说不出有什么理由。

在痴呆的逐渐进行中，开始是心情不稳定，以后情感日益肤浅而钝化，甚至亲人死亡也无动于衷，但可以因轻微的不方便或不舒适而大怒。最后，愚蠢的欣快可能成为明显而引人注意的现象。

麻痹性痴呆的所有病例中，以欣快症为主要情绪障碍的病人（euphoric dementia）占大约 3/10（Mayer-Gross，1955）。

脑的局限性损害（如额颞叶）也可有欣快症。

fatigue-boredom spectrum　　疲劳-无聊谱

在物质财富的占有上，现在社会两极分化突出：有人年薪逾千万，还有人家产逾百亿，真可以纸醉金迷了；另一端的人是，夜宿街头，就业无着，还整天在为衣食发愁呢。

同样，在精神生活上也有各式各样的两极分化。这里讨论的就是其中的一种：疲劳-无聊两极。当然，两极之间有过渡，故名之曰谱。

疲劳一极自 19 世纪以来有很多讨论。此处只能是简单地加以列举。神经衰弱（G. M. Beard，1869）、疲劳综合征（H. P. Laughlin，1956）、美国疾病控制中心报告的"慢性疲劳综合征"（1986）、ICD-10（1992）中的"倦怠"或"疲惫"（Z73.0 burnout，按中译本误译为"火灾"，我在审校中未能发现纠正，真是罪过！），等等，都是。有关疲劳的理论千头万绪，归根结底就是一句话：时间不够。假如别人活一天，病人能活 240 小时或更长，那就没有什么事干不成，没有什么目标达不到，"成功人士"更不在话下。并且一切都可以慢慢来，自然不会疲劳。

与疲劳对立的另一极是无聊，即时间太多，无所事事。我在《神经症》（第 2 版）一书里曾提出"无聊神经症"，那时主要是受了 V. Frankl 的影响（"找不到生活的意义，这就是神经症"），临床体会不多。近十多年来见过不少典型病例，更加强化了我的观点。

不久前在门诊见一男病人，记忆犹新。34 岁，已婚，硕士研究生毕业，现任某大公司培训部主任（若按行政级别套，算处长级）。他自称并没什么病，只因苦闷而来咨询。他"工作比较顺利"，"家庭也比较美满"，月薪近 6 千，妻子比他更多，月薪 8 千，有房有车，还有一可爱的女孩，4 岁。他诉说，近 3 年多升任培训部主任以来，觉得生活没有什么意思，尤其是：①上班没有事干时，觉得烦闷，还得装着一本正经，即使有事，也不过是订计划、听汇报之类的例行公事，没有什么新鲜的，有劲也没处使；②下班回家，妻子忙于家务，他就一个人坐着发呆，"胡思乱想"——将来该怎么办。他想到农村（他老家在农村，小学毕业前一直住在农村）去搞养殖业，或者学心理咨询，他认为这两种工作"很自由"，会活得好些。已得到妻子的同意，但他还在犹豫。我问他，不想当 CEO？他说，要"挤"上去太紧张了；即使"挤"了上去，也更劳神。这是典型的无聊，因无聊而烦闷。一心想往上"挤"的容易疲劳，根本不想"挤"的就只好无聊了。

近来社会财富迅速增加，无聊的人士也在增多。所谓文化产业（其实主要是娱乐业）迅猛发展，财源滚滚，就是一个指征。

其实，"旧社会"尽管贫穷，无聊也常见。鲁迅先生痛心疾首的"看客"，伸长脖子围观之类，都是无聊，甚至因无聊而麻木。

汉语有"消遣"这样一个复词，意思是消磨、打发时间。《辞源》说，此词始见于宋朝，如苏轼诗云："从君觅数珠，老境仗消遣"。跟着和尚数念珠用以消遣，东坡居士够水平！我国传统文化认为能享清闲是"福"，所以消闲办法之多，形式内容之丰富多彩，有关书籍和文献真是汗牛充栋。

我童年家里租房子住，就那么几间，父母之外还有祖父，兄弟多，又没有玩具，母亲便叫我搬张小板凳坐在大门口"看街"——观看过往的各色行人和小贩，坐人力车的，偶尔还驶过一辆小汽车。总之，五花八门，够我看的。跟现在老了每晚看电视也差不多。

北京人说，"没有受不了的罪，只有享不了的福。"十分精辟。受罪是被强加的，不受也得受；享福却要求我们有主动精神，有所追求。

无聊的人多了，就总有一部分人会找医生诉苦。无聊一旦医疗化，它就会生出各种变形来，一部分很可能被误诊为抑郁症。当然，大部分无聊的人会"找乐子"：卡拉 OK、追星、球场上起哄等，这都是学了外国的，打麻将却是我们的国粹。还有一部分人无聊而无事生非：无来由的破坏公物、打架，那就是社会问题了。

大概谁都体验过短暂的无聊，正如短暂的疲劳一样，那不足为病。所谓过日子，就是按固定的角色任务、按部就班地生活。短暂的无所事事难免使敏感者对生命的意义发生怀疑。无聊之事就是为了填充这种空虚。经常或长期的无聊，就很难说不是一种毛病了。

什么人容易无聊呢？大概有三种：

一曰无志。所谓志，不一定是救国救民的伟业。有敬业精神或事业心，尤其是对所从事的工作精益求精的，不论干哪一行，都可以说是有志者。

一曰无强烈的亲情。善于创造愉快家庭气氛、能体验家庭温暖的人，不容易无聊。为家庭服务可以是很多人的终身事业。虽然没有什么了不起，却可以相当健康。

一曰无业余趣好。趣好是使人免于空虚、无聊的积极生活方式。过去的士大夫，一面做官，一面诗词歌赋、琴棋书画，都是从小熏陶而来。现在只讲考试分数，这种教育实在令人担心。

我曾问一病人，除"怕得病"以外，还有没有更有意义的事值得思考？病人沉思良久，答说："还真没有。"这是对生活意义的固定和歪曲。有些病人认为"双手干干净净"是生活意义之全部所在。有些病人认为，所有的人都喜欢他，生活才有意义，只要有一个人对他态度不够好，他就难受半天。还有人认为，一切按"应该"办，生活才有意义，所谓兴趣爱好全无意义。叔本华说，人生像钟摆，在痛苦与无聊之间摆来摆去。不失为精神病理学里的一种概括。

feeling of being revealed　　被揭露感

被揭露感有几种不同的情况：

（1）一个人有隐私生怕别人知道，尤其是做了重大的错事甚至做了犯法的事，愈害怕就愈觉得很可能别人已经知道了自己的心事。这种担心害怕的心理使"可能"简直就成了"事实"。但如果得到别人的理解、同情和解释，当事人冷静下来也会知道那主要是自己的顾虑而并无明确的证据表明别人已经知道了秘密。

（2）一些有人格障碍的人敏感而猜疑，倾向于捕风捉影，他们有强烈的耻感或内疚，可以在本人并无不可告人之事的情况下感到别人知道了自己的心事。这种人喜欢分析别人的言谈举止和态度，力图发现别人的"言外之意"或"别有用心"。

（3）在精神病状态下，尤其是偏执性精神障碍，病人在病态的猜疑、妄想、幻听或情绪扰乱下，把别人的言行错误地解释为已经知道了他的思想。

（4）精神分裂症有时出现一种特殊的被揭露感。病人不是根据别人的言行作出这种推断，也不是妄想、幻听或猜疑恐惧心情所致，他似乎"直觉地"感到别人已经知道了他的思想，说不出任何根据，他也不需要任何根据，凭他的"直觉"也就足够。这是一种原发性病态体验，往往同时还有其他精神分裂症的特殊症状，如异己体验之类。

被揭露感的性质可能：

（1）是一种心因性或反应性的现象，可见之于神经症和心因性障碍。

（2）是人格障碍的一种表现。

（1）和（2）都是可以理解的。所谓可理解性，也就是说一个人的心理和他的经历（如某种事件或处境）或人格之间存在有意义的联系。

（3）是精神病的一个症状，但这种症状是继发性的，是妄想、幻听等症状或情绪扰乱引起来的。在偏执状态下，这种症状常见，也很典型。

（4）是精神分裂症的一个原发性症状，是不可理解的。

flattening or blunting of affect　情感平淡（迟钝）

情感平淡或迟钝是一个常见的症状，可见之于精神分裂症、慢性器质性精神障碍、分裂人格、严重精神创伤或长期精神折磨后引起的人格之病理发展等。

情感平淡是一种逐渐发展和长期存在的症状，急性而短暂存在的类似现象最好不用这个术语，而描述为表情呆板和反应迟钝。

情感平淡是情感普遍而深刻的变化，即使不是不可逆的，它的恢复和走向好转也总是缓慢的。这种情感变化不限于外在的表情、言语和行为，更重要的是病人主观上的体验变得有些像一潭死水一样，很难激起情感上的波浪，没有什么情感体验。举例说，一位慢性强迫症病人在外表上可以表现得和情感平淡的精神分裂症差不多，他几乎不与人来往，独居一室，自理生活很差，但他的内心世界并不是平静的，他整天纠缠在强迫性仪式动作之中，尤其是别人如果干扰了他，他会产生不满、厌恶，并加以抵抗和拒绝。这样的病人宜用社会性退缩描述，而不要视之为情感平淡。

当然，情感平淡有各种不同的程度，也就是有轻有重。一般地说，轻微的情感平淡本身没有多大的诊断价值，尽管它是深入了解病人的一个重要线索，也是恰当评定其他症状的必要参考。例如，老年性痴呆和脑动脉硬化的鉴别。

评定情感平淡必须考虑病人的处境和过去的人格。一般地说，病人与亲友的关系和态度，过去的兴趣、爱好和生活追求现在保存得如何，对目前处境的态度和日常生活的安排，对未来有无打算和愿望，是评定情感平淡最重要的方面。

即使病人对现实处境漠不关心，只要病人对精神症状有明显的情绪反应，或者精神症状伴有强烈的情感，最好也不要视之为情感平淡。对于急性精神病状态我们不大想到情感平淡，但对待现实处境的同样态度若见之于慢性状态，我们就容易想到情感平淡，这似乎是不大妥当的。

很多精神分裂症病人没有去理解别人的动机，也失去了被别人理解的需要。这种特点与他们相对良好的智力结合在一起，往往给人以奇异而难以描述的感受。有经验的精神科医生根据这种感受而诊断精神分裂症，正确率相当高。这种现象与情感平淡有关，但不是一回事。法语 rapport 指友好亲善的关系，是一个外交用语。精神科医生借用这个词来描述医生和病人之间的关系。跟许多病人我们都能建立 rapport，而跟精神分裂症病人却往往不能。和一位智力损害相当严重或严重失语的病人接触，我们往往能感受到情感的交流，而跟精神分裂症病人接触却容易使人感到挫折，说不出的一种难受的感觉。我国有不少精神科医生几乎从来也没有过这种感受，这是令人遗憾的。也许，这些人还缺乏最重要的基本职业训练，像外行人一样，他们对精神病人"一视同仁"，认为他们都不可理喻，也就没有和病人建立 rapport 的强烈动机。

flight of ideas　观念飞跃，思想奔逸

观念飞跃是躁狂的特征性症状。病人的思维迅速从一个题目转移到另一个题目，一个想法还没有完成另一个想法便出来，但联想可以理解，因为我们也有这种联想，只不过没有病人来得那么快那么多。环境的变化是引起思想转换的一个常见的外在因素，也就是随境转移。在环境安静无变动时，作为思维载体的语言便在联想中起主要作用。两个词发音相同或近似，或根据押韵而联想开（音联）；一个词有两个意义，上句话用它的第一个意义，下一句话却用它的第二个意义；从一个词所标示的事物联想到与这个事物相似、同类或有关的另一个事物（意联）；所有这一切都是观念飞跃在病人言语中的常见表现。这种病人话特别多，几乎总在不停地说话，甚至声音已经嘶哑也还是说个不停。

病人感到非说不可，他感到即使说得很快，也仍然赶不上思维进程的需要（pressure of talk）。

关于"思维的压力"（pressure of thought）一语，学者们用法不同，故最好不用，一定要用就必须附加说明。有人将"思维的压力"视为观念飞跃相同的概念（Anderson and Trethowan：Psychiatry，1979，p44），有人把它描写为"许多观念在心灵里急驰"而视为精神分裂症有诊断价值的症状（Mayer-Gross，1955，p232～233），还有人视"思维的压力"不同于观念飞跃却无特殊性，它可见之于焦虑性抑郁（Fish's Outline of Psychiatry，1978，p41）。

观念飞跃一般总是伴有言语增多加快，但在双相型病人却可以并无言语增多，并且不是心情高涨而是抑郁，也就是一种特殊的混合状态（depression with flight of ideas）。

观念飞跃最典型的形式见之于躁狂，但也见之于精神分裂症的兴奋状态，还可见之于器质性精神障碍，尤其是视丘下部病灶所致的情况（Fish，同前引书）。

如果躁狂兴奋很严重，观念飞跃的典型表现被言语不连贯所取代，此时，联想的线索完全不见而只是杂乱而不可理解的言语，往往没有完整的句子。但是，在多数情况下，躁狂的观念飞跃、精神分裂症的思维形式障碍和意识障碍下的言语不连贯，三者是可以区别清楚的。如果可疑，我们最好不要根据片断的印象急忙下结论而要多观察。把病人的话用录音机记录下来，请几位精神科医生反复听，共同讨论分析，是个好办法。

如果病人有非说不可的强制体验，而所说的内容颇多重复（perseveration），尽管也有一部分音联意联，但更多的是像背书似的（语录、谚语、数字、儿歌之类），并且夹杂不少符合语法但毫无意义或有意义但完全不符合语法的不成句的话，那么，这很可能是器质性精神障碍的表现。

L. Binswanger（1933，转引自 Jaspers，1963）描述了有观念飞跃的躁狂病人的世界。病人的世界是丰富多彩、光明而"玫瑰色的"，随病人的意志可以改变的，而病人的好奇心和主动性几乎完全在于玩弄词句。尽管在旁观者看来，病人的精神活动是零乱的，但病人仍生活在他自己有意义而完整的世界里。这个世界绝不只是现象学家的描述，不少病人恢复后的回忆清楚地勾画出了它美丽诱人之处和它的完整性。

folie à deux　二联性精神病

广义的二联性精神病有各种不同的情况和性质。狭义的二联性精神病又叫做强加的精神病（folie imposée），有以下四个特点：

（1）两个有密切接触的人患症状相似的精神病。

（2）这两个人属于同一家庭，而家庭是封闭的，即与家庭外的交往很少，并且家庭成员之间的关系很密切。

（3）这两个人之间的关系具有统治和屈从的关系，居统治地位者先患病，他把自己的病态观点和信念不断向后患病者进行说服灌输，后者被动地受影响和逐渐接受，终于出现类似的病态观点和信念。

（4）将后患病者与先患病者分离开，例如住入医院，后患病者的病态便趋于消失。

所谓同时的精神病（folie simultanée）是指两个具有相同遗传素质的人在相同的致病因素作用下同时患病，症状类似，但并不存在谁影响了谁的情况，分离本身不能使任何一个人的病态好转。

还有一种情况叫做交往精神病（folie communiquée），指两位精神病人在生活中有密切接触，但他们两个人的发病是彼此独立的，只是在患病后由于密切交往使他们的症状有相似之处，但二人之间不存在主动被动之分，分离也不能使任何一个人的病好转。德国人称之为感应性精神病（induziertes Irresein）的情况实际上就是法国人的交往精神病，这种情况可以发生在精神病院里。

有时，某人患精神病，另一家庭成员目睹病人的痛苦而深受打击，加上护理病人过程中的劳累和紧张，因而后来也患病了，但症状可以完全不同。虽然有人把这也叫做二联性精神病，性质却大不相同。

孪生子的精神病往往有相似之处，但这应该视为二联性精神病的一种特殊情况，两个人的诊断可以是不同的。

总之，广义的二联性精神病是一个复杂的问题，必须根据上述所涉及的各方面采集详细的病史，进行全面而仔细的精神检查，并将二人分离以观察分离对症状、病程的影响，才能作出恰当的评定和相应的诊断。

狭义的二联性精神病是少见的，并且由于种种原因难于得到所需要的资料。据 S. D. Soni 和 G. J. Rockley（1974），他们声称复习了到当时为止英文文献中的全部病例，总共得到 162 起，但其中 109 起因资料不全无法就诊断进行详细的分析讨论。

狭义的二联性精神病最常见之于两姐妹，其次是母子、父子和夫妻。

三个人或更多的人由于密切接触而患症状相似的精神病就更少见了。文献报告人数最多的全家 12 口人（父母和 10 个子女）无一幸免。全家都患精神病的情况叫做全家性精神病（folie à famille）。三人及三人以上的情况可统称之为多联性精神病（folie à plusieurs）。曾文星（1969）报告了台湾一家 8 口人的精神病案例。以上主要根据 Enoch 和 Trethowan（1979）。文献中的作者们一般都把二联性和多联性精神病中的主要症状说成是妄想，其实大多不是妄想而是超价观念，请参看该条目。

顺便提一下闹鬼（Poltergeist）。所谓闹鬼，指一家人家反复出现"鬼"敲墙、敲桌子，"鬼"把家里的东西弄乱，甚至"鬼"从外面扔进石头来，等等，全家人都相信。这里，照例有一位核心人物，闹鬼总是直接和他相联系，而他离家后便不再闹鬼。Enoch 和 Trethowan 认为这实际上是全家性精神病的一种表现，是很有见地的。当然，这是一种很少见的情况，绝大多数闹鬼与精神病理学无关。

forced experience　　强制体验

强制体验是一种不随意体验（参看第 7 章 7.1），但比普通的不随意体验要强烈，也就是病人强烈地感到他的意志不起作用，精神现象的出现完全违反了他的意志，使他不快。对于强制体验，由于它来得快而且猛，病人根本来不及抵抗，感到完全无能为力，实际上也不存在持相反意向之意识的抵抗，这与强迫现象不同。病人并不感到自己心灵中还有另外一个意志在起作用，也就是没有意志的异己化，所以与异己体验不同。

强制体验可见于精神分裂症，但一般地说它是一个器质性症状。

颞叶肿瘤病人常有嘴唇和舌的不随意运动，表现为像在咀嚼、舔尝什么食物。不仅如此，病人还常有强制性思维，如"这世界是什么"，"我为什么是这样"等。有时幻觉也带有强制性。

强制性观念常见于癫痫，可单独出现也可出现在大发作的先兆，如大量奇异的观念在心灵里奔驰，无穷大和无穷小的观念，永恒的观念，大量往日经历过的场面和想象中未来的场面像电影似的时而急速地顺着出现，时而急速地倒着放演，使病人感到时间之流在来回奔跑，等等。

脑炎病人的强制体验也不少见。

个别脑动脉硬化病人有强制体验，但大多数病人没有。这使人怀疑，有强制体验其病变可能涉及颞叶，因为颞叶局限性损害这类现象最常见，而大脑其他部位的局限性损害似乎没有或很少见。

formal thought disorder　思维形式障碍

有人将思维形式障碍简称为思维障碍（见 Fish's Outline of Psychiatry，1978，p268），这其实是不妥当的，容易导致混乱。

人们从五个不同的方面考察思维障碍：

（1）内容。例如妄想、超价观念、先占观念、偏见等。思维内容的障碍与其说是思维本身的障碍，毋宁说是（或主要是）思维以外的心理活动的障碍。

（2）体验。这是指思维在出现、停止或消失时的体验，例如强制性思维、强迫观念、涉及思维的各种异己体验。

（3）反思。抑郁症病人的思维反刍是在自责内疚心情下进行反思的产物。神经症病人诉述思想紊乱，既是逃避外在现实和纠缠着自己的产物，也是自卑、后悔和推卸责任这一心理冲突的表现，当然是一种病态的反思。

（4）进程。又称思想流（stream of thought）。指思维进行得快慢、观念丰富与否，思潮是否流畅等。例如观念飞跃、精神运动性抑制时的思维迟缓、持续言语（perseveration）、病理性赘述等。

（5）形式。思维形式障碍很难与思维进程障碍区别开来。如果硬要分开，思维形式障碍实际上说的不过是器质性疾病和精神分裂症所特有的思维形式障碍罢了。

下面讨论的便是上述五者之一的思维形式障碍，既是狭义的，也是相当人为的一个类别。

在精神病学里，急性器质脑综合征指的就是意识障碍，其思维障碍的典型形式是思维或言语不连贯（incoherence），请看该条目。

用试验方法对慢性器质性脑综合征（各种不同程度的痴呆和病灶性脑损害）和精神分裂症病人的思维进行研究的学者得出了一致的结论，即两者的思维障碍性质相同。前苏联心理学家L. S. Vigotsky（参看普罗托波波夫、鲁什克维奇著《精神病人抽象思维障碍的研究及其生理特征》，许又新译，人民卫生出版社，1957）用分类形成人为概念的方法发现，器质性病人和精神分裂症病人有类似的抽象思维障碍，他们很难或不能形成人为概念。K. Goldstein（1944）的研究结论是，精神分裂症病人和脑损害病人一样都有抽象思维障碍，表现为倾向于用具体态度（concrete attitude）对待需要抽象的课题。E. Hanfmann和J. S. Kasanin（1942）关于精神分裂症病人概念的专著也有同样的观察和结论。

然而，在实践中，有经验的精神科医生在绝大多数情况下能够根据病人的言语将精神分裂症准确地区别于器质性脑损害。这种分歧究竟是怎么回事呢？

　　我想用"交错"这个词来描述精神分裂症，意思是说，精神分裂症的精神功能有某些基本的障碍或缺陷，但这绝不意味着高级的精神功能也有相应的障碍或缺陷。情况恰巧相反，只要病人还没有严重的衰退，他对某些事情之精当的判断和深入的洞察往往使人惊异。例如，对同病房另一病人的妄想的批判切中要害；对来访者表现出来的人情冷暖的评语发人深省（"夫人死，百将临门；将军死，一卒不至。"）；当病友们谈论国际争端意见分歧时病人却妙语惊人，见解深刻；两个人在下象棋，其中一方看来马上要被对方将死，坐在旁边似乎漠不关心的病人一句话却解了围；如此等等。所谓交错，通俗地说，就是精神分裂症病人的"糊涂"和"清楚"交错在一起，"愚蠢"和"机智"交错在一起。我认为，这是全面了解精神分裂症的一把钥匙。

　　M. Bleuler（1967）认为，在精神分裂症病人，健康的精神生活以隐蔽的方式在进行着。这是许多细致的临床观察的一个概括。原来，试验研究者一心注视着病态，忽视了在日常生活中对病人作全面而细致的考察。这就难怪他们看不见精神分裂症与脑器质性损害的区别。

　　E. Bleuler（1924）认为，精神分裂症思维障碍的特点是联想松弛。这是一种心理学的解释，即各种思维障碍都被解释为联想松弛。不仅如此，Bleuler 认为联想松弛是精神分裂症的原发性症状，其他一切症状都是继发性的。这里的"联想"实际上是联系，这个概念现在已经不再提了，联想心理学的黄金时代早已过去了。

　　看来，对于精神分裂症思维形式障碍最有特征性的现象有以下几种（概念内涵有重叠）：

　　（1）破裂性思维（splitting of thought）。作为 E. Bleuler "分裂"概念的先驱，K. Wernicke（转引自 Mayer – Gross，1955）首先提出了"观念分裂"（Sejunctions begriff）的概念，但两者的含义都过于广泛，在很大程度上是解释性的而不是描述性的。

　　破裂性思维的典型形式可描述如下：在没有智力损害、意识障碍、情绪激动和精神运动性兴奋的情况下，病人的言语若孤立地就任何一句话看来，语法和措词都没有问题，意思完全可以理解，但句与句之间却缺乏可理解的联系。

英文文献中说的马步思维（knight move thinking）（Wing，J. K. et al. 1974）和上述的破裂性思维是一个意思。所谓思维出轨（derailment）和语词脱节（asyndesis or asyndetic thinking）说的也都是这件事。

（2）接触性离题（tangentiality）。精神分裂症病人在交谈中一般并不是完全离题。用比喻来说，病人谈话倾向于"打擦边球"。他的话和我们的提问往往沾点边，也就是不切题但并非完全无联系。这种接触性离题比起纯粹的"胡言乱语"更具有精神分裂症的特征性，也正是这种特点是伪装者很难装出来的。

（3）隐喻性思维。病人的判断十分荒谬，但是，如果我们将病人的直叙改成明喻，病人的话也就并不荒谬而可以理解了。所谓隐喻性思维，是我们的一种分析，并不是说病人在自觉地使用隐喻。

例如，某病人对医生说："×大夫，你是一条鱼。"如果我们把这句话改成明喻，也就是×大夫好像鱼，那就并不荒谬而可以理解了，因为该大夫确实圆滑，像鱼一样抓不住。又例如，某病人正在和大夫谈话时突然指着旁边的胖护士长说："她是爱因斯坦的太太。"如果我们把这句话改成明喻："她好像爱因斯坦的太太。"也就并不荒谬而可以理解了。

要注意的是，隐喻性思维一语只是为了描述和概括的方便，没有任何理论含义。将来有一天，我们对精神分裂症思维障碍有了更深刻的认识，隐喻性思维这个名词也就会废弃不用而代之以较好、较准确的描述了。

（4）任意变换概念。这里要说明两点：

第一点。不遵守概念同一性的规则，是我们犯逻辑错误的常见形式。从严格逻辑学上说，常人的诡辩和病人的思维障碍并无不同，都是逻辑错误。前者可以理解而后者不可理解，才是真正的区别所在。例如，暴君的诡辩是为巩固他的统治这一目的服务的，精神分裂症病人任意变换概念却看不出他们有什么目的，因而不可理解。

第二点。我们在前面第 9 章 9.4 提到过 E. Bleuler 的例子。问病人："你觉得心情沉重吗？"病人回答说："是的，铁是沉重的。"在那里，我们说病人的思维障碍表现在词义的混乱上，那是语言学的分析。从思维本身看，我们也可以说，病人在任意变换概念。词是概念的语言形式，概念是词所标示的思想。这是一件事从两个不同的角度来说的。在上例中，问话中的"沉重"是与轻松愉快相反的概念，而在答话中，"沉重"变成了关于物体重量大小的概念。可见，在精神病学中，语言学家和逻辑学家用不着打架。精神病学家却必须保持清醒的头脑，懂得语言学家和逻辑学家各从不同角度对精神现象进行了描述，而任何一种描述也没有触及病理性质。

Ganser syndrome　　刚塞综合征

本症是 S. Ganser 于 1898 年报告的（见 S. R. Hirsch and M. Shepherd，1974）。典型的刚塞综合征有以下四个特点：

（1）最突出的是不能正确回答向他们提出的最简单的问题，尽管从病人的回答可以看出他们完全能够理解问题的意义。

（2）处于意识模糊状态，常伴有幻觉、情绪障碍、转换症状等。

（3）起病前有明显的精神创伤作为诱因，主要见于拘禁状态下的犯人。

（4）突然恢复，恢复后有遗忘，对发病经过不能回忆。

第一个特点最使人惊异，这有一个专门术语："近似回答"（Vorbeireden，Talking past the point）。用刚塞原文中所举的实例来说明最好：请病人数数，病人说："1，2，3，4，12，93……"；问 3＋2 是多少，回答说"7"；问 5＋2 是多少，回答说"4"；问病人有多少手指头，回答说"十一个"；问马有多少有腿，说"三条"，问大象呢？回答说是"五条"。总的来说，虽然也有少数问题回答正确，但大多数回答是错误的。回答并非毫不相干，而是近似回答，并且表明病人已经理解了问题的意义。

这种病例在刚塞以前大概都被视为装病。刚塞第一次使精神病学界认识到这确实是一种病态。刚塞认为，这种精神障碍的性质是歇斯底里。也有称之为监狱精神病（prison psychosis），但这个名词含义比刚塞综合征含义要广，因为监狱精神病并不限于一种形式。

P. D. Scott（1965）认为，不应该把"近似回答"这个症状和刚塞综合征混为一谈，因为"近似回答"可见之于多种不同的情况，如伪装精神病者、智力低下者、人格障碍者等。Scott 检查过 8000 例男女少年犯，未发现一例刚塞综合征，因此，他认为近似回答这个综合征不见于少年人。

刚塞综合征具有重要的司法鉴定意义，但在普通临床工作中几乎见不到。

guilt　罪感

S. Freud 重视罪感在神经症发病中的作用，这是他对精神病理学的一大贡献。但是，他认为人类只有一种罪感却是不正确的。罪感至少有三种，现简述如下：

1. 违禁性罪感

每一种文化都有禁忌，违反禁忌的人是要受惩罚的。违禁性罪感源于害怕惩罚，它是社会惩罚的内在化，实际上是一种自我惩罚。Freud 在《图腾与禁忌》里称强迫症为禁忌病（taboo illness），且认为它源于"乱伦冲动"。违禁性罪感有三种病态形式：

（1）混沌罪感。例如，把观念与行动混为一谈，把自认不应该的、偶然出现的胡思乱想视为罪恶；把童年的顽皮行为、对性的好奇以及少年时的手淫都视为罪恶；把哀悼渲染成罪感，似乎亲人生前的不幸和死亡都是他一手造成的，等等。

（2）罪感的象征化。淫秽二字并提表明不洁早已具有社会约定的象征意义。肉体不洁象征灵魂不洁，以致病人没完没了地洗涤。某病人回避一切圆形器物，吃饭用方形食盒，写字只用六面体笔杆，他认为做人应该方正不应该圆滑。尽管病人心里明白，这是荒谬的，但仍然这样做，为的是心里好受些。在这里，荒谬意味着把与道德无关的事看成道德问题，而其根源在于强烈的罪感导致了道德评价的泛化。

（3）一种生活风格和人生态度。这种人有强烈的应该感，谈话时三句话不离"应该"。K. Horney（1950）称此为"应该的暴虐"。禁忌意识强烈势必阻碍权利意识的发展。这种人很少从"我要"、"我喜欢"、"我愿意"出发思考问题和行动，清规戒律把他们紧紧地捆住了，享乐能力自然低下。

2. 自我背叛性罪感

这种罪感产生的前提是已经确立的价值系统。自我背叛指偏离了既定的人生目标和践踏了自己的最高价值，由此而产生的罪感可以使人拨正生活的航向，故有积极意义。感人的《忏悔录》便是这种罪感的产物。Freud 似乎并未认识到这一点。

3. 妄想性罪感

这是生物学的疾病过程所决定的和不可理解的。Freud 的"解释"不可取。

hallucination　幻觉

幻觉是一种特殊的表象，当此种表象出现时，主体有类似知觉的体验且把它当作知觉。

为什么说幻觉是一种表象而不是知觉？因为：

（1）幻觉出现时没有相应的客观刺激作用于感官，而知觉出现时必有相应的客观刺激作用于感官。许多精神病学家把幻觉看做一种知觉，这实际上是接受了精神病人的错误判断。

（2）人们可以通过知觉学习新东西，但是，从幻觉学到任何新东西的事，过去从来没有过，将来也不会有。超出一个人经验和知识范围以外的事不可能在幻觉中出现。

为什么说幻觉是一种"类似知觉的体验"而不是"知觉体验"呢？这是因为，没有智力损害、意识清晰而安静的病人能够根据自己的体验将幻觉区别于知觉（请参看：许又新．幻觉定义述评．国外医学精神病学分册，1985，4：193）。

幻觉主要见之于以下四种情况：

（1）脑器质性疾病，如颞叶病变。

（2）意识障碍；睡眠状态，如入睡前和醒觉前幻觉（hypna-gogic and hypnopompic hallucinations）；各种感觉剥夺的情况。

（3）情绪状态。期待、恐惧和暗示等可以引起幻觉。抑郁或躁狂时出现的与心情和观念内容一致的幻觉。急性妄想状态下出现与猜疑、恐惧等内容一致的幻觉。所有这些幻觉的内容都是与心情协调的（mood-congruent）。

（4）精神分裂症，尤其是意识清晰而又没有精神运动性兴奋时。有理由认为这种幻觉是在情感、意志和思维已有障碍的基础上发生的，否则无法说明病人为何对幻觉的荒谬内容会相信，为何会对命令性幻听的无理要求立即照办。精神分裂症病人当然也可以有其他性质的幻觉，因为精神分裂症并非单一病因所致的一种病，而是异源性的一组综合征。

幻觉可以按听、视、嗅、味、触等感官分类。

幻觉还可以分为要素性（elementary）和复杂的（complex）两大类。前者包括光幻视（photopsia，phosphene）、声幻听（acousma）等，这些幻觉都是不成型的、无确定结构的，对于主体也没有任何标示作用和象征意义。要素性幻觉在一般精神科临床上没有什么诊断价值，但对于脑病灶性损害却可能有定位作用。

真性幻觉与假性幻觉之分存在着不同的见解。本书的观点已在第 4 章 4.1 中讨论过。与此相对立的是 G. Sedman（1966）的观点，他认为假幻觉的特点主要在于病人认为它是不真实的，而真幻觉被病人视为真实的。

有几种少见的幻觉简单介绍如下：

（1）自视性幻觉（autoscopic hallucination）。指一个人看见自己的形象，通常是头像或头颈及肩膀。这种幻视照例存在的时间短暂，不一定是病态，某些人在紧张疲乏状态下可以出现。

（2）域外幻觉（extracampine hallucination）。指病人看见了

人类感官所达不到的领域里的人物，如看见异国的亲人，看见站在背后的人。

（3）小人国幻觉（Lilliputian hallucination）。指所见人物比实际尺寸缩小了若干倍，像《格列佛游记》中记载的"小人国"的情景那样，这通常见之于中毒状态，如酒精、可卡因等中毒。

（4）言语运动性幻觉（verbomotor hallucination）。指安静无语时病人感到自己在说话，尽管他听不到声音，却真实地感到自己的言语器官在活动。

对精神分裂症有诊断价值的幻听有：

（1）评议性幻听。

（2）命令性幻听。

（3）争论性幻听。

（4）第三人称幻听。

（5）思维鸣响或回声。

一般地说，在意识清晰状态下反复出现言语性幻听，内容不限于个别单词和短语，甚至观念内容相当丰富，应该考虑精神分裂症的可能，除非有根据指向其他诊断。

有一种精神病理状态或综合征叫做幻觉症（hallucinosis）。这是指在意识清晰的背景上出现大量幻觉且以此为主要临床相，通常系中毒所致，例如酒精中毒性幻觉症。

hypochondria　疑病症

疑病症可以分解为四个成分：

（1）对身体健康的过虑和担心。

（2）对身体的过分注意、过分觉察和感觉过敏。

（3）患病行为的特殊模式。

（4）疑病观念。

以上（1）是最基本的和必要的。只要对身体健康的忧虑和担心与身体实际情况很不相称，偏离了文化的标准，便可以叫做疑病症。这四者可以有各种不同形式的组合，构成疑病症丰富多彩的临床相。

患病行为（illness behavior）是 D. Mechanic 和 E. H. Volkart（1960）首先明确提出来的，但在此以前，不少学者已经开始注意到这个问题了。与此有密切关系的另一概念是病人角色（sick role），这主要指一定文化认为，患同一疾病的人的角色行为有相应的规定。由此可见，患病行为是文化作用于个人的产物。在一定的文化背景下，我们的患病行为是从小由长辈（主要是父母）塑造出来的。可以说，患病行为模式是一个人人格的一种表现。

我们对健康和患病这件事的态度彼此差别很大。有人很重视，有人却满不在乎。人们评定患病与否及其轻重的标准也不同：有人照镜子看脸色，有人看化验结果，有人按主观感觉有无痛苦来判断，有人却看他是否还能照常吃饭、干活来判断。有人说，得一场既无危险又无痛苦的病，是一种福气。但并非所有的人都能享得了这种清福。有人以轻病躺下为可耻，也有人讥笑带病工作者为假积极。对付病痛的方式真是各有千秋。有人习惯于不理它，或者一咬牙就过去了。有人虽然不懂医，家里的内服外用药以及各种敷料，比一间小医务室还全。很多人认为，尽快找医生是上策，但不少人却偏好自作主张。是否向人诉苦以得到同情、安慰和保证，这种差异在患病行为中显得很突出。A. R. Dewsbury（1973）提出的"要求承认有病的行为"（disease claiming behavior），描述了一部分人的心理。

人们对疾病有各种不同的解释模式（explanatory models）。很多人认为肚子里有蛔虫根本不算病，还有人认为夏天拉稀有好处，可以"去火"。20 世纪 80 年代中期，不少家长和老师希望他们的淘气的孩子被诊断为儿童多动症，因为有病可以治，有病而管教不好，大人的良心便好受一些。这些都是解释模式。

有的疑病观念简直就是一种私人特殊的解释模式。一位高中学生一两年来由于学习困难和"神经衰弱"而苦恼。有一天他用手摸头部发现头骨有一凹陷（确实如此），便断言头骨压迫了大脑，造成大脑发育不良。在说服了父母以后，他带着一大笔钱到大城市就医，拒不接受医生的解释。这位病人的疑病观念便是一种特殊的解释模式。在我国，手淫致病是一种很有势力的群体解释模式。

疑病症的症状真是五花八门。可以限于身体某一部位或器官，也可以遍及全身各处。可以长期固定不变，也可以不时变换花样或者说到处游走。有的主要是诉述各种不适感，有的则主要是一套推断和解释。有的暗示性很高，看的医书愈多，症状和病也愈多；有的则声称他的病是古今中外还没有过的，和医学书上描述的任何一种病都不同。有的病人有反暗示，吃什么药都有"副作用"，以致拒绝用药。

疑病观念的典型形式是一种超价观念。病人确信患有某种实际上并不存在的疾病，尽管根据不足，但也不是毫无理由。外行人听了并不能发现有什么荒谬的地方。这种病人完全不接受医生的解释。开始求医时，话不投机病人扭头就走，或者，病人引用医书企图驳倒医生。后来，病人学得老成了，在医生面前讲究策略，目的在于争取到特殊的检查或治疗。

疑病症病人的问题并不限于上述症状。从心理社会角度看，更重要的问题在于病人的态度和行为。他们经常到处求医，造成巨大的浪费。英文作者称之为 doctor shopping，意思是说，这种病人找医生，就像逛商店一样，只看不买。病人抱怨家属不理解不体贴，要求家属对他的"病"做出更大的牺牲。即使发脾气摔东西，人们也应该谅解，因为他有"病"。在工作中，病人和同事、领导以及人事福利部门常发生纠纷。对医生不满更是常见，因为医生检查诊断不出他的"病"，不按他的愿望开诊断书和休假证明。很多病人的生活风格随着疑病症的发展而有相应的改变。极端的病人一切都服从于"养病健身、延年益寿"这个总的原则。对此，我们称之为人格的疑病性发展。

关于疑病症的理论学说有四个不同的水平或层次：

（1）生物学的。例如，大脑皮层弱化，兴奋抑制失调，内感受器的易感性增高，皮层-内脏相互作用失调，等等。总之，用病理生理变化说明疑病症的发生。

（2）生理心理的。例如，P. E. Sifneos（转引自 J. C. Nemiah，1980）的情绪失读（alexithymia）概念认为，正常人能把自己的情绪"读"出来，疑病症者却没有这种能力。他们只是感受着情绪的各种身体变化，如果感到难受或不适（这是不可避免的，因为谁也不能免于不快情绪），他们便用患病的措词把这种感受表达了出来，这就是病人的疑病性诉述。

（3）心理学的。例如，疑病症是一种自我保护，它使病人免于羞耻或内疚。

（4）社会的。一个人一旦取得了公认的病人角色，他就可以免除某些社会责任和义务，还可以享受某些特权。不妨想象，假如社会对病人一律给予惩罚，那么，疑病症大概不会发生，相反，人们会倾向于否认或隐瞒有病。显然，疑病症是社会对病人给予优待的产物。

把上述四者整合起来，形成关于疑病症的一种全面综合的学说，还有待于将来。

疑病症可以见之于多种不同的精神障碍。为了临床工作和研究的方便，疑病症可以大体上分为两类。一类是继发性疑病症，即症状继发于其他疾病，如脑和躯体的各种器质性疾病、颅脑外伤、药物或酒精中毒、精神分裂症、内源性抑郁症等。显然，疑病症只是这些疾病临床表现的一部分，也不是这些疾病所必有的症状。另一类是原发性疑病症，主要指疑病性神经症和疑病性人格障碍。

严格地说，疑病症的疾病分类学问题还没有解决，学者们意见分歧。上述二分法充其量只是一个实用性的和方便的提纲而已。

什么因素决定一个人把他身体的感觉和不适用患病的措词表达出来？据 R. Mayou（1976）的分析，有下述两方面的因素：

（1）素因：人格结构、既往关于自己和别人患病的经验、注意还是忽视有关健康的知识、患病行为的模式、社会背景等。

（2）诱因：精神科病、躯体病、周围人患病、人们谈论有关疾病的事、医生的影响、精神生活中的困难等。

这是一个有用的提纲，可供医生在实际工作中研究疑病症时采用。

hysteria　歇斯底里

有人说，知道精神分裂症和歇斯底里的历史和现状，也就知道了全部精神病学。这话不无道理。确实，歇斯底里是最古老的医学名词之一，它在近现代精神病学发展史中占有特殊重要地位，迄今仍是最分歧的概念之一。

对歇斯底里的现象描述有如下 9 个特点：

（1）躯体症状与解剖生理学不符合，且明显有矛盾，但却与病人的观念一致。例如，病人躺在床上双下肢活动自如，神经系统检查无任何阳性体征，但病人却不能站立和行走；手套形或袜套形感觉缺失，界线分明。

（2）可以用暗示引起和消除的症状，或者一位成人有很强的暗示性。

（3）法国学者描述的漠不关心或泰然处之的态度（la belle indifference）。病人对表面上很严重的身体症状（如双下肢完全瘫痪）满不在乎，不主动求治，不主动提及，即使是病人力所能及的事也不主动配合医生的治疗，甚至拒绝尝试（例如拒绝医生、护士抱扶病人下地试着站立行走）。与此同时，病人对他的病人角色却相当重视，要求周围人对他在物质生活和精神生活上给予特殊的关怀与照顾；否则，病人表现出不满和抱怨。如果医护人员或家属对病人关心体贴，病人的情感反应是生动的和合作的。这就是说，除了症状以外，病人没有情感淡漠。

（4）一种特殊的情绪障碍。情绪爆发或所谓短路反应，带有明显发泄的性质；表面上显得生动强烈但给人以肤浅、缺乏真情实感和做作夸张印象的情绪；所谓情感逻辑，即凭一时的情感评断别人的好坏，一下子把人家捧上天，一下子又可以把人家说得一文不值，同时以受骗上当者自居；缺乏稳定的心情，情绪几乎完全是反应性的；等等。

（5）游离症状。游离（dissociation）现在一般译作"分离"，因 seperation 也译作分离，而分离焦虑是儿童常见的一种情绪障碍，故改译成游离。游离是 P. Janet 首先提出的一个概念，带有 Janet 所特有的理论含义，目前似乎还无人给出过令人满意的描述性定义。这里只能满足于列举几种比较公认的精神症状或精神病理状态。例如，发作性身份障碍、附体体验、发作性意识改变状态（altered state of consciousness）等。所有不同形式的游离状态有一共同特点，即不能回忆（inability to recall）生活中的重大事件，而在生活实践中却并没有遗忘症的表现，如打麻将玩得很好，待人接物如常。

（6）转换症状。转换（conversion）是 S. Freud 的一种理论构想，用以说明歇斯底里躯体症状发生的机制。本书作者不同意 Freud 的这种理论，但确认他描述了歇斯底里症状的一个特征。转换症状的描述性定义如下：某一生活事件或生活处境引起了病人一定的情绪反应，通常是明显的，看上去是强烈的，接着，出现某种躯体功能障碍（例如瘫痪、失明、失聪等），而躯体症状一出现，情绪反应便消失，并且病人不能回忆发生过的情绪，甚至连引起情绪反应的生活事件也不能回忆，这样的躯体功能障碍便叫做转换症状。转换症状的关键在于，先有情绪，后有躯体症状，且躯体症状一出现，情绪便消失。这和心理生理障碍根本不同，例如，我因某事而大怒，接着我就完全不想吃饭（食欲和消化功能障碍），可是，在不想吃饭的同时我仍然在生气，情绪不愉快并不消失。这是心理生理障碍而不是转换症状。

（7）反应的原始性。在精神打击下立即出现僵住不动，或假死，或机械地模仿别人的言语动作，或盲目的躁动，或非癫痫性全身抽动，或童样痴呆等。

（8）反应的目的性。行为具有满足愿望的性质或有明显的目的，但显然是异常的。例如，死了婴儿的母亲把枕头当孩子抱在怀里，喂奶把尿，像对待活着的孩子一样忙个不停；逃避现实困难处境的病人每次面临某种处境便犯病，使病人无法履行职责义务或跟人竞赛，而在其他场合下却不犯病。

（9）引人注意和自我戏剧化。经常把自己放在生活舞台的中心或聚光灯之下，极力引人注意，受重视时洋洋自得，不被注意时则十分不快或感到空虚无聊，也可能产生强烈的嫉妒或仇恨；喜欢凑热闹，赶时髦，出风头，追求刺激，热衷于激动人心的场面；为了引人注意，不惜说谎，捏造传奇式的经历，扮演"英雄"或小丑，可以不顾面子，甚至伤害自己的身体；行为的动机和设计几乎完全为了"剧场效果"。或者用幻想替代现实，用想象激发情绪使自己感到满意，"进入角色"、"假戏真做"，沉溺于体验戏剧化的主观效应。

上述 9 个特点中，有的只限于身体症状（如 6），有的只限于精神症状（如 4、5），有的只限于人格（如 9），但也有兼指两者或三者。但大多是作为旁观者的医生或学者的观察、总结，而缺乏患者本人患病感受的描述或总结。原因之一就是典型的歇斯底里，患者处于意识改变状态，事后描述不清。

在历史上，歇斯底里的诊断曾经非常宽泛，内科医生、神经科医生，在无法发现症状的病理或生理原因时，根据上面 9 条中的任何一条，都可能做出歇斯底里的诊断。这种混乱的状况在学者中引起了激烈的争论，归结起来其中一个争论的焦点是歇斯底里是不是一种独立的疾病，还是只是一种人格特质。

（一）是不是一种独立的疾病？

ICD-9 把歇斯底里列为一种神经症（300.1），又列为一种非特异性反应性精神病：歇斯底里精神病（298.8）。其实，歇斯底里是不是一种独立的疾病，两种相反的意见一直在争论着。这里简单提一下 20 世纪以来几种著名的反对意见。A. Hoche（1902）在论述癫痫与歇斯底里鉴别诊断的专著里指出，歇斯底里不是一种疾病状态而是一种特殊的气质。他还说，只要体验是够沉重的，任何人都可以发作歇斯底里。R. Gaupp（1911）说："今天这样的呼声在日益高涨：扔掉歇斯底里这个名词和概念吧，根本就没有这么回事，所谓歇斯底里，如果不是人为的和医疗上的产物，那就是各种症状构成的一个杂类，这些症状见之于多种不同的疾病而毫无病理特殊性。"O. Bumke（1925）对神经症进行文献复习时说："过去有一种叫做歇斯底里的疾病，就像疑病症和神经衰弱一样，现在它们消失了，症状群代替了疾病实体。"E. Kraepelin（1927）写道："歇斯底里并不是一个界线清楚的症状群，而是应付情绪紧张的一种特殊方式，它见之于各种极不相同的病理状态，只要病人未能恰当地控制其内心激动就可以有这类表现。"

当代英国精神病学家 E. Slater（1965）也许是最猛烈的反对者了。他说："歇斯底里的所有征候都不是疾病的征候而是健康的征候……被诊断为歇斯底里的病人在医学上没有任何共同的东西……迄今为止还没有任何证据表明诊断为歇斯底里的病人确实不属于随机选择的一群。"这话也许说得有些过火。Slater 做了两个追踪研究（1961，1965）。现将其中之一（1965）作一简单介绍。Slater 共追踪 99 例，他们都是经伦敦神经病学研究生培训医院医生诊断为歇斯底里的病人，平均追踪期为 9 年，12 例死亡，其中 5 例致死的疾病显然早已存在而被误诊为歇斯底里。其余 87 例中有 56 例可以分为数目大致相等的两半。一半病人一开始就有器质性疾病和歇斯底里两个诊断，也就是，病人确有器质性征候，同时也有戏剧性行为和对症状的有意识的加工；另一半病人开始时只有歇斯底里一个诊断，后来却出现了器质性疾病的征候，如癫痫、多发性硬化、三叉神经痛等。估计这些病在诊断歇斯底里时已经开始了。87 例中只有 31 例始终没有任何器质性征候，但最后诊断是各式各样的：2 例精神分裂症、1 例强迫症、7 例反复发作的抑郁症、14 例疑病性人格障碍、7 例转换性歇斯底里。

这个追踪结果是出人意料的，因此有必要参照一下别人的类似研究。

A. Lewis（1966）研究的病人是伦敦摩斯利医院五年中诊断的歇斯底里 98 例。追踪 7～12 年。结果：健康无症状而且在工作的 54 例，病情改善的 15 例，无变化的 12 例，恶化的 10 例，死亡 7 例（3 例死于与精神科无关的情况，3 例死于神经系统疾病，1 例自杀）。大多数未能恢复健康的病人都有人格障碍和社会适应问题。至于最后诊断：8 例有抑郁症且带有强烈的疑病色彩，2 例诊断为精神分裂症而住院，1 例在摔倒后发展为痴呆，其余病例在追踪后诊断没有改变。Lewis 的结论是，歇斯底里的"结局是各式各样的，但并不比一组精神分裂症或抑郁症的追踪结果更为多样。"

Slater 和 Lewis 的病人都来自伦敦，住院时间和追踪时限大致一样，样本大小几乎相等，然而，Slater 的病例只有 8% 保持了单一的歇斯底里诊断，而 Lewis 的病例 80% 歇斯底里诊断不变，两者的追踪结果相差悬殊，不能不使人想到样本之间存在着重要差异。看来，合理的解释是，Slater 的样本来自神经科医院，病例是神经科医生诊断的；Lewis 的样本来自精神病医院，病例是精神科医生诊断的。

Lewis 的追踪研究告诉我们，如果诊断标准订得严格些，歇斯底里的诊断是可以经得起时间考验的。

但也正像 Bumke 所说的，临床上歇斯底里越来越少见。原因之一就是诊断越来越严格。

（二）歇斯底里的诊断

随着医学，特别是神经病学、精神病学的进步，一些曾经包括在歇斯底里内的现象被分了出去。如 F. Alexander（1950）区别了自主或器官神经症与歇斯底里躯体症状之间的不同。从此，自主神经功能障碍的各种症状群一般就不再诊断为歇斯底里了，例如，神经性厌食、心因性呕吐……。

无明显意识改变状态，患者在过程中意识清楚和发作后回忆清晰的现象，如书写痉挛、心因性斜颈，也不再被纳入歇斯底里范畴。

DSM-Ⅲ 中的躯体化障碍（somatization disorder）恢复了 Briquet 症状群的病理特殊性。这是 St. Louis 华盛顿大学的精神病学家（S. B. Guze，R. Woodruff 等）在 20 世纪 60、70 年代中研究的结论。但不少精神病学家（P. Chodoff，W. C. Lewis，1974；R. A. Cleghorn，1969）对于这一症状群的特殊性和诊断上的独立性表示怀疑。

本节开篇的 9 个特点中，暗示性高、情绪性、反应的原始性、目的性及吸引注意和自我戏剧化，在很大程度上都是人格特质，把这些特点作为诊断的主要依据，往往会造成诊断过宽。如只根据暗示性高，将不典型的临床表现归于歇斯底里（即使患者的确是一个歇斯底里的老病号），国内精神科和内科都出现过严重的医疗事故，这种做法是危险的。

同理，DSM-Ⅲ关于转换障碍（歇斯底里身体功能障碍）的诊断标准不能说是稳妥的。一般地说，由心理因素诱发、找不到器质性体征和暗示治疗有效，这三者加在一起也不能确定歇斯底里诊断。器质性疾病的早期完全可以具备这三个特点。

因此，歇斯底里诊断应当从严，即使找不到症状的器质性原因，有上述 9 个特点中的 1 个或几个，如果只是一次发作，又没有意识改变状态的典型特征，最好不用歇斯底里样这类术语，而干脆称之为心因性反应或原始反应，或者用其他更确切的描述。实际上，多种不同精神障碍都可以带有所谓歇斯底里色彩。

反之，即使是确定的歇斯底里患者，也会得躯体疾病，其患病行为不可避免地染上歇斯底里色彩。所以在诊断歇斯底里上没有捷径，只能是"两手抓，两手都要硬"。既熟悉精神病学中歇斯底里的特点，对内科和神经科疾病也要有足够的敏感性和警惕性，必要时进行相关检查和请相关专业人员会诊。

A. Ludwig（1972）所描述的歇斯底里临床特征是特异性很高的。可以将其中的四个描述如下：

（1）可模拟性。歇斯底里功能障碍所累及的功能都是有可能受意志控制的。这些症状完全可以伪装，除了伪装者的主观状态与歇斯底里不同以外，客观检查上并无两样。

（2）反解剖性。不仅是没有器质性征候，而是症状的表现形式跟解剖学相违反。症状的表现形式体现了外行人的解剖生理观点，如手套形和袜形感觉脱失、管状视野等等。

（3）无危险性。症状尽管表面上严重（如高位截瘫），却对一般健康无明显影响。

（4）对病的特殊态度。对别的事很感兴趣，情感生动，可就是对自己的病漠不关心，例如从不主动谈起截瘫，看不出有恢复健康的愿望，如治疗者请失音者练习发音，病人根本不张嘴，尽管他吃饭喝水都行。

还有一个很重要的诊断问题，就是歇斯底里与伪装和各种非歇斯底里心因性障碍的鉴别。这主要涉及下一个问题。

（三）歇斯底里机制

歇斯底里机制也许不止一种，但都还不清楚。

最简单的一种机制可以通俗地称之为习惯，这里指的是随意活动的自动化或意志活动的反射化。E. Kretschmer（1926）对此作过相当精彩的探讨。习惯意味着某种活动，但消极地不活动也可以看作习惯，因为这有利于理解。举个例子，一侧膝关节受伤后被静置于半屈位不动，为了避免疼痛，这可以视为原始保护反应，但是，不活动时间太长，关节便僵硬了，无法伸直了。如果病人知道，老不活动会导致关节僵硬致残，可就是不动它，即使已经不痛了也不动它，甚至亲友鼓励劝说和医生警告也仍然不活动，而不活动给病人带来的好处（如享受家庭特权、免去各种义务等）又确实是病人所向往的，那么，诊断歇斯底里就完全站得住脚。

E. Bleuler（1916）提出的时机装置（Gelegenheitsapparat）概念能解释一部分现象。时机装置指：有些活动一旦开始就已经脱离开意志有了一定的独立性，因此，意志只要把它发动起来就够了，它能自动地继续工作下去，这种动作不会自行停止，而必须有一次新的意志努力去把它刹住。临床上可以见到这样的歇斯底里，他的症状是完全可以控制的，但他就是不去加以控制。他对病漠不关心。这种病人并非一般的意志薄弱，而是缺乏健康的愿望，缺乏相应的目的意识。

处于阈下兴奋的反射可以用一定的意志力使它活动起来。这样激起来的运动和反射并无不同：外观上跟反射一样，当事人主观上也并不感到反射是他有意发动的。E. Kretschmer（1926）把战场上见到的震颤划分为三期：第一期是反射期，这完全是急剧的情绪反应伴随的反射性震颤。第二期是意识强化期。这时震颤倾向于减弱消退，反射处于阈下兴奋，而当事人可有多种方法使震颤加强，例如，回忆起可怕的战争景象，有意造成全身或局部肌张力增高等等。第三期是自动化期。这时症状固定，无需任何意识的努力震颤便持续存在。值得注意的是，在过分兴奋后和疲劳时，经过思考想出来的强化方法反而不如模糊的激动对反射的影响大。R. Hirschfeld（1918）亲自从病人的口述中得知，有意模仿震颤在开始时相当困难，很容易疲劳，但如果坚持了一天，以后再保持下去就不费力了。可见，歇斯底里处于不同发展阶段有不同的临床特点，病人的体验也大不相同，这就难怪前线和后方的医生看法往往不一致。

有人报告，一位严重帕金森病病人多年来动作极为困难，几乎完全不能行动。一次失火，病人住在楼上。在大恐慌之中，病人忽然十分敏捷地走下楼梯逃出了着火的房屋，而走出房子不远后病人又僵住不能动了。这是意志与反射的中间混合形式的运动的一个很好例子。可见，把反射和意志机械地对立起来是不正确的。这样的观点在歇斯底里研究中是找不到出路的。

E. Kretschmer（1926）认为，歇斯底里病人身上活跃着两种意志，一种是意识的动机所发动的，另一种是在刺激作用下反射地激起的意志活动。后者被称之为亚意志（hypobulic will）。这本是婴儿的意志，到了成年就被成熟的意志形式代替了。然而，在歇斯底里，这种婴儿期的亚意志仍然在活动。

idea of reference　援引观念、牵连观念

援引观念指觉得或认为别人的言语行动在指向自己（照例是不利的），尽管根据不足且本人也能认识到这一点，仍然不能免于此种感受和观念。

健康人可有偶尔出现的短暂即逝的援引观念，例如在会议上讲话失言或在宴会上举止失礼，很可能会感到人们在注视自己或有人在议论自己。如果当时客观上并无言行不当或过失，援引观念恐怕主要是人格不健全的产物。最轻的援引观念主要是一种主观感受；推断的成分愈多，援引观念愈严重。一次持续时间的长短和出现的频率也是评定援引观念的重要参量。值得注意的是，

不少精神分裂症病人尽管始终不明确人家的用意究竟何在，却总是觉得人家的表现有些"异样"并指向自己，而且反复发生、持续多日，这往往是精神病状态的开始，妄想还没有定形。

D. Kretschmer（1918，转引自 Mayer‑Gross，1955）的"敏感的援引妄想"专著是有关这个问题的经典著作之一，其中有很多细致的观察和深刻的分析。可惜 Kretschmer 解释太多，精神分裂症和原发性妄想都被说成是可理解的。

援引观念不是妄想，因为当事人并非坚信不疑，也知道那是他主观上的感觉和想法。否则，我们便称之为关系妄想。援引观念和关系妄想有时不易区别，那就有赖于历史的考察和进一步的追踪，而不能局限于现状检查。

公开谈到自己自卑的人并不常有援引观念，争强好胜、爱面子而骨子里自卑的人却容易有援引观念，这种人对自己的援引观念感到迷惑不解，因为他们保存着理性的批判能力，援引观念还是照样出现，且使病人苦恼。

戏剧性人格者一般不出现援引观念。援引观念总是伴有不快体验，而戏剧性人格者当人们注意他时却感到满足和愉快。敏感而羞怯的人喜欢独处，不喜欢有人在旁边注视着他，而戏剧性人格者唯恐人家不注意他，独处或人们不理睬他时他便感到空虚、无聊和不自在。

容易出现援引观念是偏执人格的一个特性。

identity disorder　身份障碍

角色（role）是社会给扮演者规定的行为规范以及权利和义务的总称。身份是一个人在不同的角色中心理活动的同一性以及本人对这同一性的觉察、认定和态度。身份只是人格的一个方面，因为除了身份以外，人格还包括许多与权利、义务没有直接关系的心理特性。

有两种不同的身份障碍，一种是人格发育过程中的身份困境；另一种是发作性的身份改变，发作后照例有遗忘。

（一）身份困境

这一般发生在 12～18 岁这个年龄段。随着年龄的增长，十几岁的人活动范围扩大，智力和体力迅速发展，权利和义务都增加了，他们开始扮演并觉察到多种不同的角色。举例说，一位初中学生在班里当班长，当然很神气，可回到家里却必须洗耳恭听父亲的教训；在母亲面前他有情感上的依赖，而在女同学面前却必须显出男子汉的气概。这多种角色有可能使他陷于角色混乱（role confusion）之中。一旦他能够把多种角色有机地统一起来，在不同处境下保持同一身份，这种困境（感到不确定、惶惑、左右为难）也就过去了，这位青年人也就更加成熟起来。

身份困境主要是少年人面对多种角色时的身份不确定感。如果本人感到很苦恼，妨碍了他的学习或社交，持续三个月以上，便可以诊断为身份障碍。据 DSM-Ⅲ-R，身份不确定感涉及以下一些生活主题：

（1）长期的目标。

（2）职业的选择。

（3）交友的模式。

（4）性取向和性行为。

（5）宗教信仰的认同。

（6）伦理价值系统。

（7）对群体的忠诚。

在上述 7 项之中，如果至少有 3 项感到不确定，即可认为符合身份障碍的症状标准。

由于大多数中国人没有信不信宗教的问题，上述第 5 项可以改为政治信仰的认同。

不难看出，上述 7 项都属于一个人的社会属性。可见，身份主要涉及社会属性问题。

如果身份障碍持续存在两年以上，同时还有若干与社会角色无直接关系的人格障碍特性，便不能诊断为身份障碍而应该诊断为人格障碍。当然，身份障碍也可以转变为神经症。

大多数身份困境并不严重，持续时间也短（不到三个月）。

如果当事人感到苦恼而求助于精神科医生或心理治疗家，我们就视之为身份危机（identity crisis）。

（二）身份改变

发作性身份改变是一种游离症状，也就是意识改变状态。病人忽然一反常态，似乎变成了另一个人，例如，吃苦受气的儿媳妇一下子变成了颐指气使的婆婆，说话的内容和口气、表情和姿势，都像是婆婆一样。我国农村多视此为"附体"并不确切（请参看附体条目）。这种发作通常持续时间不长便自动终止，事后有遗忘。DSM-Ⅲ-R 仍沿用老名词"多重人格障碍"，实属不妥。所谓双重人格、交替人格，也都是不恰当的名称，实际上都是身份障碍。

illusion　错觉

错觉和知觉一样，是很复杂的心理过程，受着许多心理内的和心理外的因素影响。错觉有多种不同结构的类型，形成的机制各异。

所谓二童辩日的故事，大概始见于汉朝的文献。故事大致如下：一个孩子说，早晨阳光弱，中午阳光强。可见，中午的太阳离地较近。另一个孩子说，不然，早晨太阳大，中午太阳小，说明早晨太阳离地近。两人争论不决，一同去找孔子，孔子瞠目不知所对。

中午太阳比早晨光强而热，可用辐射与地面的角度解释，实际上，日地距离一天之中并没有变化。为什么中午太阳小呢？西方也有类似的问题，叫做月亮错觉。这个现象古代就已发现，但直到 20 世纪才作出令人满意的解释。E. Schur（1925，转引自 E. G. Boring《实验心理学史》，高觉敷译，商务印书馆，1982）在实验室天空用人造月亮做实验得出了重要的发现。解释很简单：物体在天顶看去显得变小了。这一现象发生的充分而必要条件是视物的特殊角度，眼球在眼眶里的特殊位置。月亮错觉很重要，它表明，有这样的错觉，它产生的充要条件只是一种简单的生理状态。

所谓心理错觉处于月亮错觉对立的另一极端，机制复杂且完全不同。任何一种强烈的情感状态都可以引起错觉，如期待、恐惧、怀疑、忧郁、过分欣喜，等等，例子就用不着一一列举了。

某些几何光学错觉主要是知觉的常性效应、动深效应等的产物。

有人发现，反复试验使错觉逐渐消退。这叫做 Müller-Lyer 效应。这种错觉消退发生在缺乏关于结果的知识的条件下，所以与一般学习不同。人们笼统地称之为习惯化过程的心理现象，其中就有知觉在反复之中趋向完善。很可能，错觉消退是知觉的本性所决定的。

有些错觉主要涉及适应和对比。生而盲目的人触觉发达，敏锐精确。同时，他们的触觉比一般人更容易产生错觉。在木板上造成一个曲率小的浅凹面，让受试者在上面来回摸几次，然后再让他摸平面，他会觉得平面是凸起来的。这种现象盲人较常人更突出。所谓图形后效应（figure aftereffect）性质与此差不多。

有许多因素虽不是引起错觉的决定因素，却常常是错觉产生的重要条件。外在因素有：照明不良或特殊的照明、噪音等。身体方面的因素有疲劳、衰弱等。

有两种情况使错觉很难区别于幻觉：①意识不清晰，不论是似睡非睡或半睡半醒的生理状态，还是病理的意识障碍。②对身体内部的感知。

对一个客体的错觉往往并不限于该客体的感知，照例涉及周围其他客体或背景的知觉。看错人或听错话照例发生在一定的环境条件下。富人戴铜戒指会被人看成是金的，而穷人戴金戒指也会被人看成是铜的。这并不只是揭露了人们的势利眼，它蕴含着适用于错觉的一般规律。一般人不会把大便池里的稀便看成是芝麻酱，但有一位精神分裂症病人却相信他这样的错觉。明明是两个人在下跳棋，由于跳棋子像一种特制的糖果，一位精神分裂症病人跑过来拿起一颗跳棋子就往嘴里丢。精神分裂症病人在意识清晰时的错觉，具有与环境不协调的特征，使人感到很怪，难以理解。

甲乙两事物相似，而在一个人的生活中甲出现的频率远高于乙出现的频率，人便倾向于把乙错看或错听成甲。我建议把这种错觉叫做概率错觉。最典型的例子是语言文字方面的错觉。把"病入膏肓"误认为"病入膏盲"，把"棘手"误认为"辣手"，把"吹毛求疵"误认为"吹毛求屁"，很可能都是如此。由于人们的生活经验不同，两个人可以有恰好相反的错觉。对于一位语文水平高的人，如果书上错印成"病入膏盲"，他有可能看成是"病入膏肓"。把无关的呼唤错听成是叫自己的名字，如果并无特殊的期待心理，就最好用概率来解释：在一个人所听到的呼唤声中，自己的名字出现的频率远高于其他任何一个名字。

沈复在《浮生六记》里有一段关于童年的回忆：夏天，他故意留些蚊子在蚊帐里，然后朝蚊子喷烟，"果然鹤唳云端，怡然称快"。尽管沈复富于想象，他毕竟还是知道那是蚊子和烟，而不是白鹤和云彩。错觉是知觉的一种形式，它具有知觉所固有的确信。既然当事人知道歪曲系源于想象，也就不是错觉。这在英文里有一专门术语：pareidolia，有人译为"幻想性错觉"，其实不一定是错觉。

一般地说，在临床精神病学里，错觉并没有多大的诊断价值，它充其量只是病人意识障碍、情感障碍或思维障碍等的一个指征而已。

然而，错觉的研究具有重大的理论价值。通过关于错觉的研究，我们对知觉乃至人类心理有了更多更深刻的了解。

心理学传统地将运动知觉分为两类：目视运动（apparent motion）和真实运动（real motion）。目视运动有四种：

（1）运动后效。在观察者面前旋转一个盘子，显出螺旋图形，看去螺纹在扩大或缩小。注视片刻后转而注视另一相同的静止图形，观察者感到这个静止图形在动。

（2）诱发运动。凡是见过月亮在云丛中穿行的人都熟悉这种目视运动。实际上是云在动。月亮虽然也在动，但正像钟面上的时针一样，短时间是看不出来的。

（3）自运动效应。在暗室里看一个静止的发光点，几秒钟就觉得它在不规则地跳动。运动的范围和方向受许多因素的影响，包括姿势、期待心理和暗示等，但具有这方面的知识并不能使目视运动消失。

（4）动景运动（stroboscopic motion）。物理学家法拉第发明了动景器，他用一序列静止图形可以引起目视运动。这种效应曾普遍地被视为一种错觉，即动景错觉（stroboscopic illusion），并且围绕它的机制有过热烈的争论。有人认为，运动知觉的神经基础学说必须包括各种错觉性运动。这个观点为 Wertheimer 所发展，他关于目视运动的著名研究导致完形心理学（Gestalt psychology）的诞生。

按目前仍然流行的观点，目视运动都是错觉。这种判定错觉的标准是物理学的。但是，正是这种标准里面大有文章。

眼球被动运动可以引起目视运动。这很容易试验：隔着眼皮用手指轻轻推动眼球，我们会感到眼前的东西在动。从相对性原理看，这跟地球绕日运行而我们看见太阳在动是等价的。然而，人们根据传统公认，看见太阳升起和落下不算错觉。据相对性原理，眼球位置有变化等价于视野里的东西有运动。因此，正常情况下眼球随意运动时我们看不出客体在运动，从物理学说来，应该是错误的知觉。可见，知觉的正确错误之分并非易事，我们甚至可以说，二者之间并没有清楚的分界线。目视运动只是真实运动的一种形式。

凡错觉都是错误的，但反之却不然，也就是说，并非所有错误的知觉都是错觉。这是由于，错觉是一个传统概念，正像许多传统概念一样，它身上背着沉重的历史包袱。传统概念具有常识的性质，没有科学的严谨性。错觉只是许多传统概念中的一个而已。判定错觉始终有两个性质根本不同的标准，一个是物理学的，一个则是常识的利害标准。简言之，只有那些凭常识看来不好的错误知觉才叫做错觉。正因为如此，关于错觉，不可能有严格逻辑的定义，也不可能有统一的科学理论。请读者想一想，精神障碍这个概念和错觉这个概念，在这一方面有什么不同呢？

文艺复兴时期的艺术巨匠运用透视的原理使我们对二维图形

产生三维"错觉"。事实上，谁也不愿意把艺术珍品的审美享受说成是错觉。也许，只有当你被透视原理所愚弄，把地板上的特殊图案看成是三维的，因而摔了一跤大声呼痛不已的时候，你把这种知觉称为错觉，才会得到人们的认可。实际上这两者是性质相同的知觉，只是一个引起美感，一个引起痛觉，我们便把前者叫做正确的知觉，把后者叫做错觉。显然，这是逻辑和理性思维以外的事。

五斗柜上放着一盘苹果，色泽鲜艳，个子也大，简直令人垂涎。伸手一拿才知道受骗了，原来是蜡做的。苹果有许多属性，视觉所反映的只是其中的一部分，但知觉却以偏概全，这跟动物对符号刺激（sign-stimuli）的反应是一脉相承的。例如，刺鱼（Stickleback）对来犯者张开嘴的红色口腔发起攻击行为，而一瓣红花掉入水面，它也发起攻击，都是对符号刺激的反应。知觉的以偏概全是它的根本特征之一，这正是它的优点和长处，当然也隐伏着它的缺点和短处。知觉是高效率的。但是，效率和安全是一对矛盾。因此，即使错觉造成了失败也不应该抱怨知觉不完善。假如想使知觉百分之百安全，势必严重降低它的效率。拿苹果来说，那就只有把它吃到肚子里去以后再形成苹果的知觉，才是比较安全的。这样，眼看、手拿、鼻子嗅、舌头尝都不足以形成苹果的知觉，效率也就降低到了危险的水平——这样的"人类"大概早已灭种。有所得就必有所失。想不付代价而能有所得，这是从来也没有过的事。

知觉是一种选择过程。窗外有一棵树，我一眼看去就认出它是一棵枝叶茂盛的杨树。这个知觉既不同于任何光秃秃的树的知觉，也不同于松柏杉柳或任何其他树的知觉。然而，我没有也不可能看清一棵树的一切细节。选择意味着，知觉对客体的属性绝非一视同仁，有的重视，有的轻视，有的完全忽略不计。正是在选择这个根本特征上，错觉和其他知觉完全相同。当大脑皮层广泛地高度兴奋时，如某些精神病状态和药物中毒，选择作用显著下降，平时忽略的许多细节突出起来，但知觉并不因此而更完善，恰好相反，知觉变得不清晰了，或者，病人感到不真实。

错觉和知觉的关系正像遗忘和记忆的关系一样。"善于记忆者必善于遗忘。"岩石没有遗忘，周围的一切变化毫无选择地按理化规律作用于岩石而保留下亿万年的痕迹，这使它成为地质学家忠实的资料保管员，我们因此也就不认为岩石有记忆。同样，镜子里的像忠实地反映了它前面的物理实在，这不是知觉。没有错觉，便没有知觉。知觉的有效性是以一定概率的错觉作为代价的，因而错觉体现了知觉的全部根本特征。可以说，错觉的最大功绩是它保证了知觉的高效率。

但是，知觉的有效性有两个标准：生物学标准和社会标准。木兰从军 12 年，没有人看出她是女性，这种错误对生物学的适应是不利的。假如我们对异性有雄蛾对雌蛾发放的气味那样敏感（可以把一英里以外的雄蛾吸引到雌蛾身边来），那么，不论木兰怎样化装也不会造成错误，但这样一来，任何一种婚姻制度恐怕都不能维持了。

impulsive behavior　冲动行为

在现象学领域内（Jaspers，1963），我们的每一次意动（如思考、回忆、想象等）或行动都开始于内在的冲动（impulse），而冲动被体验为"我"的，属于"我"和来自"我"。至于冲动究竟是意识外的什么力量或机制所决定的，则是现象学领域以外的事。

冲动包括本能的驱使（instinctual drive），但不仅仅是本能的驱使，因为我们还有许多非本能性的冲动。

食本能和性本能各指向一类目标（食物或异性），而意志使本能指向某一个确定的目标。意志包含着选择和决定。

如果冲动的表现（观念或动作）未受抑制、不能抑制和完全不加控制，那么，这种观念或动作就叫做冲动性的（impulsive）。意志还包含在执行过程中的刹车或转向。

临床医生在日常工作中往往把冲动行为这个术语用得太不严格了，有时这会引起一些医患关系和医护关系上的麻烦，也可能导致某些法律上的纠纷。

对于精神障碍的病人，典型的冲动行为应该符合以下四条标准：

（1）行为来得快，很突然，有如晴天霹雳。

（2）行为与处境或心理社会诱因很不相称。

（3）病人事先没有任何有关行动的思考，没有任何意识的抵抗和选择。

（4）与当时病人心理活动的内容没有任何有意义的联系，行为是不可理解的。

按照这种标准，与妄想、幻觉或其他病态思想情感体验直接相联系的行为都不是冲动行为，不论行为的病理性质多么明显而严重。

ICD-10 有一类"习惯和冲动障碍"（F63），DSM-Ⅲ-R 列有一类"不能在其他地方归类的冲动控制障碍"，意思差不多。除了无法诊断为任何其他精神障碍这一条外，冲动（控制）障碍的诊断应该符合以下五条：

（1）病人知道他的这种行为是不好的，极力加以控制，但还是失败了，即未能控制住。

（2）行为没有任何明显的外目的。以纵火为例，既不是为了经济收入，也不是出于政治社会性目的，也不是为了掩盖犯罪；不是为了发泄愤怒和复仇，也不是为了改善个人的生活条件。总之，什么外目的也没有。

（3）在行为前，心情的紧张或不快感愈来愈强烈。

（4）在行为过程中，病人体验到如释重负似的快感或行为本身给病人以满足（内目的）。

（5）反复发生，在发作的间歇期没有明显的精神障碍。

DSM-Ⅲ-R 列举了五种冲动控制障碍：攻击、偷窃、赌博、纵火、拔毛。ICD-10 只列举了后四种。两者的诊断标准大同小异。

incoherence　言语不连贯

要使言语不连贯这个概念具有相当的诊断价值，就必须从广义的言语不连贯里除去观念飞跃和破裂性思维。这样，我们便有了本书所说的狭义的言语不连贯。

观念飞跃和破裂性思维是较之言语不连贯更有特殊性的症状。因此，如果有根据确定病人的表现是观念飞跃或破裂性思维，便不把它评定为言语不连贯。

破裂性思维与言语不连贯的主要区别是：前者大部分是完整的句子，每个句子若孤立地看在语法和措词上都没有问题；而后者大部分不成句子，整个言语更加支离破碎，只有很少数句子是完整的。参看"思维形式障碍"条目。

言语不连贯主要见于四种情况：痴呆、意识障碍、严重的躁狂状态、精神分裂症的急性发作状态尤其是有严重精神运动性兴奋的青春型病人。

interpersonal relationship　人际关系

H. S. Sullivan（1953）首先提出人际精神病学之说。他的基本观点是精神动力学的，但他对人际关系的强调在精神病理学中确实很重要。可以说，精神障碍，总而言之，是人际关系问题。这有三层意思：①从现象上说，所有精神障碍都表现有人际关系问题；②所谓心理社会因素致病，即人际关系问题致病；③一旦出现精神症状，症状便会妨碍人际交往，而人际关系问题反过来又影响症状的呈现、发展和康复。

精神分裂症的基本特征之一是：人际关系紊乱和缺失。

亲密的人际关系构成健康人情感生活的核心。由于某些原因而未能形成任何亲密的人际关系，这个人便会有不安全感、缺乏自信和自尊，以及"被爱的渴求"等，这些是易患神经症者的人格特征。精神分裂症病人也没有亲密关系，此与情感资源一般性缺失相连，故病人表现平淡。神经症病人不然，他们和普通人一样具有丰富的情感资源，所以，他们在多种角色关系中滥用情感：对别人的评价过分看重，容易由于别人的态度而发生强烈的情感反应：紧张、焦虑、生气、委屈等，这是可以理解的。

人际关系可分为三层：亲密关系、角色关系、（单纯的）利害关系。

早在 1905 年，在《精神分析五讲》，S. Freud 就认为"移情无所不在"（the ubiquity of transference）。意思是说，人与人的交往总是或多或少带有感情，不论是好感还是恶感，而这些感情归根到底来源于亲子之间的感情，所以叫做移情。这不无道理。

我们在一生之中，几乎随时随地都在与人打交道。

"萍水相逢"指一次性暂时的接触和交往，一般都能"井水不犯河水"，彼此待之以礼。

交往稍进一步，会发生利害关系。这不言自明，但能否妥善处理人己之间的利害冲突，却是精神健康的试金石。

角色关系是人际交往中最常见的形式。我们在一定时间和一定社会处境下，扮演着一定的角色。由于利害关系重大且关系相对持久，便会发生感情关系，如师生之间、同学之间、医患之间、同事之间，等等。本来，角色只意味着一定的义务和权利，可以不带感情。所谓公事公办，即纯粹的角色关系。

由于传统的深刻影响，我国上下级之间常隐含着亲子、师生和主奴三种关系在内。所谓打仗父子兵，是上下级关系一种很生动的描述。两千多年前，李斯制订的"以吏为师"，到现在还十分突出而普遍。久于官场的人都明白：学习文件就是领会上级的意图。改革开放不久，一位老先生谈起他过去多年与上级交往中的屈辱，不禁老泪纵横："我一家老小的生计、住房、孩子升学、就业，都抓在他手里，我能不卑躬屈膝、唯命是从吗？"

时代不同了："此处不养爷，自有养爷处；到处不养爷，爷当个体户。"与此同时，"上有政策，下有对策"，三令五申仍然无效，也跟着出现了。

角色关系决定着：教师必须有学生，医生必须有病人，工商业者必须有顾客，如此等等，双方是互相依存的。但只要多少有些人权和自由，我们就大可不必在一棵树上吊死。"树挪死，人挪活！"

最重要而且对人影响最大、最深刻的是亲密关系，亲密关系是超角色的。确实，一旦亲密关系发生重大变故，可以使人很快陷于精神失常，至少也会心神不宁、不知所措，或者发生严重的失落感。

亲子关系有如下特点：它不是双方自主的选择，而是"自然"的精巧安排；它是人际感情最强烈和最持久的一种关系；它是不能改变的：即使父母离婚，亲子血缘关系不变；不论丧亲或丧子，都给生存者留下长久的伤痛；关系处理得妥善与否关系着双方的身心健康。"饮水思源"、"奉先思孝"，这是道德的一条底线。"文革"的恶果之一是，它摧毁了至少一代人的道德底线，硬生生地割裂了文化历史的延续性。当然，这不能完全归咎于"文革"，这种割裂历史的做法实际上从五四运动就已经开始。现在一两代人的努力未必能够补好这一课。

夫妻关系之重要性与亲子关系不相上下。现在，自由恋爱、婚姻自主，夫妻关系的质量较之过去更能体现双方的人格和应对模式。临床经验告诉我们，神经症病人痛苦的背后往往隐藏着夫妻不和，甚至"工作紧张"也是夫妻角色累赘（role strain）传染所致。夫妻关系还深深地影响着下一代的成长。在现代家庭治疗的理论中，线性因果观已被否定，通俗地说，家庭数个成员之间存在着环性互相影响的复杂关系。

还有一种很重要的感情关系——朋友。一个好朋友也没有，这无疑是不健康的，也是不幸的。研究表明，未成年期同辈交往甚至可以弥补亲子关系的缺陷。反之，即使亲子关系没啥问题，缺乏同辈交往还是不能使一个人得到健康成长。朋友的形式和内容多种多样，但都以诚信或负责任为基础，故对精神卫生十分重要。忘年之交可以如父子、如师生，也是朋友。同辈之交甚至可以情同刎颈。当然，业余共同享乐的玩友也有必要。"人之相知，贵相知心。"应属友谊之精华。

人的一生，机遇起的作用太大了。佛教强调一个"缘"字，耐人寻味。人际关系即是人缘。概而言之，有利缘和情缘两大类，而情缘的升华可称之为道缘。道，就是人们终身为之奋斗的目标，是理想或信仰，也是人生的最高准则。作者对此很少体会，故不多谈，但对古今中外有道缘的人们，虽不能至，心向往之。

memory disorders　记忆障碍

心理学传统地将记忆区分为三个过程：①识记，即造成或留下印象的过程，也就是信息输入；②保存或储存；③记忆的再现，也就是信息的取回或复原，表现为再认知或回忆。

识记和知觉是一件事的两面；就当时的反映而言是知觉，就将来的再现而言则是识记。

知觉总是再认知。没有记忆也就没有知觉。环顾一下我们的周围，所有的人和物有哪一样是崭新的呢？即使是从来没有见过的新东西，它的知觉也不过是记忆材料的新组合而已。假如有这么一样东西，它的组成部分和方面全是我们没有经验过的，我们便不可能一下子形成知觉。婴儿记忆里的东西太少，他们也就很难形成知觉，事实上，他们只有很少的知觉，并且是不完全、不精确的。

保存是每一个活细胞固有的性质，只是不同的细胞保存着不同的信息。没有信息的保存，便没有生命。从古墓里取出来的种子在过去几百年甚至上千年里可以说没有接受任何信息的输入，但在适宜的条件下它仍能发芽，这说明它保存了生命的信息，也许在核糖核酸里。

识记和记忆的再现才是神经系统所特有的功能。

对于一般人来说，评定记忆的好坏是十分困难的。抛开内容而着眼于形式，记忆有可靠性（准确性）、持久性和有效性（随时用得着的现成性）等不同的参量。记忆的内容则是五花八门，无法列举。也许，说到底，人和人的不同就在于没有两个人有完全相同的记忆。

仅就效应而言，记忆的好坏有时也很难说。牢记了母亲对他的惩罚，对于母亲当然是件好事，但对他来说却可能是终身的不幸。

记忆的选择性是记忆的一个基本特征，但常被一些诉苦健忘的人所忽视。试想一想，我们每天吃三顿饭，一年 365 天，多年下来，我们吃过多少顿饭？但每顿饭都吃了些什么，绝大部分都忘掉了。这不难理解：记住它们有什么用呢？由此可以得出一个一般性结论：选择性记忆取决于所记事物和经验对我们每个人的用处、意义或价值。而决定后者的主要有三：①个人的经历和人格；②个人的职业和兴趣爱好；③事件发生时的情感状态以及它对后来生活的影响。

很多人都渴望有良好的记忆，尤其是在校的中学生和大学生，恨不能“过目不忘”。其实，没有遗忘，就没有记忆，这跟上面说的记忆的选择性是同一件事的两种不同的说法。并且，遗忘和记忆同样重要。不记得火烧手指的痛苦，我们很可能早已被烧死。假如我们对每一次痛苦的经验都记得和当时一样清楚、生动，我们很可能已经自杀了。

从学习的角度说，记忆有两种类型：机械的和有机的。对于每一门学科来说，初入门时总有一些东西是需要死记的，但只要你对该学科多少感兴趣，经过若干次重复，总是不难记住的。随着学习的深入和有关知识的积累，记忆就会从低级水平进入到高级水平。以学汉字为例。开始时只是一笔一画地记，学会一定数量的汉字后，便以偏旁部首为单位进行记忆了。这表明，学习已从低级发展到了高级水平，也表明学习有了一定的基础。要学好任何一门学科，都必须如此。有人学了几年外语，仍然一个一个字母地记单词，不会以音节、词根和词缀为单位，更不会把单词嵌在句子里记。这本身就表明学习的失败，学不好是怪不得记忆的。

有些学生脑子里装的东西真不少，你和他谈什么，只要一提起，他都能应付几句，但要他主动回忆，却什么也想不起来。长程记忆最可贵的品质是它的系统性结构。也就是有机的记忆。就像有完善分类和索引的图书馆一样，查阅方便，也就是很容易回忆。成年人诉苦学了记不住，主要是没有建立起初具规模的记忆“图书馆”。当然，亡羊补牢，犹未为晚，这就要下工夫打基础，而不是幻想有什么“补脑”的灵丹妙药。

苦于记忆坏极了的人面临着一个矛盾：他们想记他们所记不

住的东西。这个矛盾后面隐藏着两个重要问题。

　　第一个是，你对想要记住的东西由衷地感兴趣吗？如果根本不感兴趣，而只是为了应付考试之类，那就很难记住它们。

　　第二个是，你是不是老忘不了你想要忘掉的许多事情？你是不是经常极力控制自己不去想那些使你烦恼、痛苦的经历？如果回答是肯定的，那么，首先得解决你的情绪问题。否则，要想有良好的记忆，是不大可能的。不良心情是记忆最大的绊脚石。

　　这两个问题合并在一起，正是许多神经症病人的共同记忆特征："烦恼的事儿忘不了，工作学习的事儿记不住。"

　　近几十年关于记忆的研究把记忆分为两种：短程记忆（short term memory，STM）和长程记忆（long term memory，LTM）。对于临床实用来说，我们最好还特别区分出第三种记忆，这就是即时记忆（immediate memory）。意识障碍的记忆特征是即时记忆受损很明显；而痴呆病人短程记忆受损严重，即时记忆却相对保全。

　　临床工作中对记忆的检查是粗糙的，但心理学试验的结果对诊断来说却并没有多大帮助。临床检查无法确诊时，心理学试验即使发现有异常，也还是无法确诊。

　　除了神经症性健忘和意识障碍时的记忆损害以外，记忆障碍主要可分为两大类：遗忘症和记忆倒错（paramnesia）。关于遗忘症，请参看第 10 章 10.4。下面讨论记忆倒错。

　　记忆倒错一语是 Krarepelin（1886，转引自 O. L. Zangwill，1983）首先引进精神病学的，但他对记忆倒错的分类名目现在已经很少提及，尽管其对症状的描述仍保留着临床重要性。临床价值比较大的记忆倒错有以下几种：

　　（1）记忆的妄想性歪曲（delusional distortion of memory），这主要是对某些细节的歪曲，对时间和处境的错配，而这一切都给予了妄想性解释或妄想性重新评价。

　　（2）把想象、梦境或幻觉的内容当作真实事件的记忆，可见之于意识障碍、痴呆和精神分裂症等。

　　（3）重复性记忆倒错（reduplicative paramnesia）。常见于有

虚谈症或痴呆的病人。例如，某一个人或某一个地方（如医院）实际上是病人第一次见到，他却说记得过去已经见过一次甚至多次。在外伤后意识障碍的恢复过程中，这种情况也不少见。

（4）记忆错配（disarrangement of memory）。事情是病人确实经历过的，但在病人的记忆中人物、时间和地点被配置错了，往往是把很久以前的或异地的事记成最近此地的事，人物的"张冠李戴"也常见。记忆错配在正常人并不少见，因为谁也难免有记错的时候。只有当病人不接受纠正而错误很明显，且反复发生，才具有临床诊断价值。通常病人有近记忆障碍，但也可以发生在有情绪或思维障碍而并没有明显近记忆缺陷的病人。

（5）熟悉感（déja vu，hyperfamiliarity）。这是对某种陌生的场面或情景整个地有异乎寻常的熟悉感，一般持续不超过若干秒钟，而过去之后便恢复了批判能力。狄更斯、霍桑、托尔斯泰等在他们的作品中都有过这种体验的描述，很可能是根据他们自己的体验写成的。熟悉感常见于癫痫，可出现在先兆中，也可以是一次等位症发作。有熟悉感的颞叶癫痫病人病变多在右侧。健康人和癫痫病人的熟悉感有可能都与颞叶的节律紊乱相联系。看来，熟悉感在研究工作中的重要性远远超过了它的临床诊断价值。

mental conflict　心理冲突

星期六的晚上，宿舍里很安静，一位学生想好好读书，可又想去看电影，那是他渴望已久的一部好片子，二者不可得兼。这就是一种心理冲突。一位职工出于责任和正义感想给他的顶头上司提出批评性意见，同时又怕得罪了领导，弄巧成拙，不想提，反复思虑，这也是一种心理冲突。很多人有过（或现在还有）既想离婚又不想离的心理冲突。从这些例子可以看出，心理冲突是一种很常见的情况，几乎谁也不能避免。概而言之，心理冲突是当事人无法调和的两种情欲和行动倾向的对立，是态度或价值观的冲突。

心理冲突的研究是和心理治疗的近代尤其是现代发展联系在

一起的。因此，精神病学研究限于病态的和可以理解的心理冲突，它必须符合以下四条标准：

（1）大脑没有器质性病变存在的证据。

（2）当事人感到很痛苦，不能自拔。

（3）妨碍了人际关系，或者使工作学习的效率下降。

（4）持续时间长，往往在一年以上。

上述的第三条值得重视，因为心理冲突可以是建设性的甚至是创造性的。太史公在《感士不遇赋》里写道："理不可据，智不可恃。"这难道不是心理冲突的爆发？阿维德在《变形记》里唱道："我目望正道兮心知其善，每择恶以行兮无以自辩。"可以说是心理冲突之千古绝唱。如果没有深刻的心理冲突，悉达多·乔达摩（世称释迦牟尼）怎么会放弃富贵的王子生活去山里修炼呢？也许，一切感人肺腑的诗篇和深邃的人生哲理都是心理冲突的产物。

病态心理冲突的心理治疗有两块基石，其一是我们正常人都不能免于心理冲突（这使病态心理冲突成为可以理解的）；其二是心理冲突有可能发生建设性的转化。

病态心理冲突大致可以分为两类：人格障碍的心理冲突，神经症性心理冲突。

心理冲突有常形和变形两种形式。

病例举例：

女性，35 岁，某机关党委办公室秘书。中央发出反腐败号召后，病人陷入了心理冲突：她知道她的上司党委书记有不正之风，想检举又怕检举不成反遭报复，十分痛苦。大约有半个月之久，她寝食不安，工作无心。一天上午在把重要文件放进保险柜锁好后发现抽屉里还拉下一份文件，病人十分恐慌。当她把这份文件锁进保险柜后，感到不放心，怕没有锁好，便打开重新再锁。就这样，她陷入了开了又锁、锁了又开的强迫动作之中。从此，病人一上班就纠缠于保险柜是否锁好了的强迫观念和反复锁保险柜的强迫动作之中。

　　这个病例的发展有两个阶段：第一阶段表现为心理冲突的常形，第二阶段表现为心理冲突的变形。

　　心理冲突的常形有两个特点：①它与重要的现实生活事件和处境直接相联系，外行人和局外人完全可以理解；②它具有明显的道德性质或道德含义。

　　心理冲突的变形也有相应的两个特点：①它涉及日常生活和工作中的琐事，一般人不会为此而苦恼，因此，外行人和局外人感到不可理解，认为病人"神经有毛病"或钻到牛角尖里出不来了；②它本身不带明显的道德色彩，就上面的强迫症而言，我们很难说生怕柜子没有锁好是道德的还是不道德的，也很难说锁好后检查几遍就是符合道德的。

　　既然心理冲突的常形是正常人所不能免的，那么，问题就在于，常形是怎样变成变形的呢？对此，学者们提出了各式各样的理论和解释，这里就不细说了。

　　人格障碍者的心理冲突大多是常形，只是过于弥散，且多涉及日常琐碎。神经症性心理冲突之典型表现是变形，如恐惧症、强迫症等。但常形和变形这两者有重叠。

　　临床见到的心理冲突有以下常见的表现（强迫、恐惧、疑病等特殊形式以外）：

　　（1）感到控制不住自己的情绪和思想，同时又觉得非控制住不可。这是最一般的形式。

　　（2）感到持续的心情紧张或焦虑而无法使自己松弛。

　　（3）经常后悔，却悔而不改。

　　（4）对未来缺乏信心，却绝不甘心。

　　（5）模糊而强烈的委屈感。模糊系对事情经过的记忆而言，强烈系就情感体验而言。一般人模糊便不强烈，强烈则记忆清楚。可见，模糊是压抑所致。

　　（6）对同一个人既有强烈的依赖心理，又有不满和抱怨心理。

　　（7）完美主义伴随的自我苛求和自我挫败。

　　（8）自卑与自大的冲突。

　　（9）性的心理冲突。

（10）所谓恶性循环。神经症性恶性循环的特点是事与愿违；愿望愈强烈，结果愈糟。把失眠看得很严重而使失眠加重是一个常见的例子。

（11）自己实现的预言（self-fulfilling prophecy）。预言考试将失败，一到考场便紧张害怕，结果考不出实际水平，甚至丢三落四，发生许多完全可以避免的错误，预言实现了。

（12）神经症性行为：行为使痛苦减轻，或者使面临的问题得到暂时的和表面的解决，却给进一步和彻底解决问题造成更大的困难。发泄、迁怒、回避、仪式化动作等都是神经症性行为。迷信药物，追求特效治疗，也是神经症性行为。

morbid jealousy　　病态的嫉妒

在羡慕和嫉妒这两极之间有过渡。中间形式英文里叫做 envy，故译为羡妒。用比喻来说，羡慕是甜的，羡妒带酸味儿，而嫉妒是苦的。这三种情感的客观根源相同，即社会上存在着竞争。羡慕者清楚地看到自己不如别人但并不自卑，在羡慕之中他体验到了分享或精神上的提升，这激发他向别人学习或进行建设性的代偿。羡妒者多少有些自卑感，他觉察到了这一点但并不沮丧，他有强烈的竞争心且有相应的实际行动，在挫折或失败时当然难免抱怨或发怒，甚至指向幸运者。嫉妒者的竞争心不明显甚至没有，自卑强烈却极力压抑着，因而照例并不自觉，他对人猜疑和不信任，尤其是在他看来比他幸运的人，他内心紧张，几乎随时可爆发出仇恨、报复和破坏行为。

精神症状学讨论的嫉妒几乎完全限于性的嫉妒。由于嫉妒是一种破坏性的情感，所以只要找上门来，医生就有理由认为那是病态的。本条目所讨论的嫉妒不包括嫉妒妄想。换言之，这里只讨论可以理解的嫉妒。

W. Meissner（1978）对嫉妒的解释作了文献复习，这里摘引几条供读者参考。Freud 认为，嫉妒来自病人确有对配偶不忠实的想法和行为，或者，背叛配偶的冲动。Jones 认为，嫉妒者有内在缺陷感，并伴有对自己的不满，自尊、自爱和自信有缺陷，以致对别人的批评特别敏感，过分需要别人的承认和赞许。Fenichel 认为，嫉妒者对失去爱有一种特殊的不能忍受，一旦失去了爱，他本人便贬值。Abraham 认为，嫉妒包含着敌意，同时有一种冲动，要把被嫉妒者的所有权剥夺掉；嫉妒是对所有权和占有的一种特殊态度。Glover 认为，嫉妒意味着一种不公平感和不愿意与人分享。Klein 认为，嫉妒不是情感状态而是一种性格特性。Sullivan 认为，嫉妒是自我系统的一种缺陷，自我之中深埋着自己无价值的信念，同时，嫉妒者和任何一个人相处也体验不到亲密。

俗话说，嫉妒是不需要理由的。因此，病态嫉妒的可理解性主要应从人格里面去找。

Münchhausen's syndrome　Münchhausen 综合征

Asher 于 1951 年首先报告了一种特殊的综合征，即 Münchhausen 综合征（Asher，1951）。本病虽然少见，但从来没有哪所医院有这么多的医生为如此少数的这类患者而大为烦恼过。

（一）临床特征

患者多为男性，起病年龄为 15～30 岁，常在夜间去看急诊，没有正式转诊单及医院诊断书，也没有亲友陪伴，对其病史初听可信，情况是显得紧急且很特殊，往往由值班的年轻医生急收入院。而患者一旦得知决定被收住院，似乎立即转忧为喜，甚至有大功告成之感。尽管他们公开声称相信医生，开始见面时表现坦率，愿意并主动向医生诉述病情，但一涉及检查和治疗等事宜便常与医生冲突。有的对正规的治疗照例不合作，有的则要求进行有创性的检查和治疗。常不听医生的劝告，甚至在伤口尚未愈合的情况下就愤然出院；不久，往往又住进另一所医院。最终医生可发现其在所述病史中有许多夸大不实之处，并已在其他若干医院欺骗过医生。住院期间患者诉说的病史越离奇，施行手术的可能性越大。有些患者的腹壁已布满手术瘢痕。以上为本病典型的临床特征。

Griffth 于 1961 年报告了一例肺结核患者在英格兰和爱尔兰

至少住过 85 所不同的医院，做过 120 次以上 X 线检查。Grunert
于 1932 年报告了一例患者曾接受过 27 次手术。还有一例患者反
复要求做大脑白质切断术坚持长达 10 年。有些患者虽受教育程
度不高，但在住院期间通过与其他患者和医生交谈，对医学的某
些方面了解得很详细。例如一例几乎近于文盲的患者因反复偷服
抗凝剂，故对出血时间、凝血时间等数据如数家珍。因此，初听
患者所述病情时，即使是经验丰富的医生也不能不信以为真。

　　Asher 称此为 Münchhausen 综合征，因为患者所述经历类
似德国 Bron von Münchhausen（1720—1797）充满谎言和幻想
的奇闻险遇的漫游生涯。尽管有人认为这个命名不妥，也有人提
出过若干不同的命名，如 Barker 于 1962 提出的住院上瘾综合征
（hospital addiction syndrome），但 Münchhausen 综合征仍然是
近半个世纪以来最通用的名称。

　　（二）精神病理学

　　Münchhausen 综合征患者是一组人格显著偏离常态的人，
但又通常不能诊断为某种特殊类型的人格障碍。这类患者是极端
自虐的：有的曾 6 次吞服进餐用的叉子最后终于死亡，有的往膝
关节里注射粪便，还有的偷服抗凝剂以致长期反复出现血尿等。
许多患者对疼痛有惊人的耐受，甚至在损伤性检查和手术过程中
感到满足。精神病学几乎一致认为，这种患者的寻求注意（at-
tention-seeking）总是突出的。Weisman（1967）曾就自虐与性
心理和行为障碍作过很好的综述和探讨。Reich 等（1983）对 41
例诊断为做作性障碍的患者所采用的方法进行了概括：向身体内
注射或塞入污染物质者占 29%，偷偷服药者占 24%，使伤口恶
化者占 17%，在温度计上作假者占 10%，在尿道里做手脚者占
7%，伪造病史者占 7%，制造挫伤、擦伤或畸形者占 2%，切割
静脉者占 2%，等。Andreasen 等（1991）在一项关于发热待诊
的研究中发现，10% 的发热是做作性的。

　　几乎所有的 Munchhausen 综合征患者早期的生活环境都是
不良的，为得到他人的注意和照料，在儿童少年期间就用症状和
病痛作为手段。这类患者常具有以下特点：对亲人缺乏依恋、人

际关系不良或不稳定、人格不成熟、自我中心和情绪不稳定等。临床表现大多具戏剧性或攻击性特质，少数患者的偏执特质明显。人们很难与这类人建立感情关系，他们是一些令人绝望而孤独的人。他们与医生交往的目的就是为坚持患者角色，而这个目的一旦不能达到（如医生怀疑他的病史），则关系就会破裂。当然，很可能确有医生的言语态度欠妥，或诊治不当，给患者留下不可磨灭的印象。而医生所表现出的好奇或对患者的过分热情，可能会把事情弄得更糟。值得提出的是，这类人对精神科医生怀有深刻的不信任甚至敌意。

Menninger 于 1938 年提出用单一的本能无法对人类心理作出令人满意的解释，认为在心理深层上，人们具有自我毁坏性（self-destructiveness），而患者无法以建设性的方式处理这种"无意识的"驱力。此种学说本身虽然无法证实，但用自我毁坏性这个概念可以解释 Munchhausen 综合征的特征性现象。

（三）诊断

关于分类和诊断，自从《美国精神障碍诊断与统计手册》第3 版（DSM-Ⅲ）提出做作性障碍（factitious disorder）以来，诊断意见似乎渐趋一致。《美国精神障碍诊断与统计手册》第 4 版（DSM-Ⅳ）在诊断标准上比第 3 版描述得更加详细确切，但美国官方并没有对做作性障碍在分类上的地位作明确的规定。国际疾病分类第 10 版（ICD-10）在 F68 成人人格和行为的其他障碍下列"F68.1 有意制造或伪装躯体或心理症状或残疾（做作性障碍）"，其中包括 Münchhausen 综合征，《中国精神疾病分类方案与诊断标准》第 2 版修订本中有关的分类诊断与 ICD-10 相同。

（四）鉴别诊断

与诈病鉴别：患者常用假名和假住址，表明患者对他所提供的病史不真实是知道的，但其兴趣集中于住院和治疗过程本身，以及扮演患者角色这件事上，而没有任何其他目的，因此与诈病不同。

与歇斯底里的关系：Fish 把 Münchhausen 综合征描述为

"只不过是歇斯底里性欺骗的一种变异形式"，恐怕把事情过分简单化了（引自 Hamilton，1978）。Mayer-Gross 等指出，实际上歇斯底里者同时也是一个诈病者，这种情况并不少见。他把 Münchhausen 综合征看作诈病，因此有时必须考虑存在混合形式或双重诊断的可能。

在这类患者中，尽管药物滥用常见，但一般没有药物依赖。有些患者住院时由于常诉剧痛可以随时口服镇痛药或接受哌替啶（度冷丁）注射，但自动出院后并无戒断症状。

伴发躯体疾病：DSM-Ⅳ中明确指出做作性症状的存在并不排除真正的躯体或精神症状的同时并存。如一例患者由于腹部已经多次手术，故当患者再次要求做腹部手术时遭医生拒绝，结果死于急腹症。这是值得医生警惕的。

Münchhausen 综合征患者为达到住院和手术等目的，大有"一不怕苦，二不怕死"的气概，这跟疑病症很不相同。Münchhausen 综合征患者即使长期反复声称自己有某种症状，那也不是疑病观念，而应考虑病理性说谎（pathological lying）或类妄想观念（delusion-like idea）。抗精神病药对类妄想观念有效，但药物不能消除扮演患者角色这种心理上的需要。因此一种症状经药物治疗消失后，另一种症状不久又会出现。

（五）治疗和预后

此症患病后不久便呈慢性，但常有"急性发作"。有些患者间接死于自伤，或直接死于自杀，相当一部分患者最后安静地住在精神病院里。但迄今仍然难以确定他们的恢复是表面的还是真正的。已有报道表明，这种综合征是很难处理的。但据 Andreasen 等的研究表明，在掌握证据的情况下，与患者对质（confrontation）是必要的，并不引起不良后果。33 例患者对质后，13 例承认了做作，4 例症状消失，但未提及长期追踪结果。个别深入心理治疗，不论采用什么技术几乎都无法坚持下去，因为患者没有改变自我的动机，不承认自己精神上有什么问题。另外患者常伴发抑郁，此时可用抗抑郁剂或电休克治疗，而防止自杀是关键性的。

muteness, mutism 缄默症

成人的缄默症主要见于两种情况：一是畸张型精神分裂症；一是歇斯底里。

精神分裂症病人不说话，照例还有其他精神分裂症症状，尤其是畸张症症状，且缄默症本身也具有畸张症的特征。

歇斯底里者不说话，照例是病人感到或自认不能说话，他可以也愿意和人笔谈，不识字的病人则用手势与人交谈。有些病人的表现很容易辨认，例如，他吃饭喝水毫无困难，而医生请他张嘴练习发音他却根本不干，好像张不开嘴似的。这与失音症（aphonia）是一回事。

所谓选择性缄默症（elective mutism）见之于儿童。这种儿童在某些情况下说话正常，也能理解别人的言语，但在另外的情况下却一言不发，往往避开人群独处。DSM-Ⅲ-R 采用 ICD-9 的分类编码，归到 313 里，也就是把它看做一种情绪障碍。ICD-10 归到 F94，即社会功能障碍，与 F93 情绪障碍并列，其实这两类关系密切。

mystical experiences 神秘体验

神秘体验主要见之于精神分裂症和分裂人格，表现多种多样，这里只能举一些例子。

（一）奇迹体验

病人面对一般人认为毫无意义的事件时感到非常意外，觉得是一种奇迹。如果我们把奇迹定义为概率很小的事件，那么，我们每天都要遇到许多的奇迹。举例说，四个人打桥牌，每发一次牌都可说是一次奇迹，因为 52 张牌分给四个人有大约 10^{30} 种不同的组合。实际上，我们所说的奇迹，总是具有重大价值（不论是吉是凶）的事。可见，病人把毫无价值的事件视为奇迹，意味着价值系统的破坏或崩溃。在第 7 章 7.1 里有一个例子，说某病人在公共汽车站候车时见一只小飞虫围绕着他飞来飞去，他感到异常奇怪，觉得是个奇迹。

　　（二）预兆体验

　　人们有时会有不祥的预感，尽管说不出什么道理，但预感到"要出事儿"。这种预感是可以理解的，分析起来可以发现，当事人也许近来遇到了不顺心的事，也许心情不好或紧张不安，也许面临某种转折点，或者没有睡好觉，身体有不适感，或者环境中发生了某种反常的情况，以及诸如此类。病态的预兆体验却是不可理解的。例如，某精神分裂症病人外出归来，把衣袋里剩的一把硬币随手往床上一扔，接着便去食堂吃饭。他一见食堂的菜牌，立刻感到应验了征兆。他认为"把硬币往床上一扔"这件事是"食堂出售溜鱼片"的预兆。病人讲不出什么道理但确信不疑，这是不可理解的。

　　（三）预定调和体验

　　日常生活中许多无关的事件同时或相继发生，我们照例视之为纯属偶然，谁也不去理会它。病人却不然，他感到同办公室的甲乙丙丁四人各穿什么衣服，按什么次序先后进入办公室，各做些什么事情等等，都显得十分和谐，有条不紊，配合得天衣无缝，使病人感到非常奇怪，认为是事先安排好了的。这种体验本身并不构成妄想，也可以没有任何妄想性解释，病人只是感到这种预定调和（pre-established harmony）令他不可思议。有些病人的体验涉及甚广，不限于人们的活动，还包括天气变化、花开叶落以及鸟鸣犬吠等。这种体验有些接近宗教徒悟道的体验，即教徒感到万事万物的和谐背后有神的安排。可惜，病人的类似体验不但不引向信仰，反而逐渐走向精神功能的瓦解。

　　（四）疯狂体验

　　某些精神分裂症病人感到周围人都发疯了，在他们看来，人们的言语行动都变得奇怪、荒唐和不可理解。用相对性原理来看，这正说明病人原有的正常心理结构发生了剧烈的改变。

　　（五）物化体验

　　《齐物论》里把庄周梦为蝴蝶一事称之为"物化"，此处系借用。蝴蝶梦是一个美妙的寓言，它启示凡人不可执著于荣华富贵。陆游有"一树梅花一放翁"的佳句，这反映了诗人酷爱梅花之心，也是诗人的一种特殊的审美境界，诗人似乎变成了一棵一棵的梅树。病人却不然，他突然感到自己变成了挂在房顶上的电灯泡，或者屋角里的一个废纸盒，既非深思的产物，也没有任何人生喻义和审美价值，只不过使人感到奇怪而不可理解罢了。

（六）离心影响体验

病人感到，他的思想可以直接影响客观世界，至于究竟是什么样的影响，如何产生的，病人并不明确。这种原发性病理体验本身并不包含任何解释和说明。这和常见的具有被害性质的影响妄想不同，因为影响妄想是向心的，病人感到或认为某种外力在影响着他。

（七）被洞悉感或内心被揭露体验

见相关条目。

所谓伪哲学思想可能与神秘体验有关，但性质不同。例如，一位病人认为精神和物质可以直接变来变去。他声称，他近半年多来拒不见人，是由于他在潜心研究和确定一个"宇宙互换公式"。他认为，这个发现比爱因斯坦的相对论还要伟大。另一位病人写道：无穷大和无穷小在无穷远处相遇可以产生极大的杀伤力。

有些精神分裂症病人的病态体验和观念似乎与脑子里的异常感觉有联系。一位病人说，当他思考顺利时，他的思想是从大脑额部往后走。反之，思想从后脑勺往前走时，他的思想就完全乱了套。另一位病人说，他思考时，思想总是从脑子的某一个点逐渐向四面八方展开，若进行顺利，他就能想通各种问题，似乎"一通百通"。可是，思想总是跑到某种地方就出问题了，也许是碰上了大脑的某一条沟或凸出处，他感到很难受，突然，像关电门一样，思想完全乱了，前功尽弃，只好从头想起。

病态神秘体验牵涉广阔而复杂的领域，精神科医生对此应有一定的知识。至少有五种情况需要加以区别：①宗教体验；②哲学家的神秘主义（mysticism）；③巫术思想；④文学艺术家的审美体验；⑤一般常人的神秘体验。可以说，宗教家和哲学家关于神秘体验的陈述总是蕴含着某种人生观，甚至有明确的道德寓意。《阅微草堂笔记》有一则故事说，某书生行到山林中，见一巨大的白蘑菇，遂提笔在蘑菇上写了个字。夜间，一怪物入室，一张大白脸，脸上留有书生在蘑菇上写的字。显然，这怪物就是那只大蘑菇。这个故事很有趣，但无任何道德寓意。如果有人相信确有此等事，那只是一种巫术思想，与宗教及哲学无关。一般常人的神秘体验是短暂的，且限于偶尔发生，事后对行为和人格没有什么影响，这是与病态不同之处。

neurasthenia　神经衰弱

神经衰弱的症状可以分为三组：①与精神易兴奋相联系的精神易疲劳；②情绪症状；③心理生理障碍。

（一）与精神易兴奋相联系的精神易疲劳

以前的专著和教科书把精神易兴奋与情绪易激惹混为一谈，把这组症状称为易激惹性软弱（irritable weakness），是不恰当的。

精神易兴奋的主要表现是联想和回忆增多而且杂乱。不论是工作、学习或看书报，还是看电视、听广播或与人晤谈，都可以引起许多杂乱的联想和回忆。这是一种主观体验，病人感到分心和控制不住，但不伴有言语运动增多，因此不同于轻躁狂的心情高涨和精神运动性兴奋。引起兴奋的事件并不一定是令人不快的，甚至可以是令人愉快的，例如与久别重逢的亲友晤谈，但由此而引起的兴奋本身却被病人体验为不快，尤其是持续较久而病人觉得控制不住的时候。还有一点不同于躁狂的地方是，思想倾向于兜圈子和重复，杂乱无意义而使病人苦恼，而躁狂病人的思想内容具有新奇性甚至创造性，不断推陈出新，引人入胜。精神兴奋可以没有明显的诱因，如独自静坐或卧床休息时立即出现许多杂乱的联想和回忆，没完没了，使病人感到无法控制。但是，临床病例最常见的情况是，病人的思想活动伴有烦恼的内容，病人联想和回忆的内容几乎都是过去不愉快的经历、现在使人苦恼的事件和处境，以及将来可能发生的风险、失败和意外事故。躁狂病人的心情愉快，所以不存在需要加以控制的问题。神经衰弱病人明知胡思乱想无补于实际，却陷在里面出不来，自认控制不住却又极力想控制它，这是一种心理冲突，也许是神经症性心理冲突最简单的形式。

注意力不集中与精神易兴奋往往是同一件事。注意力不集中有两个方面，一个方面是病人容易因外在环境的偶然无关刺激或变动而被动地转移了注意；另一方面是思考不能专注于某一个主题，联想和回忆不断地把思想引入歧途，甚至远离当前思想的中心。对于后一情况，病人往往把它描述为"脑子乱"。

精神易兴奋的另一表现是感觉过敏。不少病人畏光，喜欢留在比较阴暗的地方，出门戴有色眼镜，在家白天也喜欢放下窗帘，甚至连鲜艳的色彩也可以使病人感到不快。对声音过敏也很常见。病人怕吵闹，喜安静，讨厌孩子多和人多，家里人开放收音机或录音机往往使病人厌烦，甚至感到受不了。皮肤感觉过敏也不少见。有些神经衰弱病人不愿意穿浆洗过的硬领衣服，感到难受；裤带也总觉得太紧了，放松一些似乎才好受一些；有些病人刮胡子也感觉疼痛。一句话，健康人完全无所谓的普通刺激，病人却感到难受甚至疼痛。

某些神经衰弱病人在起病初期只有精神易兴奋而精神易疲劳却不明显。大多数病人一开始起病就同时有精神易疲劳。

疲劳是每个人都有过的体验，它很少会使健康人感到强烈的不适，相反，疲劳后的休息常常是一种享受。健康人的疲劳是容易消除的，经过适当的休息，尤其是一夜睡眠以后，精力便恢复了过来。作为神经衰弱的症状，不仅是容易疲劳，而且疲劳使病人特别难受，休息和睡眠也不能消除它。

疲劳有三种：①正常的疲劳。一般地说，疲劳的程度与从事某种活动的持续时间成正比。如前述，它很少引起强烈的不适感，而且容易消除。②躯体疾病时的疲劳。多种躯体疾病，如急慢性传染病和各种消耗性疾病，都可伴有疲劳不适感。这种疲劳可以视为躯体疾病的一个症状。休息不能消除它，但随着疾病的好转，精神和体力也就恢复了原状。③情绪性疲劳。这种疲劳是跟各种不愉快的情绪或心情密切相联系的。休息不能消除这种疲劳，服用补品也无效。只有当心情舒畅了，疲劳才会减轻以至消失。医生所见到的神经衰弱病人的疲劳主要是情绪性的，这是长期心情紧张、烦恼、苦闷压抑感等引起的。

神经衰弱的疲劳具有弥散性。健康人看书累了听听音乐可以消除疲劳，工作学习疲劳了，从事文娱体育活动照样可以兴致勃勃，甚至看专业书籍累了，换一本消闲读物接着看便不感觉累了。神经衰弱病人却不然，他们几乎干什么都觉得累。

神经衰弱性疲劳的另一个特点是它带有明显的情绪性。一位病人诉述她进行业务性交谈不能超过一刻钟，否则就"累极了"，"脑筋就转不动了"。可是，她在诊室里与医生交谈足足一小时始终兴趣盎然，没有任何所谓脑筋转不动的迹象。

还有一个特点，神经衰弱的疲劳不伴有欲望和动机的减退，相反，病人苦于"力不从心"或"心有余而力不足"，他们有抱负、有追求，不甘心于混日子。这种心情跟抑郁症是不同的。当然，短暂的灰心丧气是难免的。但最典型的神经衰弱症状是疲劳与精神兴奋二者相结合，病人在感到疲劳的同时，心里想得却很多，欲念十分活跃。

精神疲劳不一定伴有体力疲劳，而只有体力疲劳却没有精神疲劳便不是神经衰弱的症状。从事体力劳动的神经衰弱病人往往并不以精神疲劳为主诉，但一经医生仔细询问，仍然可以发现有精神疲劳的某些表现，如不像过去那么机警精明，自觉"容易犯迷糊"，算账容易出错，听戏、看电影稍久感到难受等。与此相反，知识分子患神经衰弱照例以精神疲劳为主诉，诉述脑力劳动效率下降，注意力不集中或集中注意不能持久，感到思考困难、思想杂乱无条理，诉苦记忆差，如提笔忘字、刚看过的书报似乎一点也记不住等。尤其特征性的是，不愉快的经历连细节都记得很清楚，简直念念不忘，而工作学习方面的事却诉苦完全记不住。

（二）情绪症状

迫切求治的神经衰弱病人几乎无例外地都有情绪障碍。神经衰弱的情绪障碍本身是痛苦的，它们同时又使其他症状加重而更加难受。

神经衰弱的情绪症状主要有三：烦恼、易激惹和心情紧张。这三种情绪普通人都难免会有的，因此，从临床诊断需要出发，规定一些经验的标准以区别病态与非病态是必要的和实用的。作为神经衰弱的症状，情绪必须具备以下三个特点，缺一不可：①病人感到痛苦，倾向于见人就诉苦或求助求治；②病人感到控制不住或摆脱不了；③情绪的强烈程度和持续时间之久与生活事件和处境不相称。例如，一点小事就大为生气或心情很紧张，或者整天为一些鸡毛蒜皮的事而烦恼，长时期总是如此。

1. 烦恼

大家都知道烦恼是怎么回事，但要下个定义却很难，A. Challman（1974）说，他始终未能找到一个烦恼的描述性定义，即使是语言学很有造诣的烦恼者也无法表达得令人满意。

重要的是必须将烦恼区别于焦虑。焦虑作为一个症状，是没有明确对象和具体观念内容的忐忑不安和提心吊胆。烦恼则不同，它总是有现实的内容。我们可以为柴米油盐或经济拮据而烦恼，也可以为住房太挤而烦恼。工作不顺心、学习成绩不佳、孩子不听话、夫妻闹别扭、各种人际关系不和等等，都可以是烦恼的内容。

烦恼似乎是自找苦吃。我们明明知道，麻烦和困难不可避免，烦恼无济于事，但我们还是照样烦恼。就这一点而言，健康人和神经衰弱者并没有什么根本不同。理智对于烦恼似乎不起作用。1960 年代初，作者和一位病人多次长谈，发现病人哲学修养根底很深，颇受教益。原来他是位哲学专业工作者，曾留学法国，回国后从事西方古典哲学著作的翻译工作。尽管人生的哲理知道得很多，他的烦恼却丝毫也不减少。

精神科门诊的神经衰弱病人，至少有一半有显著而持久的烦恼。他们几乎一年四季一天到晚都在烦恼之中过日子。健康人区别于这种病人之处在于并非没有烦恼，而是有烦恼也有愉快和欢乐。一个人愈是企图通过思考去消除烦恼，他就会被烦恼缠得更紧而脱不了身，这是烦恼设下的陷阱。人们大多能看到，烦恼和欲望直接相联系，神经衰弱病人也不例外。可是，事情的另外一面是，烦恼和满足欲望的有效行动成反比，神经衰弱病人却很难领悟。神经衰弱的烦恼，关键并不在于烦恼本身，而在于未能将"我不要烦恼"的愿望变成"我要快乐"的实际有效行动。显然，病人的情欲受着过分的压抑或控制乃是症结之所在。病人的控制不住实际上是过分控制的结果。压抑并不能消灭情欲，相反，它势必造成情欲反抗地加强。这就使心理冲突尖锐化。过分压抑或控制意味着"我要"的意志受阻，有效行动遂被扼杀了。过分的压抑或控制使病人丧失自知之明，他们往往不明确自己所需要的和所追求的究竟是什么，行动遂失去了目标，不知道下一步该怎么走。病人在诉苦一大堆烦恼之后继之以问医生"我应该怎么办"是非常典型的。而面对烦恼，各人自有一套摆脱它的行动办法，是健康人的共同特点。

2. 易激惹

易激惹指容易生气和发怒，容易急躁，一点小事就急得不得了，按捺不住。

要区别精神病性易激惹和神经症性易激惹。如果病人并没有难受和痛苦的内心体验，或者并不感到自己失控，甚至否认发脾气的行为事实，或者事后并不觉得不对或不好，甚至大怒之后马上就变得好像根本没有那么一回事一样，便不是神经症性的。

神经衰弱病人的易激惹的典型形式是反复发生的三部曲：急躁发怒—后悔—加强压抑和控制，而经过长短不等的时间后这三部曲又重演一遍。病人在后悔和加强控制时还常常感到委屈。

易激惹很容易损害人际关系，而人际关系不融洽又使易激惹趋于恶化。

由于极力压抑自己的愤怒、怨恨和不满，易激惹可以发生变形，常见的有：①容易伤感。看电影、看戏剧或看小说忍不住流泪是典型的。病人说，他们过去并非如此，不知为什么病后变得这么脆弱了。②好打抱不平。在街上或公共汽车上遇见不讲理或仗势欺人的人，就忍不住和人家争吵起来。病人本来是局外人，但往往比当事人更加气愤而且久久不能平静。对不正之风十分愤慨，谈起来愈说愈气愤，不能自已。③弥散性敌意。"瞅着什么都不顺眼"；有时不知为什么冒出幸灾乐祸的思想来。

3. 心情紧张

持续的心情紧张而不能使自己松弛，是很难受的，往往伴有头痛、全身酸痛、疲劳感、失眠、脑力活动效率下降等痛苦的症状。

一部分神经衰弱病人以心情紧张而无法松弛为主诉。这种病人照例认为得病的原因是工作学习过度紧张。这是一种误解。每个健康人都有张弛自调节能力。在紧急情况下，在繁重困难的任务面前，我们自然会紧张起来，这是必要的，但紧急情况一过去或者工作暂告一段落，我们又可以使自己松弛下来。所谓过度紧张，实际上是指社会和客观情况允许甚至要求我们松弛的时候（例如吃饭、休息和睡觉的时候），我们仍然保持持续的紧张而不能放松。这是张弛自调节能力发生了障碍，是神经衰弱的症状，是结果而不是原因。

过度紧张的人有以下几个特点：

（1）紧迫感。感到任务迫在眉睫或事情太多而时间不够用，从来没有事情告一段落而可以松一口气的感觉。有些人甚至游公园、逛商店也是匆匆忙忙的，下棋、打牌也老着急催别人。

（2）负担感。总担心事情做不好或失败，怕犯错误，怕丢面子，争强好胜，这样一来，生活、工作、学习全部成了负担，体会不到生活的乐趣，不能因工作、成绩和学习有心得而感到满意和愉悦。

（3）自控感。感到必须加强自我控制，似乎稍有松懈，便会使工作、学习失误，或者自认不应该而过激的言辞和情绪就会迸发出来。

（4）精神过敏。感到自己不冷静了，容易着急不耐烦，容易因偶然的刺激（如突然的关门声、闪过一个人影等）而产生惊跳反应。有人甚至常猜疑领导或老师不信任自己，或者人们在背后议论自己。

（5）效率下降感。感到工作、学习进展缓慢，质量不佳，尤其是自认比过去更加努力成绩却下降了。实际上，至少别人还看不出来。

（三）心理生理障碍

心理生理障碍实际上指的是生理功能障碍，只是这类症状跟病人的心理有密切的关系。常见的有：①睡眠障碍；②头部不适感；③个别内脏功能的轻度或中度障碍。

睡眠障碍的主要形式是失眠。ICD-10（1992）对非器质性失眠（F51.0）的定义是：失眠是一种睡眠的质和（或）量令人不满意的情况，且持续相当长一段时期。诊断失眠的首要考虑不是睡眠实际时间少于一般所谓正常睡眠，因为不少人（所谓短睡者）长期睡眠很少而并不自认为是失眠者，他们之中相当一部分人精力充沛，也没有任何痛苦。

难于入睡、诉苦多梦和醒后不解乏，使病人对睡眠的时间估计偏少。病人估计的睡眠时间和实际睡眠时间之差，可以叫做回顾性失眠。有些病人诉述整夜不眠，而他们的配偶却听见病人打鼾，这叫做睡眠感丧失。造成这两种情况的因素有：①对失眠过分担心和重视；②对做梦有误解，以为做梦等于没有睡甚至比不睡更坏，其实，做梦是人类的一种普遍现象；③躺下未入睡前思绪万千，烦躁不安，愈着急愈无法入睡，并且不良情绪使病人对卧床后入睡前这段时间估计过长；④把白天的各种不适感和不快情绪都归咎于失眠。有一位病人说："我现在唯一的问题就是失眠，只要你把我的失眠治好了，就什么事也没有了。"医生和病人谈起生活中长期存在的各种烦恼问题，病人说："这些我现在都根本不去想它了。"显然，为失眠而烦恼实际上起了回避现实的作用，也可以说对失眠的烦恼代替了现实生活中的烦恼。

神经衰弱的失眠最常见的情况是，与其说是夜间睡眠太少，毋宁说是睡眠和觉醒的节律紊乱。病人白天发困或打瞌睡，夜间却兴奋不眠。开会听报告或看书时很容易打盹，干脆上床去"正式"睡觉吧，却一点睡意也没有了。有些病人白天常卧床或躺在沙发上养神，这很像有些孩子一天到晚零食不断，而三顿饭却不好好吃。

神经衰弱的头部不适感主要是紧张性头痛。头皮下和后颈部的肌肉紧张被视为这种头痛的主要根源，但血管性头痛也可能同时存在。病人的典型诉述是持续的头痛和头昏，头顶有重压感，头上像箍了一个箍儿似的紧束感，后颈部发僵发硬地难受，脑袋发胀等。有时，病人把多而杂乱的联想和回忆以及并无成形的观念内容的精神兴奋描述为脑子里难受，头脑发昏和不清楚，像轻度醉酒似的，把它们和头痛混为一谈。

内脏功能障碍通常只限于个别的器官。如果症状很多，几乎遍及各处，则应考虑焦虑症、抑郁症和疑病症的可能。神经衰弱最常见的症状，首推消化系统和性功能障碍，心血管和呼吸功能障碍也不少见。

以上的描述主要限于横断面。下面简单讨论一下神经衰弱的病程。

总的说，神经衰弱起病较慢，病期迁延。少数病例是急性起病的，起病与重大生活事件相联系，如高考落第、失恋、亲人死亡等。如果病前人格相对健全，这种急性起病的病例预后良好，症状往往持续不太长便逐渐走向恢复。一部分病人病情轻重有明显的波动，令人烦恼和不如意的事情多病情便加重，反之则症状较轻。还有少数病人在病程中有两种不同的临床相交替出现，一种状态以精神易兴奋为主，另一种状态以精神易疲劳为主，但都伴有不适感和不快体验。

病程和结局主要取决于人格和生活处境这两个因素。恰当的治疗可以促进康复。

obsession　强迫症

强迫现象有三个特征：①主观上受强迫的体验；②主观上感到必须加以意识的抵抗；③有症状自知力。三者任缺其一便不是强迫症。

　　主观上受强迫的体验和意识的抵抗是同时发生的，二者构成强迫现象的两个侧面。实际上，不加以意识的抵抗，便不会有强烈的痛苦体验。Jaspers 认为，自我强迫和意志自由一样，都是原发性体验。这也就是说，每个人都有自我强迫。如果只强调主观上受强迫的体验，强迫症状与烦恼便无法区分，与强制现象也无法区分。正是强迫与反强迫的尖锐对立构成了痛苦的心理冲突。可以说，强迫症状是心理冲突最典型的形式。

　　原发性强迫症状有五种：

　　（1）强迫观念。如强迫性怀疑、强迫性穷思竭虑、对立观念等。

　　（2）强迫表象。特点是形象性，而上述强迫观念指抽象的思想。如果回忆以形象形式出现，则强迫回忆也归在这一类。

　　（3）强迫恐惧。I. Marks（1969）认为，这是"对自己感情的恐惧"。病人害怕自己会丧失自控，害怕会发疯，害怕会干坏事，内心极度紧张不安。与强迫意向的区别在于，没有要行动的内在驱使或冲动。

　　（4）强迫意向。病人感到有一种强有力的内在驱使，马上就要行动的冲动感，但照例不直接转变为行动。

　　（5）强迫性缓慢。由于仪式化行为，病人的行动往往是缓慢的。在极少见的情况下，仪式化相对不显，而缓慢很突出。刷牙也许要1个小时，吃饭也许要2个小时，从床边走到房门口也许要半个小时，在厕所或浴室里一站也许就站上好几个小时。

　　继发性强迫症状有两种：

　　（1）屈从性强迫动作。强迫怀疑引起反复检查或核对，污染的强迫观念导致反复洗手，都是典型的。

　　（2）对抗性强迫动作。为了对抗淫秽的强迫观念，病人反复背诵道德箴言或政治口号是典型的。计数或默诵无关词句，也是常见的对抗方法。各式各样的仪式化动作都起着类似的作用。病人用动作转移注意可收暂时缓解之效，动作遂被强化而难以摆脱。一种动作实行久了，不新奇了，转移注意和控制强迫症的作用就变小了。于是，病人便增添新花样，制订复杂的程序，企图维持其对抗强迫症的作用。因此，久病者的仪式化行为尽管复杂，总是从简单的对抗动作发展而来，是可以追溯出来的。

不论屈从性的还是对抗性的动作，开始都是完全随意的，但后来又都具有强迫性。

临床上遇到的强迫症病人主要可以分为三组。①洗涤者，这一组最多见，约占全部病人的一半；②检查者，约占全部病人的1/4；③没有强迫动作的纯强迫症者，约占全部病人的1/4。

这只是大致的分组。实际上，洗涤和检查可同时见于同一位病人，也还有一些病人不能归入上述三组。但这样的分组仍有一定的意义。第一、二两组可以用行为治疗，而第三组则不适用。第三组十之八九起病于成年，而第一、二两组成年前后起病者各占一半左右。洗涤者女性多见（约70%），检查者男性多见（约70%）。在集体行为治疗中，上述分组是方便的。

在所有强迫症病人中，具有强迫性人格障碍的病人占2/3至3/4。人格与临床综合征之间的相关，没有比这更突出的了。值得注意的是，目前关于强迫人格的描述，在很大程度上系以K. Schneider（1959）关于不安全型人格的描述为蓝本。据K. F. Standage（1979）的研究，采用Schneider的描述，强迫人格（即不安全型人格）有过度诊断的趋势。

S. A. Rasmussen等（1984）发现强迫症病人中男女性别之比为1:1.10。与此相反，C. Hollingworth等（1980）发现儿童强迫症病人中男孩占76%（男女之比为3.2:1）。这说明，童年与成年之间本病并无连续性，也就是说，童年强迫症大多预后良好，成年后多无强迫症，而成年强迫症者往往童年并没有强迫症病史。

把仪式化行为看做强迫症的先驱现象，必须特别慎重。据研究，正常人在青春期前有很高比例的人有过仪式行为。

总的说，强迫症是一种难治和预后不大好的精神障碍。前面提到的Rasmussen等的文献综述收集了9篇追踪研究，共628例，追踪年限最短2年，最长达26年，结果：显著进步20%，进步39%，无变化41%。

　　强迫症最常见的并发症是抑郁，而抑郁症病人中不少有强迫症状。某些抗抑郁剂，如氯丙咪嗪治疗强迫症取得了可喜的疗效。这些事实使人想到强迫症与抑郁症之间的密切关系。但究竟是一种什么性质的关系，意见颇分歧，还有待进一步的研究。

　　强迫观念与妄想的鉴别在大多数情况下是容易的。自知力的有无是鉴别的要点。但是，长期存在的强迫观念有时逐渐向妄想转变，开始是批判力的削弱，后来完全消失，病人对歪曲的想法确信不疑。据 N. L. Gittleson（1966），大约有 5% 的强迫症者出现了从强迫观念向妄想的逐渐转变。据 A. Black（1974）的文献复习，大约有 3% 的强迫症病人多年后出现了精神分裂症的临床相。据 I. Rosen（1957）研究，精神分裂症病人中有 3.5% 出现过强迫症状。这些数据可以告诉我们，强迫症与妄想以及精神分裂症之间事实上的联系的轮廓，不论人们在理论上对此作出何种说明。

　　从病前人格、起病诱因、临床相的特点、对治疗（氯丙咪嗪、大脑立体定向手术以及心理治疗和行为治疗）的不同反应、预后结局等多方面综合考察看来，强迫性神经症有可能是一个异质（异源）的类别，心理社会因素在一部分病人中起着明显的或主要的作用，另一部分病人则用生物学因素加以说明似乎更能讲得通。估计在不太久的将来，这个问题会得到解决的。作者相信，临床研究是一切研究工作的起点和终点。没有临床工作，任何精神病学研究都谈不上。不论采用多么精妙的仪器，实验室研究的结论必须接受临床观察的检查。经受不起临床考验的理论，总免不了停留在假说的阶段。当然，作者绝无意于贬低科学假说的重大意义。

over-valued ideas　　超价观念

（一）概念

　　超价观念这个名词不大好理解，教科书中的专门解读往往也语焉不详。与同属歪曲信念的妄想进行比较说明，可能会比较清楚一些（见表 1）。

表 1　超价观念与妄想的特征比较

特征	超价观念	妄想
1	直接涉及自我的	直接涉及自我的
2	具有可理解性 * ，不了解实际情况的人听来完全可以激起同情和相信，也就是它没有明显违反逻辑和直接歪曲事实的地方	具有个人独特性（见本书"妄想"部分），不可理解
3	没有明显的感知觉异常（只歪曲别人的动机和目的，并不歪曲现象和事实，或歪曲不明显）	有明显的感知觉异常（妄想体验）（除歪曲别人的动机和目的外，同时还对现象和事实有明显歪曲）
4	以强烈的、与人格整合良好的情感为基础，总是与之一同消长	有典型意义的是情感不协调的（如"冷性妄想"）

　　* 注：这里的"可理解"（understandable），指从观念与当事人人格、经历、此时环境、其他心理活动的联系角度来理解。不包括单纯从动机、目的、心理需求角度的"理解"。例如，被钟情妄想常发生在没有男友而年龄较大的处女，如果从一般的心理需求角度，可以说被钟情妄想满足了当事人被爱的渴求。但这不等于说，患者认为毫无交往的男性钟情于她"可理解"，因为从患者的经历与其他与妄想无关的心理活动，完全找不到线索。如果给患者讲一个其他患者被钟情妄想的故事，患者也认为不可能（理性批判能力并不丧失，但唯独不用来批判自己）。更突出的例子是，有一位 35 岁的女患者，问及她年龄时，娇羞地回答："我十七。"问她出生在哪年、今年是哪年，都回答正确，做减法的能力也没问题（2000－1965＝35），但若质疑其年龄，那你怎么可能十七呢？患者仍娇羞地回答："我十七。"当然，即便这种情况，如果作为旁观者，理解成女人都想回到十七岁，也没有什么不可以，但这不属于现象的精神病理学上所说的"可理解"。

　　超价观念是一种直接涉及自我的确信，这种观念片面而偏激，以致不被同一文化或亚文化的大多数人所接受，且常常导致人际冲突。就人格和个人经历而言，超价观念是可以理解的，这是区别于妄想的最重要之点。超价观念有相当的事实依据，并不明显歪曲事实本身，推理也大体上合乎逻辑，因此听起来是颇有道理的。换言之，超价观念有一定的可接受性和社会真实性，只是过偏过激，远离文化常模。要不然，从心理学上说，跟普通人的宗教信仰并没有什么区别。超价观念和人格的其余部分是协调一致的，也不导致人格改变。

超价观念带有强烈的情感和动机，它对病人的各种心理活动和行为有显著影响，实际上，病人总是在实现自己的主张或走向观念中的目标。所伴随的情感逐渐冷却总是与超价观念的消退同步。有冷性妄想，却没有"冷性"超价观念。

妄想存在的时间可以短暂，例如几个星期，但超价观念总是长期存在的，照例持续多年。妄想如果持续多年，几乎总是有人格改变。妄想可以突然发生，超价观念总是缓慢发展的，但往往有一件或几件带有强烈情感的事件作为起点或发展中的里程碑。充分发展的形式见之于 30～50 岁的人，童年或老年开始的超价观念是见不到的。病人觉察到他的信念和周围人的意见有分歧，为了减轻这种分歧造成的紧张不安，病人往往积极进行以理服人的"传道活动"，利用各种机会和采取各种方式，不惜与人争辩不已。只要有听众，病人便不知疲倦地"传道"（配偶嫉妒类的超价观念不同，往往保密多年，秘而不宣——不难理解，这是耻感在表现形式上的影响。有发明不被重视，怀才不遇可以看做一种光荣；被打击迫害而追求正义至少是伸张正当权益；而配偶与他人有染，则是不折不扣的家丑）。

（二）分类和患病率

按照内容区分，超价观念主要有被害、发明、诉讼、嫉妒和疾病等几种。发明不被承认，或者感到不公平或权利受到侵犯，病人可以缠讼多年，倾家荡产和受尽折磨也在所不顾。以嫉妒为内容的超价观念往往造成长期夫妻不和。以疾病为内容的超价观念者长期流连于医院诊所之间，随身带着一大堆检查报告和诊断书。

G. Winokur（1977）报告，在 Iowa 大学医院的入院病人中，"经典的偏执狂"占总病人数的 0.1%～0.4%，视定义严宽而异。绝大多数起病于 30 岁以后，其中 38% 为"配偶性偏执狂"（conjugal paranoia）。N. Retterstol（1970）对 301 例以"妄想"为主要临床相的病例追踪 2～18 年，其中有 18 例诊为"配偶性偏执狂", 结果 11 例 (约 60%) 痊愈, 5 例 (约 30%) 成为慢性偏执狂, 2 例 (约 10%) 发展成为精神分裂症。

E. Kraepelin (1913) 所严格定义的偏执狂具有下述特点: 缓慢起病; 多年不愈; 开始是局限于某一问题的 "妄想", 后来可发展为一个复杂的 "妄想" 系统, 不可动摇, 坚持不懈地为 "妄想" 的目标奋斗; 其他精神功能完好无损, 特别是, 没有幻觉, 没有言语和思维形式障碍, 不出现智力缺陷和人格的衰退, 也没有任何躁狂和抑郁的特征性表现。K. Kolle (1957) 查阅了 Munich 的 Kraepelin 医院里 1904—1922 年住院病历共约 3 万例, 其中诊断术语里包含 paranoid 或 paranoia 这些词的共约有 900 份病例, 但只有 19 例符合严格定义的偏执狂, 比上述 Winokur 报告的 0.1% 还低。

Kraepelin 所描写的偏执狂, 特征是缓慢发展的、牢不可破的系统性 "妄想", 没有幻觉和知觉障碍, 也不导致人格改变。Kraepelin 这里说的 "妄想" 实际上是超价观念。二联性精神病中的 "感应性妄想" 也是超价观念, 因为后患病者的病是心因性的, 先患病者极力向后患病者灌输他的信念且终于被后者接受, 后者的信念当然也是超价观念。

作者认为, 符合严格定义的偏执狂的人没有妄想, 所谓 "妄想" 实际上是超价观念, 这是偏执型人格障碍的一种特殊亚型。超价观念的内容不是不可能的, 在不了解实际情况的人听来完全可以激起同情和相信, 也就是它没有明显违反逻辑和直接歪曲事实的地方。超价观念是可以理解的, 它跟一个人的人格和生活经验有可理解的联系, 也就是它不具有真性妄想根本不可理解的特异性 (idiosyncrasy)。Retterstol 说的 "配偶性偏执狂", 大概并没有把有妄想的病人排除在外, 这才造成有 2 例后来只好改变诊断为精神分裂症。

据 P. J. McKenna (1984), 超价观念在英国精神病学中只是一笔带过, 而在美国精神病学中则被完全忽视了。在 PSE 里, 超价观念都被评为妄想。Jaspers 对超价观念进行了描述, 本书主要以他的描述为依据。Fish 还特别指出, 在妄想确信的程度与将信念付诸行动的坚决和范围之间往往有分歧，而超价观念的病人总是坚定地把它贯彻在可能的行动之中。McKenna 认为，有超价观念的精神障碍并不像人们设想的那么少见，它可以见于下列情况：①好争辩的或缠讼的偏执状态；②病态的嫉妒；③以疑病观念为主要临床相的疑病症；④所谓变形恐惧症（参看"体像障碍"条目）；⑤神经性厌食。

（三）超价观念举例

案例 1　自认受迫害的工程师

患者，男性，1929 年生，终生未婚，也未交过女朋友。于 2002 年因心脏病不治逝世，享年 73 岁。病史由兄嫂提供。病例报告的医生与病人的哥哥曾在中学同校而成为朋友。1955—1964 年期间，医生多次拜访病人兄嫂，顺便与病人长谈过，病人并不知道和他交谈的是精神科医生。

病人从初中起就表现出明显的猜疑。他课桌上的书本、练习本和文具等都有他特定的摆放形式，一旦发现有所变动，他便询问同学，谁动了他的东西？什么目的？他在抽屉口边上放一小纸片，如果有人拉开抽屉，小纸片便会掉进抽屉里，他从而知道有人开过他的抽屉，且推断这一定是故意跟他过不去。他常常为同学们在他附近或背后谈话而烦恼，总怀疑人们在不怀好意地议论他。曾经有一次主动出击打人，同学们认为他无理打人，群起而攻之，病人受了小伤。诸如此类的事情，他在中学时曾多次向家长诉苦，家长解释，劝他搞好同学关系，无效，只是认为他多疑，并不以为病。病人很少与同学交往，一个好朋友也没有。除阅读以外，没有什么业余兴趣爱好。有时与同学们谈起数理化方面课本内容和老师所讲，倒是有他的一套，话并不少。同学们一致的观点是，病人学习用功，喜欢动脑筋，数理化在全班是学得最好的几位同学中的一个，但过于自以为是，常说老师有些讲课不严谨、有误，甚至认为语文老师毫无科学常识，甚是鄙夷。1950 年考入某工业大学机械专业。在大学表现用功，少与人交往，猜疑依旧。曾有过多次因生活小事与同室同学争辩，病人被称之为"常有理"，从不服输，而同学们认为他"推测"过多，

"根据不足"。1954 年毕业，被分配在某国家机关任工程技术员。住在兄嫂家中。平时沉默少言。但只要因事与任何一位家属意见不一致，他便滔滔不绝发表他的意见，别人的话一句也听不进去。家人因他年纪最小，很少跟他理论。参加工作后，连续三年（1954—1956）领导都认为他工作勤奋，业务能力强，完成任务很好，但不问政治，有"个人英雄主义"。病人甚为愤愤。

　　1955 年胡风案发，全国开展肃反运动，搞人人过关。领导在小组会上要求每个人交代个人和家庭历史（注：这在当时是很普遍而寻常的事，一搞运动就免不了这一套），病人却拒绝交代，宣称自己一生清白，家庭也都是学工科的，没有一个人搞政治。同事们批评他一贯不关心政治，抗拒思想改造，甚至有人说他想在运动中"蒙混过关"（注：这在当时是运动中的常用语）。病人从此确认党组织要整他，首先是诱供，从他的家庭和个人史里找毛病，然后像胡风一样，打成反革命。病人哥哥看出病人对抗政治运动对他不利，代他写了一份家庭个人历史，劝病人抄写交给党支部，算是过了关。此后，病人逐渐认为日常生活工作中总有人监视、跟踪他，恐惧不安，遂于 1956 年夏提出因病（病人确有"胃炎"，有医院诊断书）离职，领导准予休病假，病人却从此再也不去上班，直到 1958 年才正式办了自愿离职手续。按理说，病人已离职居家，运动中的所谓政治问题便到此结束，因为如果真有严重政治问题，领导会不搞个水落石出就让他离职么。但在病人心里，事情却刚好开始。病人单身一人，住在兄嫂家，生活可算平静，但病人每天吃完早饭便带着干粮茶水外出，据说是在香山、西山一带东躲西藏，为了躲避"迫害和抓捕"，每天天黑才回家吃饭。由于哥哥收入有限，家里人口较多，便要求病人做些力所能及的工作，挣钱补助家用，病人倒是满口答应。兄为工程师，常从机关带回机械方面的设计，要病人绘图。病人便在夜间刻绘，所绘图纸质量上乘，为工程领导所赏识。每画一套图纸，可得 5～10 元报酬。病人因此每月可挣 30～40 元（相当于当时一个普通工人的工资），全部交给兄嫂作生活费，但绝不多挣，此种情况一直延续到"文革"开始。

　　在 1956—1964 年这一段时期里，病例报告医生数次与病人长谈，发现病人几乎唯一的问题就是坚信单位党组织要把他打成反革命。一切细节都围绕这个主题，被病人扯在一起。医生提出，如果党组织真的认为你是反革命，他们不能夜里来抓你？你白天躲藏又有什么用！病人不正面回答这个问题，只是一个劲儿地论述他的"理由"和"证据"。病人所述并无荒唐之处，也没有不可能的细节，但从了解实情的人听来，却显然推测太多而实据不足。并且，一大堆鸡毛蒜皮的"蛛丝马迹"即使如病人所述互相密切联系，也无从得出反革命这样严重的政治结论，但病人却坚信不疑，完全听不进相反的意见。至于夜里回家睡觉，病人在诉苦中也表达了他的不得已："能躲尽量躲，实在被抓，那也没有办法。"病史报告和晤谈中，从未发现幻觉。

　　"文革"期间，社会大乱，病人所在机关的领导不是被打成"走资派"，就是忙于打"派仗"。病人认为，人家自顾不暇，暂时不会对他采取什么行动。所以在"文革"期间，病人大部分时间都能待在家里不外出，但他特别注意"斗争大方向"。一有风吹草动，他便马上带着干粮茶水外出，躲入山林。有一次曾两夜未归，回家变成了乞丐一般，使家属为之痛惜。

　　"文革"以后，病人渐入老年，体弱多病，因而较少外出。但邻居、社区里人来人往、交头接耳，他都站在窗口凝神观看、侧耳倾听。有时还提到，他原来所在单位的党组织一定不会放过他，但他也感到无可奈何。如此直到病故，病人脑海里盘踞着的被害想法数十年不变，其他心理功能却保持原来水平。

　　诊断：偏执狂，以被害内容的超价观念为主（ICD-10 编码为 F22.0）。

　　案例 2　病态嫉妒的女性
　　病史（病史由患者丈夫提供，有关病人丈夫的情况由他的朋友提供，时间 1964 年）：
　　病人女性，生于 1926 年，时年 38 岁，大学毕业，农艺师。1952 年经朋友介绍与丈夫认识，经恋爱而结婚，病人的丈夫

（以下简称丈夫）1925 年生，大学土木系毕业，在某大学任讲师。丈夫相貌英俊，身体健康，为人健谈，好交往，与同事朋友相处关系融洽，有时爱说笑逗趣，但作风正派，好活动，喜好多种文体活动。

婚后不久，病人就经常抱怨丈夫，说他太外向，太活泼好动，对家庭生活兴趣不大。病人认为，结婚以后夫妻都应该尽量不参加家庭外的活动，除上班工作外，两个人应该总是亲密地在一起，在家里生活，这才是美满的夫妻。丈夫起初没有重视这一点，有时到朋友家聚会，偶尔还参加舞会，病人对此极为不满。病人认为婚后夫妻都不应该参加舞会，丈夫不同意，两人便争吵起来，病人越说越激动，终至大哭不已。有时丈夫说某女电影演员表演技艺好，某女同志待人接物大方，病人一听脸色马上就变，十分生气。二人常为这一类的事争辩。例如，病人认为，丈夫好交际，对女人太客气等是资产阶级思想，丈夫不同意这种乱扣帽子的说法，据理力争，但病人从不退让，可以从傍晚一直争吵到深夜一两点，总是丈夫让步、容忍才使病人平息下来。上述情况逐渐恶化。

1956 年有一个月之久，丈夫常去游艺社打乒乓球，病人甚为不满。丈夫每打一次乒乓球回来，病人必找他大吵大闹一场。哭闹严重时，病人说话不讲道理，说出一些没有根据的推断，如认为丈夫打乒乓球只是幌子，实际上是去与女人鬼混，乱搞男女关系。争吵平息以后，病人能够勉强地承认说丈夫乱搞男女关系并没有充分的根据而是一种推论。但是，病人并不认为她这样推论有什么不好，相反，病人认为这正是出自她对丈夫真正的爱。病人曾对丈夫说："你难道不知道我有点儿嫉妒么"。病人要求丈夫能够体贴她的这番好意。病人多次对丈夫说过，要不是她经常劝导、提醒，她的丈夫一定会被女人勾引，坏到不可收拾的地步了。

1958 年和 1959 年，丈夫弟弟的未婚妻两次路过北京，各在病人家住过一夜，病人对此十分反感，其态度使丈夫和客人都十分难堪。丈夫的弟弟于 1959 年结婚。1962 年暑假，弟弟和弟媳来北京度假，住在病人家，病人对此反应异常强烈。弟弟身体较瘦，病人便推断他性交方面"不行"，不能满足弟媳的性要求，因此弟媳便不时"挑逗"病人的丈夫。病人称弟媳为"妖精"、"骚货"，恨之入骨，一切都看不顺眼。人家穿得漂亮一些，就说人家在有意引诱病人的丈夫。夏天穿裙子有时大腿部分外露，病人更是一口咬定说人家不正派，像妓女一样。这次弟弟和弟媳在北京住了一个多月，病人至少每隔两三夜就要找丈夫吵闹一夜，甚至一连几天，每夜都吵闹到深夜。有一天傍晚，病人在洗澡，病人的丈夫、弟弟和弟媳三人坐在院子里乘凉。事有凑巧，弟弟因事回房子里去了，剩下丈夫和弟媳二人坐在院子里，正好病人洗完澡出来，一看见这情景，立刻勃然变色，把丈夫叫回房去，大哭大闹，用头撞墙，最厉害时全身挛缩抽动，呼吸困难，说不出话来，经丈夫婉言安慰抚摸，才逐渐恢复。在这一个多月里，病人表现十分烦躁，易激惹。有一天晚上，弟媳的幼儿啼哭，引起病人大发脾气，又哭又闹，自己打自己的脸，捶胸顿足。一直到暑假结束弟弟和弟媳离去，病人才逐渐平息。但对弟媳始终怀恨在心，并且极不放心，经常责怪丈夫为什么不跟她一条心，为什么偏偏对弟媳一点也不痛恨。1963 年快到暑假时，病人又表现烦躁易怒，常因小事而与丈夫吵闹，"算旧账"。不久，弟弟来信说因工作不能来京过暑假了，病人这才稳定一些。

总的说，自 1962 年暑假后，病人的注意力主要集中在弟媳身上，对丈夫一百个不放心，经常提及此事，丈夫说根本没有什么事，稍加申辩，病人便大吵大闹起来。白天照常工作，总是晚上吵。1962 年以来，不仅吵闹的频率增加，且对丈夫更不放心，下班回家稍晚就穷追不舍地盘查询问。病人认为，丈夫写的信必须由她过目，丈夫不同意，认为妻子无权检查丈夫的信，正像丈夫无权检查妻子的信一样，双方都有私人通信自由。病人为此与丈夫吵过多次。尤其是丈夫背着病人给弟弟写信一旦被她发现，更是吵得不可开交。病人坚持，兄弟通信是可以的，但弟弟来信完全不应该谈弟媳的情况，特别是表扬弟媳工作很好，外文又学得如何好等，病人更是不能容忍。病人还坚持，丈夫写信给弟弟不应该向弟媳问好，病人只要发现有这类她禁忌的事就一定要找丈夫大哭大闹一夜。1963 年 12 月至 1964 年 1 月这两个月里，由于寒假快到，弟弟和弟媳有可能来京过春节，病人的"毛病"又犯了，每星期要找丈夫闹两夜甚至更多。一月底，弟弟来信说因故不来京过寒假，近半个月来才稍缓和一些。

病人在工作中表现认真负责，常受表扬，1963 年年终被评为"先进"。机关的同事们对病人的印象好，一致认为她态度和蔼，群众关系好。病人身体健康，婚后从未闹过什么身体病。除偶尔由于夜间哭闹太厉害致次晨双眼有些红肿，病人怕被人问起而借故请病假一天外，从来不缺勤。病人下班回家后从来不读书，也没有任何业余兴趣爱好。生有二子，关怀备至。下班后全部精力都用在家务方面，家务理得井井有条。虽然经常与丈夫吵闹，但对丈夫的生活一直很关心。丈夫能够体验到妻子确是爱他的。由于长期老找他吵，并且那么频繁而厉害，甚至完全不讲道理，严重妨碍睡眠休息，也影响了工作，使丈夫怀疑妻子是否有什么病态，可又觉得不像精神病。基于此，丈夫主动找精神科医生谈情况，要求确定是否病态。

病人下班后总是留在家里。穿着朴素，不爱打扮。病人做事，尤其是购物，总要征求丈夫意见，但又总不采纳丈夫的意见，有时甚至使丈夫感到是在故意跟他斗气。夫妻相处使丈夫感到病人思想比较贫乏，似乎不论哪一个领域，文史社会科学，自然科学，还是哲学和人生哲理，都没有什么可说的，却又总要求丈夫陪着她一起谈心。病人喜欢谈论男女关系的事，什么某人跟某人有暧昧关系啦，某人追求有夫之妇啦，等等。据了解，病人所谈确有其事，但丈夫却根本不爱听这一套，病人因此很是不满。病人对这类事总是津津乐道，而病人工作的机关在某公园里，公园里也确实常有桃色新闻。病人对这类事打听得特别清楚，也记得特别牢。婚后病人一直很注意打听有些什么女人跟丈夫有来往，经常打听丈夫单位里的人事调动。丈夫机关里所有的女同志，病人把她们的姓名、年龄、职务、家庭情况、生活作风等都一一记录在一个笔记本里。

病人与丈夫吵架有一特点，总是关起房门吵，尽管声音大别人能听到，但病人从不向别人提起，就像夫妻从来也没有吵过一样。这样一来，任何第三者当然也就不去过问他俩的事了。还有一个特点，每次吵架一旦平息，病人很快就能入睡，并且很快就鼾声大作。

婚后夫妻性交每周 1 至 3 次。病人对性交并无特殊要求，对性交也感到满意，从未流露过不满。一般地，丈夫主动要求的时候多，病人则少，但丈夫要求时病人总是很乐意。近 2 年来，丈夫工作忙，常感有些劳累，加上常被吵得睡眠不足，性欲略有下降。相对地，病人的性要求却有所增强，但丈夫仍能满足妻子的要求。但丈夫感到有些特殊的是，大哭大闹似乎一点也不影响病人的性欲，甚至刚才还激烈地争吵过，此时却兴致勃勃地性交，丈夫心里倒是有些别扭，但也只好闷在心里，强作欢颜而不便明说。唯一使病人感到遗憾的是，病人一直要丈夫拥抱着她睡觉，丈夫却不能遂其所愿，因丈夫入睡较难，抱着病人根本无法入睡，必须背对着病人（以免病人的头发触及丈夫面部而感到痒）才能入睡。丈夫曾提出各睡一床被子，病人坚决反对，所以婚后一直二人共盖一床被子。

病人的母亲也是位嫉妒严重的女人，总认为丈夫与弟媳有不正当关系，闹得不可开交，以致病人的父亲终于与他弟弟家断绝往来，如此约 20 年，直到病人的婶去世，两家才恢复往来。

晤谈和随访：

1964 年 4 月 12 日（星期日），借着病人的朋友 F 请客，作者作为主人 F 的朋友参加，与病人接触总共 3～4 小时，未涉及病态事，但和病人谈话颇多，病人也愿意与大家交谈。接触和交谈中未发现病人有任何症状和异常之处。病人给作者的印象是一位典型的贤妻良母。

1980 年春，由于医院要美化庭院，作者和 F 到病人工作的植物园去联系购买观赏植物。病人很热情地接待作者和 F，她的工作和待人接物完全看不出有任何病态。这年病人 54 岁。接着向病人丈夫了解到：1966 年后病人的注意被"文化大革命"所吸引，病人与丈夫吵架的事明显减少，年龄的增长也可能有一些作用，此后一直比较缓和。但据病人丈夫说，病人的嫉妒心理从根本上说并没有改变，只是表现比"文化大革命"前缓和一些了，还是一涉及男女之事便与丈夫生气吵架，总喜欢算旧账，只是没有过去那么频繁和厉害了。

1990 年作者还见过一次病人，病人已经是 64 岁的老人，但精神仍很好，身体健康。

讨论：

本例属于典型的病理性嫉妒，病人有很多涉及性的判断，都属于超价观念。病人有一套她对夫妻关系的"理想模型"，在现实的婚姻中没有达到（如要求丈夫总守在自己身边，不对外界发生兴趣），面对这种"缺憾"，患者既不检查自己的标准是否适合自己与配偶的情况，也不培养、改进与配偶的共同兴趣，而是将无法"达标"归咎于配偶有外心，其他可能与丈夫有交往的女性都成了威胁，经捕风捉影都成了"证据"。病人不理解、不接受配偶不需要她要求的"亲密"，认为自己没有得到的东西（"亲密"）肯定是别人偷走了，至少很可能被偷走，因此严加防范。自己还觉得甚有道理。

在危机情感冷却后，也能勉强承认"证据不足"，但其一贯的态度没有改变。患者虽然要求"谈心"，但在丈夫看来，和她谈不出"性趣"以外的趣味、见解，而丈夫对她的"性趣"偏偏又不感兴趣。患者不能真正了解和分享配偶的兴趣，从生活中的普通购物就是如此，结果总是按自己一贯的看法办，虽然生活在一起，却无法深入理解对方，也就无法拓宽自己的理解，又不能承认和接受自己的不足，因此总是归咎于对方。

panic attack 惊恐发作

惊恐发作是一种严重的焦虑发作，也就是伴有严重自主神经症状的强烈的恐惧发作。恐惧并没有明确的客观对象，病人有濒死感或死亡恐惧；或者有失控感或害怕发疯；或者有面临大灾难或世界末日的体验；或者有人格解体的体验。

惊恐发作常见的自主神经症状有：①呼吸困难或窒息感；②头晕，感到坐立不稳或昏倒；③心悸或心跳加快；④震颤或发抖；⑤出汗；⑥恶心或腹痛；⑦全身发麻或针刺的感觉；⑧皮肤潮红或苍白发凉；⑨心前区痛或胸闷；⑩全身难受不适感。

发作时间不长，短则几分钟，长也不过几十分钟。但发作后的疲乏可以持续1～2天。

惊恐发作可见于多种临床情况，大致分四大类：（1）急重躯体疾病引发的，如心肌梗死、甲状腺功能亢进、低血糖反应；（2）药物特别是精神活性物质的直接生理效应，如拟肾上腺素药物、阿托品中毒、毒品；（3）各种精神病性障碍伴发的，如急性妄想状态下、反应性精神障碍、精神分裂症；（4）神经症性障碍，如各种恐惧症、创伤后应激障碍、分离焦虑等。最后，在除外了上述各种情况后，如果惊恐发作反复出现，发作间期除预期焦虑外无明显其他症状，且导致功能损害的情况下，可以诊断惊恐障碍。

从上面的症状归因不难看出，任何足以造成强烈生理扰动的状况，都有可能在易感性高的个体诱发惊恐发作。其实，不仅急性发作性焦虑如此，前面讲到的广泛的慢性焦虑亦然。只是不如急性焦虑发作这么突出和易于被识别和归因。

最近的研究结果有两项重要提示。

（1）惊恐发作当时恐惧感可以不突出。美国DSM-Ⅳ诊断标准中，惊恐发作的诊断不需要必须有恐惧感等心理特征。ICD-10和CCMD-3的描述中都强调恐惧害怕的心理感受，而DSM-Ⅳ却改成了"恐惧或不适"。有强烈的自主神经症状而没有不适恐怕是不可能的，也就是说，没有突出的心理症状（只要满足标准的4个症状不是其13个症状中的第9～11个症状），只有突发的躯体症状和不适感也可以诊断惊恐发作。这也是美国流行病学调查的成果，即典型的惊恐障碍病程中，其发作当时也可以是心理恐惧不突出的。为了纳入这样的情况，将惊恐发作的标准放宽了，这也就更需要对惊恐发作的原因进行更广泛的鉴别。

上述 DSM-Ⅳ 诊断惊恐障碍并不必须有恐惧感，笔者是不同意的。没有恐惧感（至少不明显、不突出）的惊恐发作是完全可能的，尤其是多次发作以后出现的发作。但是，从来也没有过恐惧感的发作不能合理地称之为惊恐发作，充其量只是广泛性焦虑障碍的发作性加剧而已。焦虑和恐惧不能混为一谈，尽管二者相近。

（2）夜间出现惊恐发作，不一定都是器质性疾病的结果。这和一些传统的信条相反。以前有一种说法，如果患者是白天发作，还有可能是功能性的，是夜间睡眠中发作的，就不考虑功能性的。现在的研究推翻了这种假说，不少惊恐障碍的患者睡眠浅、早醒，半夜醒来发作也是相当常见的（难受醒了，继而出现惊恐发作）。入睡了不能再进行有意识地思考，但持续较久的、紊乱的心理生理状态不会因为进入睡眠就得到根本扭转。惊恐障碍和焦虑障碍并不是"想"出来的，也不是"不想"就可以使之消失的。

perception disorders　　知觉障碍

知觉障碍是一类复杂的现象，形式多种多样。关于时间和空间知觉障碍请参看第 7 章 7.2，在幻觉、错觉和体像障碍诸条目中已经讨论过的这里也不重复。

在意识障碍状态下，除知觉的清晰鲜明程度下降外，还往往有各种知觉障碍，但旁观者大多难于发现，病人事后也不一定能回忆。

接受实验而服用致幻剂的志愿者为我们提供了有关这方面的大量报告。

人们往往认为，精神分裂症病人一般没有知觉障碍。其实，知觉障碍是相当常见的。

下面简单介绍几种情况：

（1）强度变化。声音听起来变得更加响亮，颜色看起来显得更加鲜明。例如，病人感到关门声像放炮一样，红色的屋顶像火焰一般。有些病人感到阴暗或四周一片沉寂，有时，旁边人大声说话像耳语一样。声源距离的远近并不是单纯根据声音的大小来判断的。远处的虎啸和偷袭的虎在近处荆棘丛中走动发出的声音，知觉是不同的。弱小动物假如不能分辨，它们便无法生存，更不用说高度发展的人类知觉了。可见，强度知觉具有复杂的性质。

（2）性质改变。一位病人看书时，纸忽然变成红色，印刷的字体变成了绿色。人的脸色可以显得格外苍白，或者发蓝，或呈褐色。人们说话的声音变了：声调、口音都可以改变，甚至咬字变得很不自然而古怪。

（3）并发知觉。一位病人说，他每听到声音就感到头部受痛击，二者同时发生。联想似乎在这里并没有起作用。白居易在《琵琶行》里，对他听音乐时的视觉联想作了美丽的描写。在这两个极端之间有各种过渡形式，文献中有若干不同的名称，但实际上很难一一区别清楚。

（4）知觉分裂。一位精神分裂症病人说，他听到鸟叫时，叫声和鸟这两个东西是分开的，他无法将二者连接成一件事。

（5）视物显大（macropsia）、视物显小（micropsia）、视物变形（metamorphopsia）等，这些视觉歪曲尽管显著，但病人仍知道客体的本来面目是什么样子，因而并无错误的辨认。这类现象与狭义的或经典的错觉不同。有时，运动也可以被歪曲，例如，一位病人看见别人在走路时不是连续地一步一步走而是不连续地一跳一跳地前进，像 1930 年代的电影里那样。

（6）味觉和嗅觉异常。怀孕的妇女喜欢吃酸东西，这是一种生理的味觉改变。另一个极端是典型的幻味和幻嗅。病人的味觉或嗅觉性质改变有时很难与幻觉区别清楚，但也有可以清楚地辨别的。一位病人说，"汤太淡了，什么味也没有，我想多加点盐，还没有把盐放进去，我又觉得它太咸了。"

（7）生动的另一人体感觉。某病人感到有一个人跟在他的身后。他站起身来，那个人也站起来；他往前走，那个人也跟着往前走。有时病人突然转身，但那个人也跟着转到了他的身后。病人从来没有看见过，没有听到任何声音，也没接触的感觉，但他的感觉异乎寻常地真实。病人理智地作出结论：实际上并没有人。但此种感知并不随之消失。

perseveration 持续症

包括持续言语和持续动作，但前者在临床精神病学中更为重要。

这是一种器质性或缺陷症状，神经科的失语病人常有这个症状。精神分裂症也可见到。

病人说长句子时是断断续续的，短句子也常重复，尤其是句尾的单词或词组往往要重复几遍。心理过程的前进有困难，似乎倾向于停滞，像被黏住了一样。例如，病人回答姓名时说："我叫王宝贵，宝贵，宝贵，……"

有时，病人也重复问话者语句末尾的词，这是由于，在听话时，病人的思维跟着前进，而前进中发生了停滞。这样一来，病人的言语往往与实际不符。例如，问："您是住在北京还是外地？"病人说："外地，外地，……"其实，他知道，他住在北京。用图片检查病人的知觉和理解力，病人往往在看第二张图片时仍在重复说他看到的第一张图片的内容。

一般地说，任务愈困难，持续症愈明显。病人烦躁不安或疲劳时持续症也会加重。

personality disorders 人格障碍

每一个人都有身体的体质和心理的个性两方面的特点。个性除去智力和才能的差异便是人格的差异。人格由气质和性格两方面构成。气质指一个人心理活动的动态特点。容不容易动感情或发脾气，心情稳定还是易变动，情绪反应的快慢、强弱和持久性，行动的快慢，等等，都是气质特性。记得快忘得也快，和记得慢但记得牢，是两种极端的气质特性。20世纪30年代研究得很多的关于遗觉和视觉后像的个人差异，也是一些气质的差异。性格特性主要涉及心理活动的社会倾向性。标准的前苏联心理学教科书把性格定义为一个人对自己、对别人、对集体、对劳动及其创造物的态度的总和。确实，态度在性格中占有核心地位。

态度与情绪或情感的区别如次。人一生下来就有情绪，如婴儿的啼哭。态度是在后天生活中发展起来的。单纯身体扰乱可以引起情绪，例如疼痛和不适感是伴有一定情绪的，但理化刺激作用于身体并不引起一定的态度。情绪可以短暂即逝，态度总是相当持久的。若变化无常，实际上等于没有态度。态度包括三个方面：①情感体验或心情；②对人或事物的观点和评价；③行为取向、行动的倾向或采取行动的趋势。所谓定势，只不过是一定时间或处境下的态度。换言之，定势的研究主要限于态度的横断面。人际关系总是涉及彼此的态度。心理治疗的主要靶子是病人的态度。因此，精神病理学有必要重视对态度的研究。

人格障碍是一种异常人格，由于其人格的异常性而妨碍了人际关系甚至给他人或社会造成损害；或者，给本人造成精神痛苦；或者，二者兼而有之，也就是既害人也害己（根据 K. Schneider 的定义）。

人格是从小逐渐发展形成起来的，人格障碍也是如此。年龄愈小，人格的可塑性愈大。一般地说，到了 18 岁，人格已基本定形，不容易有大变化了。因此，临床精神病学以 18 岁作为诊断人格障碍的年龄下限。18 岁以下的人一般不诊断人格障碍，必要时可诊断为情绪障碍、行为障碍或品行障碍等。人格是相当稳定的，但也并非一成不变。关于人格的动态，请参看第 11 章 11.3。

诊断人格障碍通常需要有关人格的既往资料，需要 18 岁以前的个人史资料，但有时候难于甚至无法得到。从临床实际出发，一个人的行为模式（尤其是人际关系模式）已经持续两年以上，既不与某种精神障碍或症状直接相联系，又没有任何相反的证据（数年前和现在大不相同的证据），便可以认为是人格特性的表现。

成年后出现的人格异常或病态主要有三种：①器质性疾病引起的人格改变；②精神分裂症引起的人格衰退；③心理社会因素引起的人格病理发展，常见的有偏执性人格发展、疑病性人格发展、易激惹性人格发展、社会退缩性人格发展等几种形式。

为了研究和临床实践的方便，通常把人格障碍分为若干类型。类型也就是典型。实际上，过渡的或混合的人格障碍更多见。以精神分裂症为例，大多病前有人格障碍，但能够归到某一确定类型的（如分裂人格、偏执人格）却是少数。临床医生诊断的人格障碍例数远少于实际存在的例数，过渡的或混合的人格障碍容易被忽视，大概是一个重要原因。ICD-10（1992）对每一个类型的人格障碍描述了七个人格特性，并且规定至少具备三个才能诊断为该类型的人格障碍。如果只有一或两个，可诊断为人格障碍特性的尖锐化。这是一种有重大实践价值的提法，它使我们不至于忽视任何一个人格障碍特性。同时，这给不典型的人格障碍的诊断也制订了指南。若某人具有甲型人格障碍的两个特性和乙型人格障碍的一个特性，或者，甲乙丙三型人格障碍的特性各有一个，我们便可以考虑不典型人格障碍的诊断了。

由于特质（trait）学说的巨大影响和在人格描述以及分类上的实用性和方便性，现在通行的 ICD 和 DSM 对人格障碍的诸类型都以特质或其变通形式列成若干条目作为诊断标准或指南。这是无可非议的。其实，病人及其知情人在描述病人人格时也往往如此，如内向外向、敏感猜疑、活泼开朗或孤僻少语，等等。

对于理解病人和心理治疗来说，换一个视角也许更有帮助。这就是，了解病人有何行动计划或打算，眼前目标和长远目标是什么，什么样的生活方式、朋友或情人、或职业生涯使他感到比较合适或更有意义。因为这里较之难改的特质有更高的可操作性和容易为病人所接受的切入点。

当然，最好的办法是基本上不加提示，只是倾听病人对他一生的故事的叙述。这实质上是 Freud 的自由联想法。对于同一事件，亲历者可以对它有大不相同的叙述，从中可以了解到问答式所得不到的许多东西。只是这种方法很费时间，一般门诊工作中难于实行。

以上介绍了临床类别法、特质类型和故事叙述三种方法，还有第四种方法，那就是人格测验，如 MMPI 之类。这种方法对繁忙的临床医生来说最为便捷，因为可以由技术员代劳。使用这种方法的前提是，医生必须接受心理测验的培训，掌握做测验的方法和对结果的评估。

最要紧的一点是，我们得记住：对人格的评估不可能是价值中立的（value-neutral）。即使审慎地避开了道德和症状的话语，精神健康和障碍仍然是一种价值判断。这样，父母把他们的孩子不是偏向于说"好"就是"不好"，便不值得惊异了。

下面对公认的人格障碍类型分别作简短的描述。

（一）反社会性人格障碍（antisocial personality disorder）

K. Schnerder 称此为无情的（affectionless）人格，可见情操的缺乏具有根本性。照例，病人完全没有内疚，做了坏事一点也不感到后悔或内心痛苦，对亲人和朋友没有责任感和义务感也很突出。严重者甚至连羞耻和同情怜悯心也没有。这种人一有欲望就迫不及待要得到满足，不能推迟，也不能耐受挫折。不能从失败和惩罚中汲取教训，所以屡教不改。行为往往不顾最起码的社会规范，完全凭个人的好恶行事，富于攻击性和破坏性。尽管智力没有缺陷，似乎什么道理都懂，说起来头头是道，却给人蛮不讲理的印象，因为不管什么事，他总是自我辩护和责怪别人。可以和人短时间相处得不错，尤其是没有利害冲突的时候，但一点小事触犯了他便马上翻脸，和任何人也不能保持长期的和谐关系。这种人没有长远打算，抱"今朝有酒今朝醉"的生活态度。

本型人格障碍常见于司法鉴定中。由于人格障碍的严重性和顽固性，DSM-Ⅲ-R 规定，18 岁以前必须有品行障碍才能诊断，这和其他类型人格障碍的诊断标准都不同，值得重视。

所谓冲动性或爆发性人格障碍，可视为反社性人格障碍的一种较轻的变种。这种人具有一般人所共有的是非观念，他们倾向于约束自己的情绪和行为，但发作起来却完全失控。不可预测和完全不顾后果的暴怒和攻击破坏行为，是本型的特点，但在发作间歇可以相对正常，甚至表面上是驯服的。另一个特点是病人很难坚持没有即刻奖励或报酬的行动。

（二）戏剧性人格障碍（histrionic personality disorder）

旧的名词叫歇斯底里人格，K. Schnerder 则称之为引人注意的人格。这种人需要别人经常的注意，人们注意他使他感到满足和愉快，而没有人理睬容易感到空虚与无聊。言语动作和表情是夸张的，像演戏一样，力图当场吸引观众而不顾其他。为了引起别人注意，不惜伤害身体（自伤或玩弄自杀）和不顾个人尊严。热衷于参与激动人心的场面，喜欢凑热闹，爱出风头。缺乏足够现实刺激时便诉诸想象以激发强烈的体验，此之谓自我戏剧化。缺乏固有的心情，情感几乎都是反应性的，且反应过分，但给人一种肤浅、没有真情实感和装腔作势的印象。这种人过分注重身体和服饰的吸引力，言行往往显示出性的诱惑，但可以是生物学地性冷淡的。幻想性谎言不少见。把书报上的奇闻说成是自己的亲身经历，编造动人的身世，目的只是为了引起轰动效应。对于这种人，幻想世界比现实世界似乎更加真实。

（三）边缘性人格障碍（borderline personality disorder）

这是近几十年逐渐获得公认的人格障碍之一种类型。J. G. Gunderson 所著 *Borderline Personality Disorder* （American Psychiatric Press，1984）一书对此型人格障碍的历史和现状有详细的叙述。以下诊断标准就是以此书为根据。

边缘性人格障碍是以人际关系、自我形象、情绪不稳定和冲动为特征的人格障碍。这种病人在精神科门诊并不少见，但多半没有被诊断。

边缘性人格障碍的特征有：

（1）特别不能容忍和接受被人拒绝或遗弃；

（2）容易与人发生强烈的情感关系但关系不稳定，所以常与朋友、恋人、配偶等不和、吵架，却又难以了断，以致吵后和、和后吵，反复发生；

（3）情绪不稳定，容易对处境变化产生强烈的不良情绪反应，如心境恶劣（dysphoria）、易激惹、焦虑等，但持续时间不长，一般数小时至数天即消散；

（4）身份不确定感经常困扰病人；

（5）常有空虚感。为了填补空虚，倾向于各种危险和有害的冲动性行为，如疯狂购物、暴食、狂饮（酒精类饮料）、吸毒、杂乱的两性行为、超速开车等；

　　（6）常有暴怒发作；

　　（7）反复发生自伤行为，如割腕以及其他自杀未遂行为；

　　（8）容易有短暂的精神病性发作，如偏执或意识改变状态；

　　（9）在事业、家庭和社交等方面都没有什么成就。

　　（四）分裂性人格障碍（schizoid personality disorder）

　　本型的基本特点是一般性和持续的情感平淡和动机不足。孤僻是突出的：什么亲密的朋友也没有；对批评和表扬无动于衷；既不想与人交往，也体验不到与人相处的乐趣；照例不结婚，也没有过恋爱史，似乎对异性根本不感兴趣。如果仅限于这样一些特点，有人称此为类分裂人格。如果上述者不显，乖僻很突出，则叫做分裂型人格（schizotypal personality）。乖僻可以表现在思想、言语、服饰和行为中。这种人有各式各样的古怪想法，对迷信、神仙、剑侠、"特异功能"以及似是而非的"哲学"似乎特别感兴趣。时有异乎寻常的体验和知觉。言语内容脱离实际，措辞不当或不准确，意思含糊笼统，普通交谈中常夹杂一些抽象和生僻的术语。奇装异服（主要特点是风格极不协调，如穿西装上衣却配以瓜皮小帽或中式裤子之类）和不修边幅可以很显眼。行为常显得出人意料而莫名其妙，例如，交谈时忽然自言自语，对陌生人发出神秘的微笑，走路时出现某个怪姿势或怪动作，在百货商场买肥皂时突然问售货员"这里卖不卖涮羊肉"，等等。

　　（五）偏执性人格障碍

　　本型人格的主要特性是过分猜疑和敏感。倾向于把别人的好意或中性态度误解为恶意或敌意，喜欢追究别人隐蔽的动机，容易感到别人"笑里藏刀"、"指桑骂槐"、"杀鸡给猴看"等，总之是别有用心和不怀好意。表现为过分警惕、保密、采取防卫措施、想办法试探或考验别人是否忠实等。对批评、轻视和拒绝十分敏感，反应强烈而持久。对侮辱、侵犯和伤害不能宽容，长期耿耿于怀。容易感到受了不公平的待遇。不能被置于"嫌疑犯"的地位，力图避免嫌疑，或为自己辩白鸣冤。对职责分工不明的处境感到过分难堪，生怕出了问题别人把责任往他身上推。容易产生嫉妒，性爱的或非性爱的。容易自我援引，倾向于把无关的事看做指向自己的。

偏执人格有两种亚型或不同的表现，一种是自负，傲慢，好争辩，好斗，对权力、地位有执著追求而又猜疑过敏的人；另一种是胆小怕事，遇事退缩，好背地里窃窃私语，干事偷偷摸摸，斤斤计较小利害而又猜疑过敏的人。

所谓权威人格（authoritarian personality）也许是异常的，但不是人格障碍，不应该与偏执人格混为一谈（请参看 W. Meissner. The Paranoid Process. New York：Jason Aronson，1978，p86～98）。

（六）强迫性人格障碍

不同学者从不同角度对本型进行了描述和概括，例如，K. Schneider 着重于不安全感，P. Janet 着重于不完善感，还有人则特别强调不确定感和自我怀疑。其实，这些描述在很大程度上是重叠的。

这种人干什么事都是安全第一，过于仔细认真，反复检查核对，选择时犹豫不决，唯恐疏忽和差错。"不怕一万，就怕万一"被视为座右铭。为了安全不惜牺牲效率和经济。吝啬、好储蓄和囤积，唯恐匮乏。容易产生处境性和期待性焦虑，遇事就心情紧张，总像面临重大考验似的。守时、拘谨和墨守成规也很突出。

不完善感的代偿是追求十全十美，即完美主义。对己责备求全，吹毛求疵。如果处于顺境，工作中受到权威的赞许，完美主义者对成就可感到满意，此时能坚持相当有效的实际行动，有相当的自控能力而不太过分。如果处于逆境，工作失败或受到谴责，或者忠实性被人怀疑，自控能力可以迅速下降，此时的完美主义便停留在纯粹观念阶段而不能进行有效的行动。思维反刍和自我折磨因此而突出起来，这叫做假完美主义，是完美主义的代偿失调。

所谓不确定感，是指病人感到他面对的世界是不确定的，偶然和意外事件太多，令人抓不住规律。因此，病人便人为地制订各种清规戒律迫使自己遵守，使自己感到确定。这种人拘泥于形式、规则和次序，有僵化的特殊生活风格。连日常生活也程序化，如刷牙上下左右各多少下以及先后次序都有规定，不遵守自订的规则感到不安，表明仪式化有抗焦虑作用。这种人喜欢计数，偏好对称（某病人不能容忍妻子穿颜色图案不对称的衣服，感到受不了，妻子只好不穿），爱整洁。有些病人巫术化很突出，显然也是为了对抗不确定感。外在世界的不确定实质上是病人自我怀疑的表现。这种病人有深刻的自我怀疑，怀疑自己的才能、道德品质和自控能力等。

强迫人格具有自我欺骗性，因为若不深入到自己的内心世界，外在的行为特点都是一些好的特点：勤奋，克己，认真，负责，严肃，仔细，有条不紊，节俭，整洁，等等。给别人好印象提高了别人对病人的期望值，反过来更加重了自我苛求和紧张不安。难怪不少人认为强迫人格是一种典型的面具人格。

这种人格有强烈的禁忌意识。由于依赖于各种权威和为了避免惩罚，各种不同的禁忌都被病人采纳，结果把自己捆得死紧。确实，强迫人格给人以过分自我约束甚至作茧自缚的印象。所谓"应该的暴虐"也是这个意思。

这种人格流露的情感主要是厌恶。他怕脏，怕别人碰他，怕他人打乱了他的程序，等等，其实并非恐惧，而是对人的厌恶。这一点，病人的配偶体会最深：病人似乎总怕配偶玷污了他（或她），总是那么正经，似乎拒人千里之外。强迫人格者从来没有并且也不能体验亲密。此外，请参看第7章7.3。

所谓神经症性格是一个很广的概念，亚型不少。如果把它们视为强迫人格的变种，也许比较容易理解。这就是说，各种神经症性格有一个共同之点，即易强迫性（obsessionability），而不同的只是表面上看去很显著的特性，如急躁、烦恼多、易兴奋紧张又易疲劳、争强好胜、耻感强烈、疑病倾向、依赖性等。

近几十年来，神经症性格已很少见于文献。可以说，过去包括太多而含糊的概念已被较明确的人格类型所取代。常见的有：依赖性人格、回避性人格、被动攻击性人格、自恋性人格、烦扰性人格（troublesome personality）等。此外，一些描述人格的用语，如衰弱的、古怪的、不成熟、不当的（inadequate）、自我挫败的（self-defeating），等等，很难用来作为某一类型人格障碍的定语，只能供检查、观察和描述人格时作为参考，而如此使用对临床工作是很有帮助的。

phobia　恐惧症

I. M. Marks（1969）用 4 条标准定义恐惧症：①害怕与处境不相称；②不能用解释说理消除；③控制不住；④导致对所怕处境的回避。这四条之中，只有①、④两条是必要的，因为不到恐惧症程度的害怕，解释说理同样不怎么管事，也控制不住。不少人怕狗，你告诉他，我们家的狗不咬人，他还是怕。不少人怕死尸，解释说理也不起作用。这些人并没有恐惧症。

作为临床评定标准，恐惧症照例造成了相当程度的痛苦和（或）社会功能障碍，否则，他们就不会求助于医生。

社会功能障碍是回避造成的。实际上，健康人和恐惧症者最重要的区别就在于此。人生有很多事情不硬着头皮去干是不行的。这条生活的真理教育了我们，叫我们去面对现实。经过锻炼，恐惧总是可以限制在一定程度之内而不大碍事的。恐惧无需消除，也消除不了。古人说，君子有三畏。什么也不怕的人至少是不健康的人，也许世界上根本就没有这种人。

强烈的恐惧是痛苦的，这痛苦相当一部分来自自主神经功能紊乱。

因此，最好把恐惧症的临床标准规定为如下的三条：①害怕与处境不相称；②害怕时很痛苦，往往伴有显著的自主神经功能紊乱；③害怕导致回避，从而妨碍了社会功能。

还有两条很有用的参考标准：①过去不怕或怕得不厉害，现在怕并且怕得厉害。这一条对诊断并不必要，可一旦存在却是很灵验的。②自认怕得不应该、不必要，甚至生怕医生或别人笑话他。这一条也不必要，但它生动地表现了病人的心理冲突。

W. A. Agras 等（1969）的流行学调查发现，恐惧症的患病率为 7.7%，而社会功能明显受害的恐惧症为 0.2%。这两个数字生动说明，诊断标准不同，患病率之差可达近 40 倍之多。

恐惧症最普遍且最重要的人格特性是依赖。依赖的严重程度与疗效和预后密切相关。

恐惧症的具体表现是非常多种多样的。精神病学词典收录的带 -phobia 的词条在一百条以上，由此可见一斑。

我国临床上最常见的是广义的社交恐惧症或见人恐惧症。这大概与下述三个因素有关：①我国人特别爱面子，所谓耻感文化嘛；②许多父母和老师不重视对孩子社交能力的培养；③帝王时代礼教残余对男女社交的禁锢以及强调尊卑、长幼和等级。

恐惧症多起病于青年期。最常见的形式是在一对一的社交场合下产生强烈的恐惧，以致回避社交。少数病人特别怕领导，或者怕某几个特殊的人。某男病人与女人单独交往时虽然有些紧张但"还能坚持"，一旦有第三者闯入便害怕得不得了。严重的病人头晕、震颤、呕吐甚至昏倒。有些病人怕脸红，有些病人怕看人家的眼睛，怕与人视线相遇，有人则控制不住地用"余光"看人或物，有人怕别人怀疑他有什么不可告人的坏想法，有人怕在别人面前打嗝、放屁，有人怕当众出洋相，怕口吃或举止失礼，还有人大小便时特别怕人看见，总之，各式各样。

自己实现的预言（参看"心理冲突"条目）很常见。病人愈是害怕什么，偏出现什么，预言似乎十分灵验。

已有多种不同的理论解释社交恐惧症的发生，如精神分析、条件化和学习学说、认知学说、自我举荐学说（self-presentation theory，M. R. Leary，1983）等。但是，不管理论怎样分歧，临床事实却不可忽视。如果特殊的处境、偶然的事件和缺乏社交技巧等起着主要作用，则治疗效果好，甚至自然缓解。如果病人的人格问题严重，甚至有人格障碍，则治疗困难，短期治疗难收显著疗效。因此，临床学家必须重视和详细了解病人的人格。

当然，社交恐惧症几乎总是会好的。一般地说，到了中年以后，严重的社交恐惧也会减轻些。但病人所付的代价太大了。心理治疗就是要把病程尽可能地缩短些。

poverty of speech content　言语内容贫乏

这是精神分裂症一个很重要的症状。从表面上看，言语内容贫乏表明病人的观念是贫乏的，思想是空洞的，但深入一层便不难看出，这里隐含着情感意志的障碍，脱离现实，甚至人格的改变。

严格地说，只有当病人的语量正常甚至略多于正常时，我们才能说言语内容贫乏。

正常人在一般交谈中说些什么呢？天气和物价，个人和家庭生活，健康状况，人际交往，工作和学习，电视和报纸上的东西，等等。如果病人完全不谈这些，那恐怕很成问题。

凡人不是不可以谈哲学，但不论是个人的体会或见解，还是对某种哲学的评论，总是说得比较明确，使听者可以理解。当然，我们也可以谈未来，但推断总得有些根据，谈美好的前景体现说话人的向往，谈灾难则流露出说话人的忧虑，如果这些都听不出来，就只能视之为空洞。照例，在内容贫乏的言语中，措辞不当、立意含糊、毫无主题等总是很明显。

prejudice　偏恶（偏见）

G. W. Allport（1958，转引自 Meissner，1978）所下的定义：prejudice 是"建立在错误且不易改变的概括的基础上的憎恶（antipathy）"。按照这个定义，偏见是偏恶之不确切的译名。

首先要区别两种不同的偏恶：群体的和个人的。群体所共有的偏恶，例如种族偏恶，属于社会学和人类学研究的领域，本书不讨论。偏恶有两个对立面。其一是，重证据，不作急剧概括，遇到与概括相悖的事实便修改看法。其二是偏好（preference）。容易形成偏恶或偏恶严重的人，这两个对立面往往都不明显。

其实，人没有不偏的。除了某些特殊的偏好（例如病态的性偏好）以外，偏好并不妨碍人际关系。你偏好吃甜的，我偏好吃辣的，我们完全可以是朋友。即使"嗜痂成癖"，只要不当着人家的面吃，也不碍事儿。偏恶却不然，它几乎总是妨碍人际关系。偏本身并不碍事，偏恶却意味着厌恶别人的偏，这就可能导致人与人之间的冲突。

认为某地人狡猾，某地人好斗，某地人爱占小便宜，都属于偏恶之列。根据外貌而断定人的性格如何不好，如"尖嘴猴腮"、"鹰钩鼻子"之类，显然带有偏恶性质。对于一个人，仅仅根据他的某些言行便盖棺论定地作出全盘否定的评价，也带有偏恶性质。可见，偏恶实在是很常见的，值得我们每一个人警惕。

偏恶与偏执人格、偏执性障碍、强迫人格以及强迫症都有密切关系，尽管偏恶本身并不一定是病态的。容易形成偏恶是一种不可取的性格特性。

人们往往认为强迫症病人过分爱干净，因为病人每天洗手无数次。其实，这种病人除了洗手以外，其他方面很不讲卫生，他们长期不洗澡，或不洗头，或不换衣服，或房间很脏却从不打扫，这说明病人所谓干净和脏，与一般人的观念根本不同。实际上，强迫性洗手的病人对某种"脏"有偏恶。

偏执人格者对具有某些特点的人有偏恶，以致对很多人信不过、合不来。

preoccupations　先占观念

我们的头脑里总是会有某些观念占优势或居于统治地位。假如数不清的各种观念"每人一票"，我们就会无所适从。

本书视优势观念（dominant idea）为同一类群的人头脑里占优势的观念。"三句话不离本行"是职业性优势观念的产物。高中毕业班学生的优势观念是高考，大学毕业班学生的优势观念是就业或考研究生，而柴米油盐往往是家庭主妇的优势观念。听说要提升一批高级职称的技术干部，这事便成了不少人的优势观念。热门话题也是优势观念的产物，例如不久前大家都在谈论上海世博会。

如果"优势观念"在很大程度上是个人的而非群体的，我们便称之为先占观念，但不包括妄想和超价观念。正是由于它的个人性，先占观念可以是心理冲突的体现和产物。病人苦于不被人理解，又有点觉得自己"是不是太自私"，却无法不想它。当然，孤僻这个特性比较突出的人并不因其先占观念而感到有什么苦恼。

先占观念是一个有用的描述性术语，因为它涵盖面很广，既可以是短暂即逝的，也可以持续相当长久。

也许，我们每个人都有先占观念。举例说，我近来的先占观念便是抓紧时间完成这部书稿。先占观念是不是病态的，可以从以下四个方面来考虑：

（1）分享性。一个观念只要能与至少另一个人分享，就很难说它是病态的。有人的先占观念是高度分化的，"人生难得一知己"的慨叹大概与此有关。

（2）可行性。某些观念其所以如此占据着我们的心灵，是由于我们渴望把它付诸实践，使它变成现实。如果只是一种幻想，它大概不会老是纠缠不已。问题在于，自认并非幻想可又似乎行不通，这就叫人苦恼了。

（3）排他性。如果先占观念垄断了一个人的思想，其他一切都被排斥，那就容易表现为精神障碍。

（4）持久性。显然，短暂即逝的先占观念并不碍事，只要不是一个接一个，没完没了。

Preoccupation 一词有两种语法形式，汉译也应有所不同。一种是可数名词，常用复数名词，已如上述。另一种是作为不可数名词用，无复数形式，汉译当视语境而异。Delusional preoccupation 指病人的思想和态度总是离不开他的妄想，可译为"妄想性盘踞"。Hypochondriacal preoccupation 指病人满脑子疑病观念。不仅如此，疑病观念也决定着病人的生活风格和行为倾向，如常去医院看病，但并不遵医嘱，即所谓 doctor shopping，去医院就像逛商场一样，只看不买；病人还喜欢阅读医学书刊，往往错误地往自己身上套，似乎书上说的他都可能有，如此等等。Obsessional preoccupation 指某些强迫观念老是盘踞在病人心里，挥之不去。社交恐惧病人总是想方设法回避社交，英文书上说 The patient's preoccupation is avoidance of social intercourse，此处 preoccupation 意为全神贯注之事或当务之急。

教科书和作者们的症状清单上没有 preoccupation 一语，与上述一词两个语法形式有关。严格地说，preoccupation 并不是症状。由于英文作者在描述精神障碍时常用此词，所以收录于此。供初学者参考。

primitive reaction　　原始反应

原始反应的概念是基于心理的发展阶段或层次学说的，对后者作出重要贡献的医生有 H. Jackson、P. Janet 和 E. Kretschmer 等人（Jaspers，1963）。在突然而严重的刺激作用下，可出现高层次心理活动的抑制或紊乱以及低层次心理活动的脱抑制。

就外在表现的描述而言，原始反应有以下一些主要的形式：

（1）盲动。例如，面临突如其来的大灾难，人们可能盲目地狂奔喊叫。

（2）不动。突然的刺激可以引起抑制性反应，其极端形式类似动物的假死。抑制也可以是局限性的，例如下肢不能动或说不出话。

（3）模仿。大家都知道，猴子喜欢模仿。可见模仿是一种低层次的活动。在"与文化密切相联系的综合征"条目中提到的模仿症便是一例。

（4）全身不规则的抽动发作。

（5）情绪爆发。大哭，狂笑，大怒大骂等，也可伴有攻击破坏行为。

原始反应持续的时间是短暂的，从若干分钟到几个小时是通例，少数可延续一两天之久。如果 3～4 天不见缓解，症状总会起变化，否则，根本就不是原始反应。

原始反应一语不宜滥用，诊断要考虑四点。首先，必须有显著而重大的事件作为诱因。其次，除原始反应外没有其他精神障碍。精神病人在患病后出现的具有原始性的各种言行或症状都不能视之为原始反应。第三，如果反复发作，并且后来没有重大刺激也发作，那就不能简单地视之为原始反应，而要考虑是不是歇斯底里或其他病的一种表现。第四，精神分裂症、躁狂症和器质性病的早期可能出现"原始反应"。多年前我在急诊室见过一例"原始反应"，病人在家长责骂发生冲突后大哭大闹继之以抽风样发作，一般性处理后恢复常态，但没过几天出现典型的躁狂状态。

原始反应可伴有意识障碍或意识改变状态。当时的体验却各式各样："异常的宁静"，"头脑里一片空白"，或者惶惑、恐怖、痛苦等等。

pseudodementia　假性痴呆

假性痴呆是一个不精确的概念，并且一旦诊断明确，也就不用这个术语了。顾名思义，假性痴呆指类似痴呆的临床相，但实际上并不是痴呆的病例。然而，所谓类似在很大程度上取决于医生的精神病学知识和经验以及观察检查是否细致。经验不足的医生认为很像痴呆的病人，在经验丰富的医生眼里也许根本不像。如果离开临床而进入病因和病理的领域，痴呆与假性痴呆的分界线更加站不住脚。因此，有人（B. Mahendra，1984）主张放弃这个概念，认为它是不合逻辑的和使人误解的。

刚塞综合征算不算假性痴呆？这个问题并没有多大意义。只要在精神科临床干过几年的医生，恐怕谁也不会把它跟痴呆混为一谈。还有一种情况叫做歇斯底里幼稚症（hysterical puerilism），病人表现像幼童一样，自称 4 岁或 5 岁，逢人便叫叔叔阿姨，要吃糖果或要玩玩具，以及诸如此类的表现。但与此同时，病人却保留了许多成年人的知识、经验和技能，很容易就看得出来。这种病例也不会被误诊为痴呆。

确有临床意义的情况主要是 50～65 岁的抑郁症病人，如不仔细检查观察，难免误以为是痴呆。据英国两家医院统计，在老年前期的"痴呆"病人中有 10％～15％ 为抑郁症及其他精神障碍（转引自 Mahendra，1984）。

抑郁心情先于认知功能损害是一个鉴别要点。可惜，多数病例的认知功能损害是和心情抑郁同时出现的。值得注意的是，认知功能损害常常比抑郁更突出，二者不成比例。这提示，只要病人有心情抑郁，我们就要想到所谓痴呆是不是抑郁所致。再者，抑郁心情显著改善并不伴随着认知功能的立即恢复，"痴呆"常常要持续一个相当长的时间才恢复。因此，不宜过早下结论。

类似痴呆的抑郁症与 Alzheimer 病的鉴别可列举如下：

类似痴呆的抑郁症与 Alzheimer 病的鉴别

项目	类似痴呆的抑郁症	Alzheimer 病
起病日期	较精确	不能精确确定
症状存在时间	相对短	已经较长时间
发展	快	慢
主诉	常诉苦脑力不好	很少诉苦
自我评价	病人夸大他的失败	即使微小的成功病人也感到高兴
其他表现	关于认知功能缺陷病人可说得相当仔细	病人的叙述含糊
	病人强调脑力不好	病人掩盖缺陷
	即使任务并不困难病人也不作努力	病人挣扎着去完成任务
	病人并不努力去记住事情	病人依靠纸条、笔记、日记和日历等去记住事情
	与人交谈总是谈到他非常痛苦	对精神障碍不关心
	有整个心情和情感生活的改变	情感肤浅，心情不稳定
	夜间功能障碍加重的情况少见	常有夜间功能障碍加重
	"不知道"的回答是典型的	通常是近似的或错误的回答
	常有某些时间段的记忆脱失	很少见
	在完成差不多难度的任务时表现差异很显著	对同类任务完成得同样差

据 C. E. Wells，1979 年，转引自 Mahendra，1984 年

最后还要提一点。据 Wells（同上），在抑郁性假性痴呆病人中，大约一半病人有大脑损害的某种证据。可见，神经科和实验室检查阳性并不能证明"痴呆"一定是真的。

psychomotor symptoms　精神运动性症状

人类肌肉收缩所引起的活动可以清楚地分成两类：一类叫做运动，包括从最简单的肌肉抽动到复杂的反射性协调运动为止的所有活动，都可以用神经肌肉的生理学加以说明；另一类叫做行为，尽管多种多样，但行为总是体现了行为者的意图或目的。因此，都是心理学地可以理解的。然而，精神病学所研究的人的活动有很多是介于上述两类之间的过渡形式以及两类活动的混合形式。Jaspers 称这种活动为精神运动性活动（psychomotor activities）。他认为，生理学和心理学两者都无法对精神运动性活动作出令人满意的说明或解释。迄今为止，我们还只能对精神运动性活动作出部分的和不充分的说明或解释。我们所能做的在很大程度上限于对这些活动作出尽可能准确的描述，研究它们的动态以及它们与其他心理活动之间的关系，找出一些规律性的东西来。在第 9 章 9.2 精神运动性障碍那一节里，我们曾试图对它进行维度分析，可供读者作方法上的参考。

psychosexual disorders　性心理障碍

必须把性行为看做整个人生的重要组成部分，人际关系的重要组成部分，而不能把它从人性中分离开来。一旦分离开来，性就被丑化了。道学家对性讳莫如深，在性行为和不道德之间划一等号；鼓吹性的"彻底"解放者把性从文化中孤立开来；二者形异实同，都是非人性化的做法。分析地说，性行为有三种功能：从现象学上说，性行为是对人生的一种体验。从生物学上说，性行为指向创造新生命。从社会意义上说，性行为意味着人际关系的建立和发展。性心理障碍的主要标准是它不利于或妨碍着人际关系的建立和发展。

ICD-10 将性心理障碍分为三大类，现分述如下。

（一）性身份障碍

病人对自己的解剖性别感到痛苦，同时渴望改变性别。主要有两种形式。

（1）性别改变症（transsexualism）。大多数在童年有某些性身份问题，但当时并无痛苦，也没有改变性别的欲望。进入青春期后，病人对自己的解剖性别日益不满，感到不自在，终于感到痛苦。为了确诊，这种情况持续存在至少两年，并且不是另一种精神障碍（如精神分裂症）的症状，也没有形态学的和染色体的异常。多见于男性。有些病人用刀剪切割自己的生殖器。教育程度较高的病人主动就医，要求激素治疗或行手术改变性别。病人喜穿异性服装，但只是为了改变性别，穿戴异性服饰时并无性兴奋和性高潮，这与异性服饰症不同。现代外科已经能够改变性别，但手术后并不易为人们所接受甚至受歧视，病人仍然苦恼。

（2）童年性身份障碍。通常在学龄前开始。无论如何，只有在青春期前发生才能用此诊断。病儿对自己的解剖性别感到持久的痛苦，同时渴望改变性别。病儿厌恶甚至拒绝穿符合解剖性别的衣服，偏好异性服饰，行为也具有异性的性特色，如男孩喜玩娃娃，过家家。但只有行为反常者不能用此诊断。进入青春期后往往自发缓解，只有很少数成年后有性别改变症，但有一半左右的男孩后来成为同性恋者。

（二）性偏好障碍

性偏好很普遍，只有符合下述两者才能诊断为性偏好障碍：①正常性心理有缺陷。例如，对完整的异性不感兴趣；能够引起多数人性兴奋的刺激对病人不起作用；不能与异性进行正常社交和性交；②性偏好不被社会所接受。

性偏好障碍多种多样，比较常见的有：

（1）恋物症（fetishism）。用无生命的物体作为引起性兴奋和得到性高潮的刺激。最常见的是异性的服饰用品或身体的一部分（如头发）。另一类常见的刺激物具有特殊的质地，如橡皮、皮革、毛皮、塑料等。病人要达到性高潮必须使用所恋之物，是诊断的一个必要条件。以物件作为辅助手段而进行正常性交者不诊断此症，恋物性幻想也不诊断此症。本病几乎只见于男性，常因偷窃行为而被捕。

（2）异性服饰症（transvestism）。又称恋物症性的异性服饰症。穿戴异性服饰是本病患者得到性兴奋和性高潮的主要甚至唯一方式。通常不限于异性的个别服饰，而是从头到脚整套异性服饰才能使病人满意，此与恋物症不同。有些病人戴假发，使用全套女性化妆品。一旦达到了性高潮，立即脱衣卸妆，这一点与性别改变症者不同。几乎只限于男性。

（3）露阴症（exhibitionism）。本病只限于男性。典型的表现是：病人事先躲在隐蔽处，见有女性从远处走来时便开始准备，当女性走到可以看清面容时时，病人突然从隐蔽处走出来并把生殖器暴露给对方看，只要对方看见了病人便感到满足，没有任何其他进一步的行动便逃走。如对方大为吃惊或愤怒，如惊叫或怒斥，病人可以获得更大的满足。病人知道自己不正常和行为不良，但感到控制不住。部分病人以此为唯一性满足的方式，另一部分同时还保持着婚姻生活。夫妻不和以及其他生活事件造成的苦闷可以诱发或加重此症。

（4）窥阴症（voyeurism）。满足性欲的主要方式是背地里窥视男女性交、男友间的亲昵行为以及女性更衣沐浴。窥视本身可引起性快感和性高潮是诊断此症的必要条件。尽管被窥视者一无所知，但由于病人经常这样做，且窥视时注意力高度集中而忽视周围情况，病人往往被抓。

（5）挨擦症（frotteurism）。特点是，在拥挤的公共场所，病人故意贴近异性，隔着衣服或露出阴茎与异性的身体摩擦以达到性高潮。多发生在商店柜台前和公共汽车内，故病人往往被抓。

（6）其他。以虐待异性或被异性虐待为达到性高潮的方式（sado-masochism）、与动物性交（bestiality）、童奸（paedophilia）、通过使自己窒息以达到性高潮、尸奸（necrophilia）等，形式很多，难以尽举，有些病人不只有一种性偏好障碍，可视为混合型。

（三）性取向障碍

主要形式即所谓同性恋，准确地说，应该叫做同性性行为。同性性行为指以达到性高潮为目标的与同性发生身体接触的行为。据 A. C. Kinsey（1948，参看《金西报告——人类男性性行为》潘绥铭译，光明日报出版社，1989），37％的男性在青春期以后至少有过一次达到了性高潮的同性性行为，4％的白人男性终生只有同性性行为。可见，所谓双性或兼性取向（bisexual orientation）相当常见。1974 年美国精神病学会举行过一次民主投票，结果是：58％认为同性恋不是病，主张从疾病分类中取消；38％主张保留同性恋在疾病分类中的地位；4％弃权。因此，在 DSM-Ⅲ-R 中已经没有同性恋的正式地位，而只在"其他性障碍"中以举例的形式提到"对自己的性取向感受到持久而显著的痛苦"，即自我失谐的同性恋。既然病人因痛苦而求助于医生，医生便无权拒绝给予帮助。可见，ICD-10 仍保留同性恋，是合情合理的。

人和动物的一个根本不同之点是，手段可以目的化，即在作为手段的行为过程中行为人可以体验愉快或感到满足。内目的也就是这个意思。因此，我认为，手段之目的化是理解各种性行为异常的一个关键性概念。性行为是人的一种权利，同时，人应该对他的行为负责，因此，性行为也是一种责任，伦理考虑需兼顾这两者。

reality feeling disorders　真实感障碍

（一）简短的回顾

1873 年，法国医生 Maurice Krishaber 发表了一本专著，题名 *De La Nervopathie Cerebro-Cardiaque*（中译大致是"大脑心脏性神经病"），谈的实际主要是神经症。此书并未引起医界重视，却使一位关注心理现象的哲学家甚感震动，此人名 Laurent Dugas，他发现全书 38 个病例中有超过三分之一的病人都有一种令人困惑而痛苦的奇异感受，遂建议将此种现象叫做人格解体（depersonalization），这是 1898 年的事，实为人格解体命名的开始。1911 年，Dugas 和医生 F. Mautier 合写了一本题名人格解体的书。据 J. C. Nemiah 说，此书对人格解体的现象学描述可谓完善，即使今天也没有什么可以补充的了。

H. S. Akiskal 认为，Mayer Gross 的《临床精神病学》（1955）是一本很有影响的 Kraepelin 学派的教科书。然而，就是在此书的第 4 章（精神病态人格和神经症性反应）里，虽然用了十几个标题分别描述了人格反应的多种特异性形式，却没有人格解体。可见，人格解体被公认为在分类系统中占有一席之地，只不过是近 40 年来的事。

现象学的一个很好的概括见之于 1972 年英国医学杂志的一篇专题社论（转引自 Gray，1978）。它提出，广义的人格解体包括 4 个方面：①狭义的人格解体；②现实解体（derealization），大概在第一次世界大战以后，不伴有人格解体的现实解体才得到了医生们的确认；③身躯解体（desomatization），通常见之于抑郁症；④情感解体（deaffectualization），典型形式见之于内源性抑郁，Mayer Gross（《临床精神病学》，1955，p200）认为，也许，由于主观上感到一般性迟滞，使病人有一种特征性的不能体验情感的情感（characteristic feeling of inability to feel），这实际上是一种人格解体。

（二）两点评论

1. K. Jaspers 把人格解体看作自我主动性（activity of the self）的障碍，还强调，人格总是感到一切心理活动"是我的"（being mine）或"属于我个人"（personally belonging）。这种把一切心理活动归属于自我的过程，Jaspers 称之为"人格化"（personalization）。"如果心理活动时主体觉得它不属于我，而是异己的、自动的、独立的，或者来自什么别的地方，这些现象便叫做人格解体"。Jaspers 的理解有一定的道理，但他说人格解体者感到心理活动是"异己的、自动的、独立的，或者来自什么别的地方"，则是沿用了某些病人不确切的描述，因为这里省掉了

"似乎"、"好像"一类的比喻词。果真如 Jaspers 所述，人格解
体就和精神分裂症的某些一级症状（K. Schneider）无法区别了。
必须明确，人格解体是一种非精神病性症状，病人有症状自知
力，他们并不把自己的主观感受当作客观现实。当然，许多人格
解体病人的语言表达一开始（即未经精神科医生加以澄清以前）
就是准确的，他们在描述自己的不寻常的苦恼感受时，总是采用
"似乎"、"好像"、"如……一样"等比喻词。用 Jaspers 本人的
话说，人格解体是可以理解的，而精神分裂症的原发性症状则不
可理解。

　　2. 美国当代的分类，从 DSM-Ⅲ（1980）到最新的 DSM-Ⅳ
（1994）一直包含这样一组障碍，名为分离障碍（dissociative
disorders），它分为以下几种：①分离性遗忘症；②分离性漫游
症；③分离性身份障碍；④人格解体障碍；⑤分离障碍，未特别
标明的。在前三者的诊断标准中，"不能回忆""重要的个人情
况"或"本人的过去"是必不可少的一条，而人格解体却没有此
种记忆障碍。再者，人格解体者对自己的异常感受有清楚的症状
自知力，不把主观感受和客观现实混为一谈，且深以为苦，这些
也与分离障碍大不相同。可见，把人格解体归属于分离障碍一
组，DSM-Ⅲ和 DSM-Ⅳ违背了其宣称要遵守的可操作性和症状
描述性诊断标准和分类的原则，而屈从于 P. Janet "分离"这一
解释性理论构想了。

（三）真实感障碍

　　我们的知觉、表象或观念、记忆、思维、情感、意志和行
为、自我觉察（self-awareness）等等，一切心理活动都伴同着
真实感，这种真实感与任何一种心理活动密不可分，如影随形，
同时出现。但是，在特殊情况下，任何一种心理活动都可以出现
真实感障碍（reality feeling disorder），即心理活动所固有的真
实感削弱了，变得模糊不清了，甚至几乎感受不到了。人格解体
就是一种真实感障碍，是自我觉察这一心理活动的真实感障碍。
理智和真实感是两码事：我们既相信地球在飞速地转动，同时也
实实在在地感到地是不动的。笔者以此作为例证，说明人格解体

者的理智仍保持清楚，常使病人有"深得我心"之感，有时其至使病人感动得掉下泪来，因为病人的父母亲友总是认为他们在"胡说"，不理解病人的痛苦。

多种心理活动的真实感障碍，一般教科书都有所描述，并请参看本书"人格解体"条目。下面举例说明一些容易被忽视的真实感障碍。

不少强迫症病人对他们的记忆（尤其是瞬时的和短程的）怀有深刻的不信任，这跟他们的不安全感、苛求自己、过于理智主义和完美主义等心理有密切关系。有些病人反复追问他们的亲人，一而再再而三地力求确认他们的记忆："我刚才说了……吗?""我刚才碰了……吗?"等等。其实，强迫症病人的记忆本身并无缺损和削弱，而是记忆的真实感严重削弱，即感到记忆不真实、不可信了。

当强迫人格者陷于穷思竭虑之中时，他们心中的正题和反题在势均力敌地对抗着。这种心理冲突饱含着病人几乎全部的情感资源，以致只有冲突才是真实的，当然也是令人痛苦的。而冲突的双方，不论正题还是反题，都失去了真实性，也就是对病人来说，它们二者都同样可疑，甚至形同虚幻，总之，都不可信。这是思维的真实感障碍，而病人的思维本身并无损害。不少强迫人格者带着这种病态修完大学本科的全部课程（当然是非常劳神而艰辛地），就是明证。

强迫人格者还有一种笔者称之为事后仪式化的行为模式。病人不论做什么，只要是他们认为"应该"或"重要"，就必须在完成后再做一些附加的动作，就像司仪者说："现在×××宣告胜利闭幕，散会!"那样，成了全部活动的不可少的节目。这是由于病人意志行为的真实感削弱了，缺乏完成感。而为了强化某任务确已按步骤做完，便出现这种事后仪式化的行为。随着病情发展，事后仪式化行为也往往日趋复杂，因为简单的行为重复多次后，逐渐失去了鲜明生动性，即真实感又削弱了。

H. S. Shorvon（1946）告诉我们，强迫人格容易出现人格解体。有人以某大学生群体作为样本，调查发现，50％的人报告有过短暂的人格解体体验（Kaplan，1989）。这么高的百分率并不难理解，因为大学生（也涉及中学生），不论就年龄和"职业"而言，都是最书生气十足的一群，是最"较真儿"和最爱讲道理（intellectualization，理智化）的一群。而世间的许多事情，过于认真和讲道理，往往会变得怎么说都有理或怎么说都没理，因而显得十分可疑。

然而，据笔者的经验，人格解体一类症状并不限于跟强迫人格有可理解的联系，下面举三种情况。

一种是少年期出现身份障碍（据 Quick Reference to Diagnostic Criteria from DSM-Ⅲ，p42），但身份障碍迁延不愈，后来出现人格解体。一位病人说，在读中学时，她还只是经常搞不清楚自己究竟是谁，一进入大学就"连自己也找不到了"，她自称是"没有灵魂的人"，生活学习都是"瞎混"。

另一种发展背景是有明显的依赖人格特质，主要是过分依赖父母。有些病人是在升入重点高中或大学必须离家住校后出现人格解体。有些病人是父母要他们读中专（不让病人读普通高中）或高校某种专业而病人不愿意，但出于"习惯"或"惰性"，"他们怎么说我就怎么办"，"我一直是他们的乖孩子"，也就按父母意志行事。然而不久便出现了人格解体或现实解体。必须补充的是，这些病人的父母对子女过分保护、包办代替、望子成龙或对子女的安全和前途焦虑等都很突出，而病人绝大多数是独生子女。

第三种情况。一位具有明显戏剧性或表演性人格特质的女青年（1981 年生），在一次和笔者"聊天"时说，她常有不真实感，既涉及自我也涉及周围环境，她承认情绪容易波动，但不真实感并不一定与情绪直接相联系。这种异常感受最多持续终日，睡一觉就好了。也有时她为此感到太难受了，大哭大闹，"歇斯底里发作"，闹完就好了。

再举三个病例，可能的素因和诱因各不相同。

来诊的是 19 岁男孩。18 岁读高三上学期时与一女同学交好，上课走神，听不进课，遂极力控制自己，断了与女同学的交往，谁知学习更不行了，连在家自习也看不进书、做不了作业。不得已在次年开学一个多月后的三月份休病假。回家休息一星期，"觉得变了一个人"，不论做什么"都找不到原来的那种感觉了"——不太严重的人格解体。

病人从上初中（12 岁）起就特别容易紧张，总怕同学对他不满、有意见，其实他很少与同学交往。15 岁升入另一所学校的高中，走进了一个完全陌生的环境，觉得自己"完全变了"，"一点儿也不紧张了"，却"什么感觉也没有了，麻木不仁了"，"说是醒着吧，又好像在做梦；说是做梦吧，明明是清醒的。"来诊时 18 岁，读高三，人格解体已三年。

男性，37 岁，已婚，中学毕业，务农但一直不安心，总想进城去干一番事业，却始终未付诸行动。2003 年农历大年初二，弟弟来拜年送给他一台电脑游戏机。大年初三开始玩游戏机，几天后便入了迷，连续 6～7 天，每天玩 16 小时左右，连吃饭睡觉都要人反复催促，如此又玩了一周，病人开始"说胡话"：表现兴奋、话多，内容多涉及战争和政治，与一部分游戏机里的节目直接相关。兴奋连续两天，这两天停止了玩游戏机。第三天由亲属陪同来北京，路上便不怎么说话了，在旅店睡了一大觉（至少 8～9 个小时），第四天来门诊。检查时病人安静，未发现任何精神病性症状。自述过去半个月里迷在电脑游戏机里了，满脑子是战争方面的事，终于觉得自己成了指挥战争的将军。"昨夜睡了一大觉，醒过来觉得自己这么大岁数了，玩游戏入了迷，确实可笑。但现在是真的病了，我似乎不存在了，周围人都跟纸老虎一样，可能脑子真的坏了。"一个月后复诊，人格解体依旧。这个病例使人想起，有精神分析家认为，人格解体是精神分析的禁忌证。也许，弄得不好，人格解体不见了，病人却陷入精神病性状态之中。

游戏机对青少年精神健康的可能不良影响值得重视。近两年来，笔者在门诊见过三位中学生（15～18 岁），他们都有至少一年玩游戏机的历史，后来越陷越深，终于出了毛病。他们的人格背景和家庭环境各异，症状则大体相同，都是人格解体。其中之一被某地方精神病院诊断为精神分裂症，由于病人诉述"被圈住了"、"被害苦了"、"思想给套牢了，出不来了"等等，医生认为是"妄想"，服抗精神病药却使病人更加难受，甚至在地上滚，痛苦得说要自杀，因而停药被父母带到北大六院看病。简短的精神科晤谈使情况变得清晰了。病人说，他初中成绩优秀，进入重点高中后感到压力很大，因为同学都是来自全市各初中的优秀生，他要想再考前三名，实在太难。名次下降随之学习兴趣下降。学习枯燥无味加上巨大的精神压力，驱使他去游戏室找轻松，不知不觉迷上了电脑游戏：一上机就兴奋，兴趣盎然，逐渐欲罢不能，每天要玩好几个小时，甚至逃学、开夜车玩，如此已经年余。大约两个月前的一天，他在街上走着，突然感到"不对劲儿"：周围的一切都显得不真实，好像在做梦，可他知道自己实际是醒着，便赶忙跑到电脑游戏室去，却再也找不到那种感觉了。大约两周后，他实在难受，便告诉了父母。先在当地就医，因服药更难受而来北京。病人说，他并不认为游戏室老板专门或故意跟他一个人过不去，人家只是为了赚钱。要怪还得怪自己太贪玩，不好好学习，"把脑子玩坏了"，迫切要求医生给他"治回去"——回到他天天学习的正常状态去。对电脑屏幕上的人物、情节过分的情感投入，对比之下，现实生活中的一切反而失去了真实性。这位少年的真实感障碍是可以理解的。

其实，生活中类似的情况不少见。已判重刑者突然得知无罪释放，甚至久别的亲人因偶然机遇而重逢，这些太出人意料的事可以使人有"不是在做梦吧"的感受。同理，坏事太多，如一生坎坷可使人有往事如烟之感。总之，情感波折太多或者震荡太剧烈，真实感都可以出现障碍，尽管大多是暂时的。因此，持久的真实感障碍迫使研究者从人格特质等背景因素里去找病因。短暂的真实感障碍可以缓冲强烈的情感震荡，显然有保护作用。精神动力学说视真实感障碍为一种自我防御，是可以接受的。防御机制人皆有之，过分的防御之非适应性很明显，遂属病态，这是可理解的心理障碍的通则。

像其他神经症性症状一样，真实感障碍也可以见之于中毒

（如 mescaline 和 LSD）、内科病（如甲状腺功能亢进）、神经科病（如癫痫，某些顶叶或颞叶肿瘤），这些都属于另一种性质，本文就不讨论了。

rumination　思维反刍

不妨把我们的思想活动分成如下的四种：

（1）反应性（reactive）思维。当我们正在与人交谈或处理实际事务时，当我们在看电视或看书时，我们的思维主要是反应性的。客观情况要求我们随时作出应答，这就决定了我们的思路和主题。要把书读下去并且看懂它，我们也必须跟着书的内容走。

（2）反思性（reflective）思维。当我们独自思考时，反应性思维退出了活动舞台。反思意味着对知识、经验、观念等的加工。通过反思，杂乱的材料变得有条理、有系统了，也许我们还能发现一些过去未认识到的联系，也许我们从新的角度或水平再审视自己而有了深入一步的理解或高层次的领悟。反思可以是形象性的或艺术的，也可以是抽象的或科学的，还可以主要是伦理的，即对人性和人生的意义有新的理解。

（3）反刍性（ruminative）思维。这只是重复过去经验的思维活动，不产生任何新的理解和领悟，总是用老的眼光从老的角度或水平去看事物，就像重演一部影片一样。

（4）不相干的（irrelevant）思维。这是一堆杂乱无章的思想，没有目的，也没有什么可理解的联系。当我们非常疲乏坐在沙发里养神或躺在床上将要入睡时，这种思维几乎占领了整个舞台。

这四种思维我们每个人都有。前两种思维的有效性，在个人建设性或创造性活动中所占的地位或相对优势，却因人而异。反应性思维占优势的人大抵是外倾的（extravert），可能是实干家或忙碌的事务主义者。反思性思维占优势的人大抵是内倾的（introvert），可能是幻想者、艺术家或思想家。如果苦于反刍性思维太多，那大概是位神经症病人；而不相干的思维太多则可能是位精神病人。

作为症状，思维反刍主要见于神经症（尤其是强迫症）和抑郁症，它通常伴有不愉快的体验或后悔的心情。

self-awareness disorders　自我觉察障碍

W. James（1904）也许是第一位对"自我"进行全面研究并产生了重大影响的心理学家。他写道：

> 一个人的"自我"，按最广义的意思说，是所有他能够称之为"我的"一切之总和，不仅包括他的身体和心理能力，也包括他的衣服和住宅，他的妻子和儿女、祖先和朋友，他的名誉和著作，他的土地和牲口，他的游艇和银行账户。所有这一切都给予他同样的情感。

重要的是上述的最后一句。有情便有我，无情便无我。我对我的一切都是有情的，只是对不同的事物的情感强弱有所不同而已。

James 将自我分成四部分：物质的我、社会的我、精神的我、纯粹的我。

身体是物质的我之内核部分。很可能，身体的某些部分比其他部分显得更加亲切。其次就是衣服。我可以意识到这一切都是我的。

社会的我是我所认识的人对我的承认和赏识。用现在流行的术语说，社会的我是体现在人际关系中的角色，尤其是角色意识。

精神的我是"就具体意义而言的"，指一个人心理的能力、气质和性格。确切地说，精神的我是一个人对智力、才能、知识和经验以及人格的意识。也就是我意识到我是一个怎样的人，当然是抛开角色而言。

关于纯粹的我，James 只讨论了个人的同一性意识（the sense of personal identity）。这一主题由 K. Jaspers（1963）大大地发展了，这就是他关于自我觉察的学说。据 Jaspers 说，自我觉察有四个形式上的特征，现简述如下：

（1）自我的主动性。各种心理活动都被体验为属于我和由我发动的。

（2）自我的统一性。不论心理活动多么纷繁复杂，都是由我这个最高统帅在指挥着，这使我感到自我是个统一的整体。

（3）自我的同一性。昨天的我和今天的我是同一个我，也就是说，在时间的流逝中，我始终体验到自我保持着同一性。

（4）自我的界限性。这意思是说，我体验到我与非我是截然不同的，分得一清二楚的。

在病理情况下，上述四个方面都可能出毛病，这就叫做自我觉察障碍。

自我主动性障碍有两类性质不同的症状：一类是各种异己体验，病人没有自知力；另一类是人格解体，病人有自知力。

自我统一性障碍主要表现为双重自我的体验（the experience of double self）。若偶尔发生且为时短暂，并无临床意义，因为它可以见于相对健康的人。当这种体验清晰而强烈且持续相当一段时间，病人对此总是有思维的加工，也就是将体验象征化并加以某种解释，典型的形式见于精神分裂症。要注意的是，心理冲突不是自我统一性的障碍。

自我同一性障碍主要见于精神分裂症。不少病人在谈到他们精神病发作以前的生活时说那不是他们的"我"，而是另一个"我"，也许病人还说，他们已获得了"新生"或"解放"。

自我界限性障碍在精神分裂症也不少见。很多在外行人听起来莫明其妙的话反映了病人的这种体验。有人在摇纺车，病人说："你为什么老这么摇我？"有人在扑打地毯，病人说："你为什么打我？"有一位病人说："我看见一股涡流在我眼前旋转，哦，不对，我觉得我自己在外面一块很窄的地方旋转。"急性中毒的病人也可以有这类体验。轻的形式只是我与非我的界限变模糊了，严重时期人感到自己成了外在世界的一部分。艺术家和修道的人通过想象可以暂时打破自我的界限，那是一种使人心旷神怡的体验，有一种打破约束而获得解放的感受。

　　评定这一类障碍时有一个要点，就是要尽一切努力将病人的体验本身和他对体验的解释加以区别。许多病人把他们的性冲动说成是不属于他们的，有些人甚至把发脾气也说成是大脑神经叫他们那样。检查者如果带着批评的态度与病人交谈，这种情况尤其容易发生。反之，如果病人感到医生同情和理解他，体验的本来面目就不难弄清楚。

shame　耻感

　　耻感可以直接而明显地流露在外。有些人见了人容易害羞，表现很不自然，难为情和易脸红，心里有说不出的紧张和发窘，甚至干脆不愿意见生人。精神病理学上更重要的是另一种人，他们的耻感强烈却是隐蔽的，一般人不容易看出来，表现为它的代偿，即过分爱面子和争强好胜而又输不起。这种人照例看不清自己的弱点。如果有人说他有虚荣心，他也许会想，死不要脸难道是可取的吗？至于争强好胜，则往往被病人看成主要是一个优点，美其名曰有上进心，尽管他也体会到，争强好胜确实使他吃了不少苦头。如果有人劝他别那么争强好胜，他很可能想不通：甘居下游甚至自甘堕落，那活着还有什么劲儿？这种人的信条是，做人就得争一口气。然而，在挫折和失败的打击下，他们很容易陷于不能自拔的心理冲突之中：愈是不甘心愈是苦痛，简直痛不欲生。俗话说：人比人，气死人。他们也懂得这个道理，却无济于事，还是要跟别人比，总不服气，比这比那，就是不比性格。一方面，他们强调自己的"神经衰弱"如何严重，脑子坏极了，完全不能思维，什么也记不住，反复抱怨各种客观原因。另一方面，嫉妒工作或社会能力比他们强的人，同时又自卑自责，似乎"神经衰弱"是他们自己故意造成的。怨天尤人是一杯毒酒，它安抚了苦痛的心灵，却解除了意志的武装，使人对自己取推卸责任和无能为力的态度。

　　钱是必要的，一文钱也没有就会饿肚皮。但是，如果钱成了一个人最高价值的象征，那就难免要出问题。耻感是必要的，因为大家都鄙视恬不知耻的人；耻感使人从众从俗，不致被大家所抛弃和孤立。但是，如果耻感成了一个人精神生活的最高调节者，同样也容易出问题。韩信曾受胯下之辱，这也许是权力型人格的一种典型表现。我并非鼓吹韩信主义，但我们每个人不妨扪心自问：我的心中有没有比面子更有价值的东西？我能不能做到为了"x"而不顾众人耻笑？"x"不一定是权力嘛。

　　当然，必须区别群体耻感和个人耻感。前者是文化研究的对象，后者才属于精神病理学的领域。不过，我们要看到，群体耻感强烈的人其个人耻感也就不强烈，而个人耻感强烈的人对国家和家庭的荣辱照例漠不关心，他们几乎只关心自己的那张脸。

　　耻感和依赖往往结伴而行。由于忍受不了任何人的讥笑、冷遇和批评，耻感强烈的人总是把人们互相对立的价值观兼收并蓄，这就势必导致心理冲突。耻感的危害在于它妨碍相对独立的价值观的确立，使人像软体动物一样，没有人扶就站不起来。

　　强烈的耻感从何而来？这大概主要来自父母对子女的不尊重和"胡萝卜加大棒"式的教育。另一可能的来源是性耻感的变形，当然也与教养有关。Freud 强调罪感而忽视耻感，这对西方基督教文化也许适用，但在中国似乎有点讲不通。很多过分爱面子和争强好胜而又输不起的人患神经症，显然与我国文化有密切联系，是一个跨文化精神病学的研究课题。

sleep disorders　睡眠障碍

　　睡眠是一种生物学现象。但是，睡眠障碍与心理社会因素以及精神障碍有密切关系，因此本书简略地提一下。睡眠障碍有很大一部分属于内科学和神经病学的领域，本书不讨论。

　　ICD-10（1993）对睡眠障碍的分类如下：

　　　　F51　非器质性睡眠障碍
　　　　F51.0　　非器质性失眠
　　　　F51.1　　非器质性嗜睡
　　　　F51.2　　睡眠醒觉时程的非器质性障碍
　　　　F51.3　　睡行症（sleep-walking）

　　F51.4　　睡惊（sleep terror or night terror）

　　F51.5　　梦魇（nightmares）或梦中焦虑（dream anxiety）

　　F51.8　　其他

　　F51.9　　未特别指明的

器质性睡眠障碍应诊断为某种特殊疾病。

美国睡眠障碍医疗协会 2005 年制订的睡眠障碍分类方案，将睡眠障碍分为 4 大类：

国际睡眠障碍分类：

分类提纲：

1. 睡眠质量障碍（dyssomnia）

　　A. 内在性睡眠障碍

　　B. 外在性睡眠障碍

　　C. 昼夜节律睡眠障碍

2. 睡眠紊乱（parasomnia）

　　A. 醒觉障碍

　　B. 睡眠睡觉过渡障碍

　　C. 通常与 REM 睡眠相联系的睡眠紊乱

　　D. 其他睡眠紊乱

3. 与精神、神经科或其他身体疾病相联系的睡眠障碍

　　A. 与精神障碍相联系的

　　B. 与神经科障碍相联系的

　　C. 与其他身体疾病相联系的

4. 建议的睡眠障碍

以下是详细的分类：

1. 睡眠质量障碍

A. 内在性睡眠障碍

　　（1）心理生理性失眠

　　（2）睡眠状态的错误知觉

　　（3）原因不明的失眠

　　（4）发作性睡病

　　（5）反复发生的过度睡眠

　　（6）原因不明的过度睡眠

　　（7）创伤后过度睡眠

　　（8）阻塞性睡眠呼吸暂停综合征

　　（9）中枢性睡眠呼吸暂停综合征

　　（10）中枢性肺泡换气不足综合征

　　（11）周期性肢体运动障碍

　　（12）不宁腿综合征

　　（13）内在性睡眠障碍，无法归类的

B. 外在性睡眠障碍

　　（1）不良睡眠卫生

　　（2）环境性睡眠障碍

　　（3）态度性失眠

　　（4）适应性睡眠障碍

　　（5）睡眠不足综合征

　　（6）限制性（limit-setting）睡眠障碍

　　（7）睡眠开始障碍

　　（8）食物过敏性失眠

　　（9）夜间进食（饮酒）综合征

　　（10）催眠剂依赖性睡眠障碍

　　（11）兴奋剂依赖性睡眠障碍

　　（12）酒精依赖性睡眠障碍

　　（13）毒物引起的睡眠障碍

　　（14）外在性睡眠障碍，无法归类的

C. 昼夜节律睡眠障碍

　　（1）时程改变（洲际航行）综合征

　　（2）倒班睡眠障碍

　　（3）睡眠醒觉不规律模式

　　（4）延迟睡眠相综合征

（5）推前睡眠相综合征

（6）非 24 小时睡眠醒觉障碍

（7）昼夜节律睡眠障碍，无法归类的

2. 睡眠紊乱

A. 醒觉障碍

（1）意识不清的醒觉

（2）睡行症

（3）睡眠惊恐

B. 睡眠醒觉过渡障碍

（1）节律性睡眠障碍

（2）睡眠受惊

（3）睡眠说话

（4）夜间腿痉挛

C. 通常与 REM 相联系的睡眠紊乱

（1）梦魇

（2）睡眠麻痹

（3）与睡眠相关的阴茎勃起障碍

（4）与睡眠相关的痛苦的勃起

（5）与 REM 相关的窦性暂停

（6）REM 障碍

D. 其他睡眠紊乱

（1）睡眠磨牙

（2）睡眠遗尿

（3）与睡眠相关的异常吞咽综合征

（4）夜间阵发性肌张力异常（dystonia）

（5）尚无法说明的夜间猝死综合征

（6）原发性打鼾

（7）婴儿睡眠呼吸暂停

（8）先天性中枢性换气不足综合征

（9）婴儿猝死综合征

（10）良性新生儿睡眠肌阵挛

（11）其他睡眠紊乱，无法归类的

以下从略。

梦魇和睡惊（亦称夜惊，night terror）不同，应该区别。梦魇一般发生在睡眠时间的后半段，主要是十分恐怖的噩梦，从梦中醒来后很快便完全清醒，能清楚回忆梦的内容；睡惊时对别人的安抚无反应，同时有明显的自主神经功能亢进现象，如心动过速、呼吸急促、出汗等，持续一至数分钟后重新入睡；第二天早晨醒来完全不能回忆，如果别人不告诉他，他根本不知道夜里有过发作。

失眠是临床上很常见的症状。DSM-Ⅲ-R 的诊断标准可以参考：

A. 突出的主诉是入睡或维持睡眠困难，或者睡眠不解乏（表面上睡眠时间是够的，但病人感到并未得到休息）。

B. 上述症状至少每周 3 次，病期持续至少 1 个月，并且严重程度达到病人感觉白天明显疲乏，或别人观察到病人有睡眠障碍引起的症状，如易激惹或白天功能受损。

C. 不只是发生在睡眠醒觉时程障碍或睡眠紊乱的病程之中。

符合上述 A、B、C 三项的失眠如果不与任何器质性情况相联系，诊断为非器质性失眠，否则为器质性失眠。如果失眠不与任何精神障碍（例如神经症）或躯体因素、药物等相联系，诊断为原发性失眠。失眠成为一个临床问题有两种不同的情况，治疗策略不同。一种是失眠在客观上对病人不利但病人并不在乎，例如躁狂症的失眠。另一种是病人感到痛苦而求治，对此必须矫正病人对睡眠的态度。

social withdrawal　社会性退缩

社会性退缩是精神科临床实践中很常见的现象或症状，性质各异，而共同之点是，病人与其他人的接触和交往显著减少。大体上可以分为以下三种：

　　（1）回避性的。有些病人在社交时感到紧张不安甚至恐惧，因而回避社交。神经症以及与此相联系的人格障碍，尤其是恐惧症和强迫症，常有社会性退缩。耻感和自卑感强烈的人也有回避社交的倾向。心情低落，不论诊断为何，都可有社会性退缩。偏执病人也可以有。

　　（2）主要是缺乏动机和对社交根本不感兴趣，这见之于精神分裂症。社会性退缩是阴性症状的一种表现，或者说，它本身就是一个阴性症状。分裂人格也有类似情况。

　　（3）与痴呆或不同程度智力缺陷相联系的社会性退缩，是知识、智力和社交技巧丧失的结果，当然也与高级情感损害有关。

　　就社交而言，精神分裂症病人可以说是"不欲"，回避者是"不为"，而痴呆者则是"不能"。

somatization　　躯体化

　　首先，我们来看看国际（世界卫生组织，WHO）和美国有关分类和诊断术语方面的情况。

　　癔症是国内现在通用的术语，它的相应英文是 hysteria（音译歇斯底里），这个词在当代精神病学英文文献中已很少见，原因很简单：hysteria 一词的历史包袱太沉重，医生们对它的含义和用法分歧太大。ICD-10（国际疾病分类第 10 版，英文版 International Classification of Diseases 1992 年出版，中文译本于 1993 年出版）将癔症称为"分离（转换）性障碍"［dissociative (conversion) disorders］。按，分离原来指精神症状，转换则指躯体症状，ICD-10 已不加区分。这一组病的编码为 F44。临床相为精神症状的编码为 F44.0～F44.3，临床相为躯体症状的编码为 F44.4～F44.7。美国精神病学会制订的 DSM-Ⅳ（1994）的分类不同，癔症被归属于两组不同的障碍，精神障碍属于"分离性障碍"一组，而躯体障碍则归属于"躯体形式障碍"（somatoform disorders）一组，与过去称为神经症的若干临床类型如疑病症归在一起。

　　值得注意的是，"躯体化"（somatization）一词已被滥用。

很多医生只要病人以躯体症状为主诉而检查又皆阴性时，便称之为躯体化。这是错误的，却不能怪他们。始作俑者是外国人。我估计，躯体化一语之被滥用，很可能源于一些量表，尤其是SCL-90。SCL-90是一个精神卫生通用量表，在改革开放之初便已引进且迅速得到广泛应用。这个量表共有 90 个症状条目，分为 9 类，第一类被称为"躯体化"，共包括 12 项。在这里，躯体化显然是被误用了，正确的说法应该是躯体症状。现按 SCL-90 的编号顺序列举如下：1. 头痛；4. 头昏或昏倒；12. 胸痛；27. 腰痛；40. 恶心或胃部不舒服；42. 肌肉酸痛；43. 呼吸有困难；49. 一阵阵发冷或发热；52. 身体发麻或刺痛；53. 喉咙有梗塞感；56. 感到身体某一部分软弱无力；58. 感到手或脚发重。

　　躯体症状是一个描述性用语，不论病因和性质如何，身体任何部位的形态、功能异常和（或）不适感，都可以称为躯体症状。躯体化却不然，它不是描述性用语，而是蕴涵着精神分析学说的一个理论性或解释性术语。这个术语首先由 W. Stekel 创用（见 R. J. Campbell. Psychiatric Dictionary. Oxford University Press，1989，p685）。躯体化意味着，某些特殊的躯体症状系病人觉察不到的（即被阻抑于意识以外的）某种心理冲突引起。W. Stekel 所谓的躯体化，S. Freud 称之为转换（conversion）。

　　癔症可以有各式各样的躯体症状，但只有转换症状才是癔症特征性的，具有诊断意义的症状。

　　从描述意义上说，典型的癔症症状，不论精神症状还是躯体症状，症状本身照例包含着不能回忆。举一个例子。夫妻吵架，粗暴的丈夫给了妻子一巴掌，妻子便大哭，接着不哭了，两眼翻白眼，全身抽搐，样子十分吓人，遂送去医院急诊。经医生检查治疗后，症状很快完全消失，病人笑着感谢医生。医生问刚才究竟是怎么回事？病人说："我不知道呀，大概是犯病了吧。"医生又问病人犯病前发生了什么事？病人一脸茫然，说："什么事儿？什么事儿也没有，我一直好好的。"医生给予明确提示：夫妻是否吵架了？丈夫是不是打了你？病人一概不能回忆，还说他们夫妻感情"一直挺好的"，"从来也不吵架"。难怪有精神病学家称癔症病人为"天才的遗忘者"。反之，如果没有遗忘，同样的抽搐就不能说是癔症发作，而只能视之为原始反应（primitive reaction），就像把一只甲虫翻过身来放在桌上，让它背部朝下脚朝天，它的六条腿便乱动起来。原始反应可以见于多种不同的情况。这里举两个例子。一位躁狂病人在起病之初曾有原始反应：跟母亲顶嘴受母亲训斥，病人（成年人）便大哭大闹，躺在地上乱动。据称，病人过去"很听话、老实"，从无类似表现，遂送精神科，住院几天后逐渐出现典型的轻躁狂临床相。一位典型的强迫人格障碍患者，每次感到对妻子不满、心中憋闷难受，便在床上发作全身抽搐，每次要持续一小时左右才终止，这时病人感到精疲力竭，心情憋闷也就一扫而光，病人对整个事件的经过记得很清楚。

Conversion 这个词的原意是"改宗"，例如原先信奉旧教（天主教），后来改信新教（基督教）。改宗之后，原来的信仰当然就抛到九霄云外了。S. Freud 用"转换"（conversion）解释癔症的特殊躯体症状，他的意思是说，痛苦的经验像"改宗"前的旧教一样完全在意识里消失，它已经转变成了躯体症状，所以转换症状本身包含着作为病因的痛苦经验的遗忘。ICD-9（1978）有一个诊断类别"心理因素引起的生理功能紊乱"，编码为 306，通称"心理生理障碍"（psycho-physiological disorders）。这一诊断类别与转换障碍的一个重要区别就在于没有遗忘。例如，不少人一生气就头痛或胃痛，但在头痛或胃痛时，他们仍在生气，对生气的事记得很清楚，甚至越想越生气，头痛或胃痛也随之加剧。就这一点而言，神经症与心理生理障碍近似而与转换障碍不同：神经症病人对不快经历是经久不忘的。由于时过境迁，内容可以改变，但不快的体验却始终不变。病人的特点是："好事记不住，坏事忘不了。"遗憾的是，他们老是"忆苦"而不"思甜"。

当然，前面所举的癔症病例，不仅典型而且是新鲜的。如果患病已多年，用起病诱因事件的遗忘作为诊断要件，就不行了。半个世纪以前，老一辈精神科医生之间流行一种说法：Once hysterical，always hysterical。那时把癔症发作和所谓癔症人格看作必然联系在一起的两件事，甚至就是一件事，现在主流观点已经变了。但这种说法就临床事实而言还是颇有道理，也就是说，第一次发作的诱因通常是重大的或相当显著的生活事件，而后来则可能只是鸡毛蒜皮般小事即可诱发同样的发作。但这种说法也蕴涵着危险。举一个例子。某大型国有企业的一位女职工患癔症，由于经常发作而妨碍整个车间的生产，企业负责人要求该企业的附属精神病院长期留住该病人。这种情况当然很特殊。由于长期住院，这位病人吃透了医院的难处——反正你们不能把我怎么样，便有些"耍赖"：一点儿小事不如她的意，她便发作肚子痛，大喊大叫，折腾得不亦乐乎。顺便提一下，癔症和装病有时很难区分。医生护士只好迁就她，为了息事宁人。一次病房晚餐吃饺子，每人一份。病人吃完了还要一份，护士不给，病人便大喊大叫，在地上滚，高呼肚子痛死了。怎么劝她也不听，护士们都烦了，便给她服下相当剂量的水合氯醛，病人很快入睡，一夜平安无事。谁知次晨醒来，肚子痛更厉害了，起不了床。请来外科医生会诊，确诊为阑尾炎，已并发广泛腹膜炎，需立即手术。其实，理智地想一想，此事也并不难理解：癔症病人难道就不能患阑尾炎？因此，即使是已确诊的癔症老病号，同一症状反复出现，必要的检查也不可忽略。这方面是有血的教训的。

有必要区别致病因素（pathogenic factors）和病理塑形因素（pathoplastic factors）这么两件事。举例说，结核病的致病因素是结核杆菌，这对于古今中外所有结核病患者都是一样的，但结核病人的患病行为（illness behavior）却变异很大：有的病人照样生活、工作一直到卧床不起，甚至到死也不哼一声；有的病人则每天跑医院，看了西医看中医，每天上网看有什么新发明、新的灵丹妙药；还有的人整天愁眉苦脸，见人就诉述各种身体不适；当然还有人求助于巫师或求神拜佛；总之，各式各样。

病理塑形因素主要有三个。一个是文化，例如同样患肺炎，非洲土著和欧洲人的患病行为大不相同；另一个是病人的人格（即脾气性情和性格）。很显然，具有表演型（过去称歇斯底里性）人格者，不论患什么病，他们的行为都会带有戏剧性色彩。医生的素养就在于，不被病人的人格特质模糊了对躯体症状的观察和评估，尽管做到这一点并不容易。第三个是体质，同样的生活事件或不良刺激，有人的反应是头痛，有人的反应上腹疼痛，这是体质不同所致。

癔症的躯体综合征还有一种形式，是 1859 年法国医生 P. Briquet 在其所著《歇斯底里之研究》一书中所首先描述的，过去通称为 Briquet 综合征。现在 ICD-10 和 DSM-IV 都称之为"躯体化障碍"（somatization disorder），下面根据 DSM-IV 诊断标准加以简述：

A. 30 岁以前起病，患病已多年，病史中有多种多样的症状。

B. 症状满足以下四条要求：

（1）至少 4 个疼痛症状；

（2）至少 2 个胃肠道症状；

（3）至少 1 个性功能症状（疼痛不算）；

（4）至少 1 个伪神经病学症状。

C. 下述（1）或（2）：

（1）适当的检查无法充分解释 B 条中的任何症状，既不能诊断某种内科疾病，也不是精神活性物质所致；

（2）即使有某种内科疾病，也无法解释病人症状所导致的过分痛苦和社会功能障碍之严重程度。

D. 不是故意做作，也不是装病。

这里需要说明的是伪神经病学症状（pseudo-neurological symptom）。其实，这指的就是转换症状，只不过症状的表现有些像神经系统器质性损害而已。主要有三种形式：①随意运动功能障碍或缺失（如震颤、瘫痪）；②感觉功能障碍或缺失（如从脸、脖子到脚全身各处有虫子爬似的，十分难受；突然什么也看不见了）；③抽搐。举一个例子。整个一只上肢完全不能动，包括手指、腕、肘及肩关节都一点儿也不能动，检查肌张力低，肌电反应正常，医生将病人的手举起高置于病人头上，然后松手，病人的手在空中略停片刻，然后掉下，但不掉在头上而是像正常人一样落在身体的一侧（这一运动显然包含随意运动而不只是地心引力所致）。

如果症状表现不典型或可疑有器质性损害，则需请神经科和其他专科医生会诊。当然，这样的会诊中，精神科医生是药铺里的甘草——少不了的。

最后，引 DSM-Ⅳ 的一段话作为结束："在早期的研究中，原先诊断为转换症状的病例，后来发现有 1/4 至 1/2 的病人具有器质性病。在较晚近的研究中，误诊减少了，这也许由于对转换症状有了更多的了解，以及医学知识和诊断技术的进步。"可见，癔症有可能成为医生临床工作中的一个陷阱，而免于掉入陷阱的最好方法是追踪观察。

stupor　木僵

Stupor 一词的原义是"惊异、愣住"的意思。现在的临床含义指不动或运动严重而明显地减少。一动也不动的病人系处于木僵状态，那当然不成问题。如果还多少有些活动，却严重而明显地减少，但并非完全不动。显然，分界线是人为的。

还有一个时间问题。木僵的临床诊断的时间下限一般定为 24 小时，即至少持续 24 小时才评定为木僵这个症状是无疑存在的。不到 24 小时的木僵只在原始反应中有诊断价值，否则，短时间一动也不动并不难伪装，也可以出于故意，那就没有什么临床意义了。文献中有木僵持续长达 20 年之久的病例报告，当然这种病人绝非 20 年一动也不动，他们在周围没有人的时候或夜深人静时常起床从事某些活动。

木僵有广狭二义。狭义的仅指没有意识障碍的木僵。但木僵病人究竟有无意识障碍有时难以确定。为安全计，在难以确定有无意识障碍的情况下，我们最好假定病人有意识障碍，以免延误了必要的内科或神经科治疗，而在对待病人的态度上，我们则应假定病人是意识清晰的，以免造成不良的心理上的影响。

木僵是一个异质性症状或状态。据 Joyston-Bechal（1966）对 100 例木僵的原因分析，情况如下：精神分裂症 31 例；器质性精神障碍 20 例（其中老年痴呆 7 例，意识错乱 4 例，脑肿瘤 3 例，神经梅毒 3 例，脑炎 2 例，癫痫 1 例）；抑郁症 25 例；神经症和歇斯底里 10 例；原因性质不明 14 例。

基于以上的情况，不少作者主张，对于所有木僵病人都应该进行全面而详细的身体和神经系统检查，包括必要的实验室检查。很多医院已经把 CT 作为木僵的常规检查项目之一。总之，我们不要随便把木僵看做是功能性的，需知木僵也是临床实践中的一个陷阱。

suggestion　暗示

暗示的研究涉及两个不同的科学领域：社会学和医学，但有重大贡献的学者几乎都是法国人。Gustav Le Bon 是前一领域里的代表（参看《意见及信仰》，冯承钧译，商务印书馆，1922）。Jean-Martin Charcot（1825—1893）和 J. Babinski（1857—1932）是后一领域的代表。暗示、模仿和同情可视为同一现象的三种不同表现。

Jaspers 认为：一个愿望、一个观念、一种情感、一个判断或一种态度在一个人的心中出现和起作用时，如果没有遇到任何相反的观念、相反的动机和相反的评价，就叫做暗示。所谓自我暗示，归根到底总是来源于别人，所以它和暗示并无实质性的不同。

Jaspers 指出，暗示性是人性的基本特征之一。这就是说，我们每个人都有暗示性。人与人的差异只是，在哪些事情上容易接受暗示，在哪些事情上却不容易接受暗示，以及暗示性的高低不同。

精神病学研究暗示，是因为它在诊断和治疗上都很重要。

在精神检查中，我们应该注意避免暗示。但要完全做到这一点实际上也许不可能。因此，我们必须随时保持自觉，敏锐而正确地看到，我们的言谈举止对病人有何暗示作用。有时候，巧妙地使用暗示有助于正确评定病人的症状和精神状况。

暗示可用于治疗，这是大家熟知的。暗示治疗是一种心理治疗，本书不讨论。

精神病学研究暗示还有一个重要的方面，即暗示在病因和病理机制中的作用。在这方面，学者们的理论观点分歧。无论如何，有一点必须明确，暗示本身只涉及心理的领域。在这个领域里，暗示是可以理解的，即基于人性的理解。至于暗示如何引起某种躯体症状，并且健康人无法复制和模拟，则是不可理解的。迄今为止，我们也还不能用因果法则加以确切地说明，充其量只能笼统地归之于所谓体质。精神分析学说对躯体症状的"解释"，说它体现了病人的性欲、情感和观念，是不能接受的。

暗示与催眠密切相联系，这是精神病学的一个传统节目。在通俗读物中，对催眠的描述常常是夸张的，甚至蒙上了神秘的色彩，那是不可轻信的。

不同的人格有不同的暗示性（suggestibility）。有理由认为暗示性过高是一种病理现象或人格障碍特性。歇斯底里一般是暗示性高的，但有些病人也有"物极必反"的情况，症状的顽固性表现在暗示不起作用上。

有些病人有反暗示。通俗地说，反暗示就是"盲目地对着干"。其实，暗示和反暗示是一对亲兄弟，它们的共同特点是批判精神不足。

痴呆病人的暗示性增高往往为人们所忽视。若能巧妙地使用暗示，而不过多地去跟病人讲道理，护理痴呆病人往往更有成效。

经常和歇斯底里病人打交道的人在使用暗示时容易太露骨了。这种做法对神经症病人（尤其是强迫症和疑病症）和偏执病人有时适得其反，更增强了他们对人的不信任。把暗示和真诚结合起来要求我们对人性有深入的体会。

suicide　自杀

可以从观念、行为和结果三方面对自杀及有关现象进行比较。这里说的观念包括想死的念头和用行动结束自己生命的决心。行为指可以导致死亡的行为。结果可以是死亡，但也可以是受伤甚至安然无恙。

首先必须区别自杀和自杀未遂（suicidal attempt），前者造成了死亡的结果，后者却没有。表面上看去似乎只有这么一点区别，其实很多研究表明，自杀和自杀未遂是两类性质不同的现象。自杀者男多于女，自杀未遂者女多于男。自杀者的平均年龄显著大于自杀未遂者。自杀未遂的发生率在 20～30 岁达到顶峰，然后急剧下降，而到了中年和老年变得很罕见。自杀的发生率随年龄而增长，呈现一条相当光滑的上升曲线。后面将提到其他的区别。

在全世界的人口中，每年自杀死亡者大约是万分之一。对高自杀率和低自杀率群体进行过许多研究，发现了若干不同的群体特征，如种族、宗教信仰、社会结构、对死亡和自杀的观点等。但总的说自杀率的群体差异不是很大。

自杀者中有精神障碍的人究竟占多大的百分比？由于样本差异大，对精神障碍的评定标准分歧，现在还没有一致的结论。从文献报告的数据看来，我估计，平均每 10 名自杀者中至少有 2～3 名是有显著精神障碍的病人。换句话说，有精神障碍的病人的自杀率远远高于一般人口。

在临床工作中，自杀的最大威胁来自抑郁病人。据长期追踪研究，曾经有过一次重性抑郁（严重到需要住院的程度）的人，最后有⅙死于自杀。有过一次自杀未遂的抑郁病人尤其危险，因为病人有了经验，第二次行动往往采取几乎必死的方法。一般来说，抑郁病人并不隐瞒自己的自杀观念。但由于人们加强防范，病人欲死不能，遂谎称病已好转，心情好了，不再想自杀了，甚至装出笑脸，一旦人们放松警惕，病人便自杀。如果医生对病人的"好转"表示欣慰，同时立即询问病人是怎样想通的，这突如其来的问题使说谎者往往一下子什么也回答不上，或只能说些公式化的语言，如"自杀对不起父母，对不起人民"之类；若是确有好转的病人，倒是并不讲什么大道理，而是具体生动地描述心情从抑郁中摆脱出来的实际经过。

抑郁病人的自杀有两种变异。一种叫做扩大的自杀。病人基于怜悯配偶和子女在他死后的悲惨处境，先将亲人杀死然后自杀。另一种可称之为曲线自杀。病人由于长期抑郁的折磨和自杀未遂，决心杀人。被害者照例是与病人毫无关系和偶然碰上的陌生人。也许是一位毫无戒备的成年人，也许是一位无力反抗的儿童。在杀人后病人并不逃走，且往往向公安机关自首认罪，要求立即枪毙，而这正是病人凶杀的目的。

精神分裂症病人的自杀率也不低。据国内若干大精神病院的长期追踪调查，住过院的精神分裂症病人中约有 5% 死于自杀。或者，自杀者占所有死亡病例的 40% 左右。

对自杀的回顾性研究有一个很形象的名称，叫做心理解剖 (psychological autopsy)。这种研究纠正了人们过去很流行的一些错误观点，例如，对人说自己想死的人不会自杀；真正决心要自杀的人不会对别人说，甚至在行动上也一点都不流露出来；自杀总是经过长时间的思考和计划；自杀只是一时的冲动；自杀总是由于存在谁也受不了的客观处境；热爱生活或意志坚强的人不会自杀；有美满爱情生活的人不会自杀，等等。研究表明，上述这些看法都是片面的和不正确的，在预防自杀上是有害的，特别有实践意义的发现是，自杀者十之有九在自杀前对人说过他想死，或说过很悲观的话，或留下了遗嘱，或有明显的反常行为，如无缘无故向亲友赠送纪念品，处理财产或著作，向人道歉而所涉及的事别人也许早已忘记等。因此，自杀是有可能预防的。

自杀前往往可以区分出至少两种不同心情的阶段，先是十分痛苦和绝望，而在作出了自杀决定后，自杀者可有一种解脱的心情，视死如归的心情。后一种心情很可能使亲友产生误解，以为自杀者已经想通了，不想死了，其实，情况正好相反。

自杀未遂者和自杀者相比较，有下述情况之一的人占着显著高得多的百分比：自杀意图不太坚决；对自杀还有不少顾虑；对于除了自杀以外还有没有其他摆脱困境和痛苦的途径未经仔细的思索；自杀观念是采取行动前短时间里开始出现的；对自杀方法的选择和所用方法的有效性没有周密思考过。

一位研究自杀的专家说："自杀就是旁边没有人。"这对于防止自杀真是一语中的。全天候的监护是防止自杀的有效办法，当然，这决不意味着排斥必要的治疗。

还有一种情况，叫做类自杀或准自杀（parasuicide），或自杀姿态（suicidal gesture）。这种人并没有坚决要死或非死不可的念头，甚至根本不想死。他们采取的自杀行动主要是一种呼救行为，想得到别人的理解、同情、支持和帮助。也许，他们只是想好好地睡个长觉以驱除郁闷、压抑和感到生活太累太乏的感受或心情。也许，他们想以自杀来威胁别人或对别人施行打击报复。或者，表示他们的无辜或抗议，如此等等。这种人所采用的自杀方法致死的可能性很小：他们当众服毒或投水，或者所服用催眠药的剂量不到致死量；或者，他们在估计很快会被人发现而得到抢救的时间和地点采取行动等。有不少人在采取行动前反复向别人扬言要自杀。对于这种人需给予心理治疗，帮助他们妥善处理自己的心理问题。切忌讽刺、谴责或冷漠，尤不可用激将法——"料你也不敢"，"有本事你就自杀给我们看看"之类，因为有可能弄假成真，这是有过惨痛教训的。

还有一种精神科情况，应该叫做伪自杀。伪自杀者有导致死亡的行为和造成了死亡的结果，但并没有想死的念头。有意识障碍的病人在缺乏护理的情况下可能发生伪自杀，如把窗户误看成是门、触电等。某精神分裂症病人在幻听中听见公安人员上楼和敲门的声音，还听见他们说抓住病人立即枪毙的说话声，在情急之下企图跳窗逃走却从高楼坠下身亡。如果不了解这些死者行动当时的心理状态，有可能被误认为是自杀。

可见，只有那些想用自己的行动结束生命、有导致死亡的实际行动并且造成了死亡结局的情况，才能叫做自杀。在观念、行动和结果这三方面有一方面不符合自杀定义的情况都不是自杀，而只是自杀未遂，或类自杀，或伪自杀。

伪自杀有一种很特殊的情况，即性偏好障碍（请参看"性心理障碍"条目）的一种形式，在窒息感中达到性高潮的形式。这种病例近几年国内已有零星报道。1991 年第 3 卷第 1 期《上海精神医学》报告了一例全身女装自缢身死的中年男子，死后发现大腿内侧有精液溢出。这个病例可以诊断为混合型性偏好障碍，窒息感性偏好和异性装饰症两者的混合形式。

three syndromes of schizophrenia　精神分裂症的三个综合征

（一）妄想幻觉综合征或精神偏执症（paraphrenia）综合征

按 Kraepelin 的用法，精神偏执症和精神分裂症特征性的妄想幻觉综合征在症状上相同，不同之点有二：①晚发；②不导致衰退。此处所用精神偏执症一语，只取其症状与精神分裂症相同一义，而不取其相异的两义。这些症状的典型形式便是 K. Schneider 的一级症状。而良性形式为偏执障碍（paranoid disorder），即妄想幻觉而不具有精神分裂症的特征者。

（二）瓦解或整合瓦解（disorganization or disintegration）
　　　综合征

这一综合征的典型形式见于急性发作的青春型或畸张症型精神分裂症，而良性形式便是分裂型障碍（schizotypal disorder，ICD-10）或分裂型人格障碍（schizotypal personality disorder，DSM-Ⅳ）。主要表现为：言语思维、情感和行为古怪，缺乏实用性和目标导向性，相互之间也不统一，以致令人无法理解。

（三）精神活动贫乏综合征（syndrome of poverty of
　　　psychoactivity）

或简称贫乏综合征，也就是现在通俗称之为阴性症状的一群。这一综合征的典型形式是精神分裂症单纯型，而良性形式则为类分裂人格（schizoid personality disorder）。贫乏综合征的主要表现为：情感淡漠、欲望减退、言语思想贫乏、行动尤其是主动的和自发的行动减少，很少或几乎不与人交往。严重而持久的情况过去称之为衰退（degeneration），现在常称之为缺陷综合征（deficit syndrome），几乎不可逆，至少就已有的医疗手段而言。

上述三个综合征只要有一个临床表现典型，便可以诊断为精神分裂症，而精神分裂症诊断过宽甚至滥用，主要是将上述良性形式，即偏执障碍或分裂型障碍或类分裂人格都诊断为精神分裂症。

用德国人的说法，精神分裂症是一种疾病过程（disease process），它倾向于逐渐恶化，出现衰退或缺陷综合征。而偏执障碍、分裂型障碍和类分裂人格都不是疾病过程，都是非进行性的，也就是不导致缺陷综合征。偏执障碍虽然可以持续终生，但到老也没有明显的缺陷。相当一部分偏执障碍则表现为间歇性病程，间歇期可以没有妄想且自知力相当好，社会功能也保持着。精神分裂症诊断是否过宽过滥，既影响患病率的高低，也决定着药物治疗的原则和实施。最近的报告说，根据 170 个流行病学数据得出结论，精神分裂症发病率变异有实质性差异，去掉两头的极端，中间 80％的发病率为（8～43）/10 万人口，相差 5 倍之多（W. F. Gattaz and G. Busatto，ed：Advances in Schizophrenia Research 2009. Springer，2010）。

这本文集有一项追踪 5 年的报告，结果好坏分三组：最好的完全缓解，社会功能无损，占 23％；最坏的为缺陷综合征，占 31％；居中一组占 46％，或持续存在症状，或轻重波动，重时为明显精神病状态。以此作对照看某人报告疗效惊人，如半数完全缓解，他的病例大概不全是精神分裂症。

tension state　紧张状态

紧张状态指持续的情绪或心情紧张。如果持续的时间不超过几个月，通常是处境性的，属于适应性障碍。如果持续的时间超过半年甚至一年以上，则是神经症性的。如果只是精神病（例如偏执状态）的一部分，当然是整个临床相中次要和从属的部分，一般就不叫做紧张状态。因此，紧张状态一般是心因性的和非精神病性的。躯体疾病（如甲状腺功能亢进）、生理状态（如经前综合征、绝经期综合征）和药物（如某些激素制剂）也可以引起紧张状态。

健康人在必要时可以使自己紧张起来以应付意外紧急情况或

困难复杂的任务，而一旦紧急情况过去，或任务解决了，或事情暂告一段落，又能够很快使自己放松，以便休息，这叫做张弛自调节能力。紧张状态意味着张弛自调节的障碍，病人无法使自己松弛。所谓过度紧张，与其说是紧张程度的过分（这是难于评定的），毋宁说是丧失了自我松弛的能力。许多神经衰弱病人说他们得病的原因是工作学习过度紧张，是不正确的。过度紧张即紧张状态，也就是张弛自调节障碍，是一种症状或病理状态，是病因造成的结果，而不是患病的原因。

紧张状态可以伴有生理障碍，如肌肉紧张、头痛、失眠等，但也可以没有这些症状。

紧张状态的主要表现有：

（1）紧迫感。感到任务迫在眉睫或事情太多而时间不够用。这种人整天忙碌，好像一年四季天天都在赶任务，总有做不完的事，从来没有事情告一段落可以暂时松一口气的体验。我们说，这种人缺乏完成感（feeling of consummation），它可以是陷于紧张状态后才有的，也可以是病前人格的一个特性。

（2）负担感。感到肩负的责任重大，力不从心，也担心失职。或者，感到名位太高，能力和品德都不能胜任。或者，感到任务太困难，尤其是人际关系太复杂，"内耗"太大，怎么努力也很难干好。总之，原有的工作乐趣和成就的满足感或喜悦都消失了，工作成了纯粹的精神负担。

（3）效率下降感。感到工作学习进展缓慢，质量不挂，失误太多，尤其是和过去比感到尽管更加努力成绩却下降了。实际上，成绩并未下降，至少别人还看不出来。

（4）精神功能下降感。感到脑子不如过去好使了，注意力集中难于持久，容易分心，杂念多，记忆力变坏了。

（5）感到过敏。感到自己变得不冷静了，容易着急、急躁和生气，容易因刺激（如突然的关门声、闪过一个人影子等）而引起惊跳反应，常常因为一点小事而情绪久久不能平息，或由于情绪反应过于强烈而后悔会伤了和气。

（6）自控失灵感。感到必须加强自我控制，如果放松控制，似乎工作学习和人际关系就会出大问题，担心自己会情绪爆发或有过激的言语行动。

（7）缺乏轻松愉快的体验。老是心里不踏实，放心不下，似乎有重大的疏忽或像做了什么亏心事一样，完全体会不到轻松愉快的心情是个什么滋味，过去喜欢的消闲活动和赏心乐事现在完全不能享受了。

当然，并非每一位病人上述七条都很明显或同样严重。只要至少有三条很明显，就可以说病人是处于紧张状态。

紧张状态是一种非特殊性的神经症症状，它可以见之于各种不同的神经症类型，而在神经衰弱却可以是一个主要症状。这就难怪许多神经衰弱病人把他们的病因归之于工作学习过度紧张。

短暂的紧张状态可以是急性或亚急性起病的某种精神病的前驱症状。某些病人和他们的家属在回顾病史时能够作出相当好的描述。

有些精神科医生把紧张状态视为较轻形式的焦虑状态，这当然有道理，但似乎也不尽然。很多长期处于紧张状态的病人始终不发展成为典型的焦虑状态，焦虑状态在起病前也往往并没有明显的紧张状态。紧张状态区别于焦虑状态之点有：没有明显的自主神经功能紊乱；没有明显的提心吊胆和恐惧不安；病人对造成紧张状态的心理因素有较好的理解，如过于争强好胜，患得患失之心太重，不善于休息和享乐，生活太单调和缺乏广泛的兴趣爱好，存在作为诱因的挫折和失败，病前就容易紧张等。

有些医生诊断病人患"紧张性头痛"，但并不了解病人的心理是否处于紧张状态，即是否有前述七条的情况，这样下诊断是不够严谨的。单纯靠排除器质性疾病的诊断方法是有高度风险的。

H. S. Sullivan（转引自 P. Mullahy and M. Melinek，1983）认为，紧张是躯体和文化的需要的产物，是行动前的一种潜在趋势，是能量体现到生活活动中去的转变过程。而对于焦虑，Sullivan 的基本假说是，母亲的焦虑引起婴儿的焦虑。换言之，焦虑完全是人际关系的。对于紧张，Sullivan 似乎更强调它的生理学性质。也许，生理学研究会告诉我们紧张状态的生物学基础究竟是什么。

unconscious　无意识

从现象学的角度说，"无意识心理"一语有以下三种意义：

（1）描述性无意识心理（简称描述无意识）。描述无意识是意识活动的派生物，也就是说，它原来是意识的。在意识心理变成无意识心理的过程中，有许多心理和生理活动可以起作用。例如遗忘、注意的改变、暗示、习惯形成或自动化、压抑、各种原因造成的生理的抑制等。意识的（conscious）一词的原意是"觉察到的"、"知道的"，是个形容词。对自己心理活动或状态的"觉察"和"知道"本身又是一种心理活动，因此"意识的"这个形容词遂转变为名词"意识"——对自己心理活动或状态的"觉察"或"知道"这种心理活动或状态。除了觉察不到和觉察到这个区别外，描述无意识和意识是相同的，并且，描述无意识有可能再变成意识的，这当然只是一种可能而并非总能成为事实。

（2）发生中的无意识心理（the ontogenetic unconscious pasyche），简称发生无意识。刚生下来的婴儿的"心理"是一种带引号的心理，因为他跟成人的心理根本不同。这就是H. S. Sullivan所谓"动物人"（man the animal）一语的含义。婴儿和动物也根本不同，他具有发展成人和获得人类心理的潜在趋势或可能，而动物却没有。婴儿心理是尚未充分发展的人类心理，它是简单的、低水平的和未分化的。然而，人类心理却以此为起跑点或发展的基地。因此，成人心理总是打上了婴儿心理的烙印。

（3）意识活动的无意识方面（the unconscious aspect of conscious activities），简称方面无意识。例如，我们在思考时，我们所意识到的只是全部复杂思维过程的一部分或某些方面。思维的实际进程具有断续性和跳跃性，杂有许多无关的和偶然的东西。通过对这种进程之意识的再整理和加工，我们才获得了有条不紊的和合乎逻辑的思维和明确的观念或概念。一般言之，意识活动总是伴随有无意识的方面。某些心理学家忽视了这一点，这大概是心理学中逻辑主义（用逻辑取代思维实际进程的心理学）的一个根源。

　　本书所承认和接受的"无意识"只限于上述三种意义的无意识心理，不多也不少。

　　"无意识"和"意识"这两个词有一个重要的不同之点。如前所述，"意识的"这个形容词可以变成名词，标示某种心理活动或状态；"意识到"这个动词相当于"察觉"或"知道"，它也是一种心理活动；"无意识的"却只能是个形容词，因为"无察觉"和"不知道"本身不是一种心理活动，它本身也不是一种心理状态。有一次与某精神科医生交谈时，我表达了不同意 Freud 的无意识观点的意见，那位精神科医生斩钉截铁地说："无意识是一种客观存在。"我告诉他，他混淆了哲学上的基本范畴，不用说"无意识"，即使意识，跟客观存在也是不能混淆的。如果硬要把"无意识"当作标示心理的名词使用，那么，我们就可以把"石头是无意识的"变成"石头具有无意识"，这是无意义的废话。不仅如此，这样一来，心理学里就要闹鬼了。20 世纪 30 年代我国心理学家郭任远坚持极端的行为主义立场，把意识看作心理学里的鬼，那意味着抹杀人的内心世界和体验，似乎太过火了。然而，说 Freud 的动力无意识是心理学里的鬼，却并非过分。

　　Freud 对无意识有他特殊的观点，他称之为动力无意识（the dynamic unconscious）。

　　Freud 把无意识形象地比喻为照相的底片，而意识则是由底片冲洗出来的照片（见《精神分析引论》，高觉敷译，商务印书馆，1984，p232）。动力无意识有以下两个不同的含义。

　　（1）动力无意识与描述无意识根本不同，它不是意识的心理之派生物，相反，意识倒是由它变成。

　　（2）动力无意识对本能驱使和原始的冲动进行加工和改造，塑造出各种复杂的观念和情欲。

　　就（1）而言，动力无意识相当于前述的发生无意识，但发生无意识不具有（2）的作用。没有意识的中介，社会对个人的复杂影响和高水平的塑造作用不可能进入到无意识里面去。假如认定社会的复杂和高水平的作用能够直接进入到无意识里面去，那就无异于说，光靠"无意识"，成人可以学习外语和高等教学。

不难看出，Freud 动力无意识的（1）实际上是发生无意识，而（2）则实际上是描述无意识。Freud 在心理学里的一个特殊观点是他的"化学实验"的产物，这个实验的反应式如下：

发生无意识＋描述无意识 → 动力无意识

正是由于把描述无意识的各种活动和内容误置于发生无意识之中，也就是把成人心理强加在婴儿身上，这才使男幼儿普遍背上了杀父娶母情结的重负，女幼儿则一概遭受妒母嫁父情绪的拖累。研究动物行为不能用拟人观，同理，研究儿童心理不能用成人观。Freud 善于投情，这大概是他的心理治疗产生疗效的一个重要因素。但是，投情也使他在理论上犯了根本性的错误。伟大和荒谬似乎结有不解之缘，这并不限于 Freud，而是一出人类的悲喜剧，是人性之根本所在。我们必须正视的是，在 Freud 身上，他的荒谬是和他的伟大不可分地联结在一起的，而对于我们来说，如果我们跟着他的荒谬走，那就只是荒谬而一点伟大的影子也没有了。

还有一个概念必须澄清，这就是 Freud 的阻抑（repression）。阻抑有下述两个不同的意义：

（1）阻抑意味着阻止或遏制，这首先而主要地是针对各种本能驱使或冲动的。阻抑作为一个过程，或者说阻抑本身，是完全无意识的，它"不能变成意识的"。难怪 Freud 说："我们从阻抑的理论中获得了无意识的概念。"（见《弗洛伊德后期著作选》，林尘等译，上海译文出版社，1986，p160～165）。可见，阻抑的概念比无意识的概念更根本。

（2）阻抑是体现一个人的动机、意志和目的之一种心理过程。被阻抑的观念和情欲一般不会消失，尽管它们是无意识的，却总是活跃着、力图通过各种途径和方式求得实现和满足，因而它们对意识心理有重大的影响。被阻抑的内容（观念、情欲等）可以变成意识的。

Freud 的六大门徒（见波林《实验心理学史》，高觉敷译，商务印书馆，1982，p820）之一，匈牙利人 S. F. Ferenczi 对阻抑这个概念曾有过误解，而且这种误解曾使 Freud 大为震惊（见

《弗洛伊德后期著作选》，同上，p210～212）。可见，阻抑确实是一个难于把握的概念，因为它本身是矛盾的，与心理学其他所有学派的思想都是格格不入的。

如果我们跳出心理学来考察，便可以看出，阻抑原来是生物学概念和心理学概念的混合物。这就是说，阻抑的上述第一个意义相当于生理学的抑制（inhibition），而第二个意义则是各派心理学都可以接受的概念，即意识的压抑（suppression）。这样，我们发现了 Freud 的另一个反应式：

抑制＋压抑 → 阻抑

在现代科学的广阔领域里，所有科学的特殊门类无不以层次的界定作为理论思考的前提。如果不顾这个前提，譬如说，把宇宙的万事万物都简单而直接地归结为基本粒子的运动，便会只剩下一门科学，其他科学就全都被取消了。专门科学中的还原主义（reductionism）是不可取的。举一个例子，对于"说话"这件事，语言学、心理学和生理学三者对它的研究采用的基本概念各不相同，是不能混为一谈的。

生理过程的抑制和心理过程的压抑是分别属于两个不同层次的概念。科学不允许把不同层次的概念混为一体。因此，本书认为，把生理过程的抑制和意识的压抑混合起来而得出的阻抑是一个非科学的概念。

最后，结合本书的主题，简单谈一谈精神症状学可以从 Freud 学说中接受过来的积极有用的东西。这是一个有待研究的大课题。下面的两点只是举例，谈得也相当粗浅。

（1）一旦意识出现，发生无意识是不是便销声匿迹了呢？恐怕未必。各种人格障碍和精神病理状态告诉我们，发生无意识在成人心理中可以十分突出。所谓不成熟、整合不良等，不就是这个意思么。即使是相对健康的成人，发生无意识也不见得全都整合到了成人的意识里。Freud 有强烈的发展观念，这一点是很值得学习的。

（2）如果把描述无意识仅仅看成像保存在仓库里的货物一样，总是原封不动，那就完全错了。打个比喻，如果我们把茶叶和香油存放在同一间房子里，茶叶就会串味儿。一方面，描述无意识的各种心理活动在相互作用着；另一方面，在社会生活和人际交往中，意识在不断变化它的结构和内容，而变化中的意识当然也在不断对描述无意识施加影响。更重要的是，描述无意识反过来也对意识施加影响。这些道理在精神症状学里无疑是有重要意义的。

violence 暴力

暴力并不是一个精神病学概念，暴力行为本身也不是一种精神症状。但是，用精神病理学的概念和研究方法可以评定某个人的某种暴力行为是不是精神障碍的表现以及精神障碍的性质。所以，这里说的暴力行为，限于指有精神障碍的人对财物的破坏和对别人身体的攻击。近几年来，报纸、杂志上有不少报道和文章描写了这类暴力行为，呼吁社会各界予以重视。显然，作者们主要是从保护无精神障碍的人们和社会出发的。这虽然是件好事，却多少反映了我国精神卫生事业的落后状态。西方收容精神病人机构的建立，最初也并非为了病人的福利，而是防止他们对社会的危害。

M. Gelder 等编著的《牛津精神病学教科书》（1983）列了一张表（p734），列举了与病人的危险性相联系的 18 个因素，颇有参考价值，可用于预测病人暴力行为的再现。现抄录在下面：

历史

　　过去有一次或多次暴力事件

　　反复出现冲动行为

　　有难于对付应激的证据

　　过去不愿意延迟（欲望的）满足

　　虐待别人的特性或偏执特性

侵犯行为

　　古怪的暴力行为

　　没有刺激性诱因

　　不后悔

　　　　　　否认暴力行为的事实
　　　　精神状态
　　　　　　病态的嫉妒
　　　　　　偏执信念加危害别人的愿望
　　　　　　欺骗性
　　　　　　缺乏自我控制
　　　　　　不止一次威胁要重复使用暴力
　　　　　　对治疗的态度（指不合作甚至敌视等）
　　　　环境因素
　　　　　　诱发因素很可能再发生
　　　　　　酒精或药物滥用
　　　　　　社会生活有困难和缺乏支持

　　与暴力行为有关的一个重要概念是攻击。攻击究竟是不是人的一种本能，争论颇多，可以存而不论。攻击很常见，相当普遍，人们攻击的驱力往往很强烈，这是事实。怎样理解？攻击可以为食和性的本能满足服务，也可以为金钱、名誉、权势等服务。一种行为，作为一种手段，如果能为本能以及本能以外的多种目的服务，那么，它就很容易目的化，也就是说，在行为过程中行为者可以体验到满足和愉快。攻击行为正是如此。健康人的攻击行为受着价值系统的调节和制约。精神病人由于价值观紊乱甚至破坏，攻击犹如脱缰之马，倾向于一触即发而表现为暴力行为，也就不足为奇了。

volitional disturbance　　意志障碍

　　从心理学上说，我们所有心理活动（包括认知和情感）的发生和进行都有它内在的动力，这是广义的意志（volition in its broad sense）。否则，就得像牛顿力学那样，假定上帝作为第一推动力。叔本华的所谓生命意志（will to live）是生物学的，而不是心理学的，即每一个生命体都有生命意志。人在深昏迷时，生命意志虽在，上述广义的意志却消失了，因为陷入深昏迷的人没有任何心理活动。

　　所谓冲动、驱力等，都属于广义的意志，它们是狭义意志的内在动力。狭义意志（volition itself）包括三方面：①选择（目标和手段）；②决定（执行）；③控制或停止（执行）或改变方向。

　　据 DSM-IV-TR（2000），不能在别处归类的冲动控制障碍的根本特征是，"冲动控制失败而实施了危害自己或他人的行动。"除此以外，还有其他特征：行为前紧张感增长；行动中有快感和满足感；行动后有时后悔甚至内疚。

　　冲动控制障碍与强迫症的区别在大多数情况下是容易的。典型的冲动控制障碍只有少数几种形式，如赌博、偷窃、纵火、拔毛等。强迫动作却是非常多种多样的，涉及生活各个方面的细节，除最常见的洗涤和检查外，从起床、穿衣、洗漱、刷牙、进食饮水、摆放物品、起坐行走到如厕、脱衣、铺床、叠被、就寝等等，都可以有各自不同的特殊仪式化。两者区别可见下表。

冲动控制障碍与强迫症的区别

冲动控制障碍	强迫症
1. 行动是发作性的，间歇期可以是许多日，此时并无明显异常	1. 每天都有，且持续地困扰着病人，使他痛苦
2. 行动是诊断的要件	2. 可以没有行动而只是反复思考、担心或恐惧
3. 行动危害自己或他人	3. 行动无危害性
4. 行动中有快感或满足感	4. 行动中无明显快感，通常伴有焦虑或痛苦，尤其是重复次数太多时
5. 行动中并无控制的想法和努力。控制只存在于行动之前	5. 行动中自我强迫和自我反强迫同时并存，因而痛苦
6. 整个发作期并无多少思虑	6. 总是思虑过多
7. 除冲动控制障碍外，人格并无特异性	7. 大多数病人有强迫人格
8. 在不发作时，病人对危害行为能作出恰当评价，认识它的危害性	8. 从"以防万一"的角度看，病人认为他的思虑和行为是"必要的"、"对的"；从其他角度（妨碍生活和使人痛苦）看，却认为"不必要"、"不对"。病人对强迫症持两种对立的评价

有些强迫症病人表现为强迫恐惧，他们十分害怕会伤害自己或他人，因而极力回避危险物品（如刀、玻璃器皿）和处境（如厨房、靠近窗户的地方），但这些病人并无危害行为，可与冲动障碍区别。他们患的究竟是强迫症还是恐惧症，学者们有不同观点。

总之，冲动控制障碍和强迫症都有意志障碍。然而，认知（cognition）一语近年来在学术界已成时髦。翻开 Kaplan and Sodock's Comprehensive Textbook of Psychiatry, 9th edition, 2009（此后简写为 CTP-9），第 3 章标题为"诸心理科学之贡献"，谈的几乎全是认知。一位作者写道，精神分裂症的特征是认知障碍（characterized by disordered cognition）（CTP - 9, p1432）。另一位作者写道，"认知包括注意、记忆、语言、定向、动作（praxis），执行功能、判断以及问题之解决（problem-solving）"（CTP-9，p1152），把认知与行混为一谈，未免过分。笔者认为，这是认知心理学的一种错误倾向。

扫除了"认知迷思"（myth of cognition），下面再来讨论意志障碍。先举一病例。不久前在门诊见一男病人，已婚有子，37 岁，小学教师。诉苦十多年"痛苦不堪"。自认原因是 13 岁读初一时摔了一跤致脑子受伤。十多年来总是思虑、担心和怀疑脑子有病。他还说，他的祖父曾被日本侵略兵"吓坏"，以致精神失常，祖父的病便遗传给了他。病人曾在多所著名医院重复做过各种检查，包括脑 CT 和 MRI 等等，大夫们都说他脑子没病，但他还是"怀疑"。认知心理学对疑病观念可以作出解释，但解释并非只此一家。在次日复诊时，笔者问病人，有没有一件事比思考、怀疑脑子有病更重要、更有意义、更有价值、更值得你去关注和思考？病人凝神良久，断然回答："没有，还真是没有。"V. Frankl 认为，不能找到生活的意义，这就是神经症的问题所在。这位病人能完成小学教师的日常教学任务，也能养家，但他在这些生活中体验不到有什么意义，似乎唯有思考、怀疑脑子有病才有意义。其实，这只不过是生活空虚（即无意义体验）的一种病态的填充。当病人问到他的病能不能痊愈时，笔者对他说，什么时候找到了一件事做起来觉得比怀疑脑子有病更有意义，病就会好。当然，笔者还说明，这件事不能只是治病的手段（实际上，近几年他每天都写"病程日志"和跑步锻炼身体——为了"健脑"）。也就是说，这件事必须与"脑子有病"无关。例如，如何提高教学质量，培养职业上的事业心；关心妻子和孩子，从和睦家庭生活中体验乐趣；培养新的趣好；与同事、朋友多交往，等等。

一位著名的台湾作家说过（大意）：有些吸毒者即使戒掉了毒也还是无所事事，这种人戒不戒毒没多大区别。这话说到了点子上：这种人不择手段弄钱和寻找毒品，成了他们生活的唯一"意义"。不吸毒，生活便失去了"意义"。

有些学生，整天死记硬背，在题海中做重复的练习，使他们感到十分无趣。这些学生一旦上网聊天和游戏，往往陷在里面出不来。这是可以理解的。

生活的意义要靠个人在行为（尤其是人际沟通）中去体验，而不是单靠思考可以感受到的。

慢性脑综合征，痴呆为其典型代表，认知损害很突出，但高级意向损害甚至完全丧失也是特征性的，病人还往往有低级意向突出（脱抑制或抑制释放）。

躁狂症，尤其是轻躁狂，有一般性的意向增强。病人踌躇满志，对什么都感兴趣，有不切实际的目标和计划，照例由于什么都干结果一事无成。但也有个别例外，某病人在起病之初连续数日不分白天夜晚伏案写作，写出来厚厚一沓子稿纸的小说（他的专业是工科）。字迹潦草，偶有未完成的句子，然瑕不掩瑜，总体还是可读的。虽够不上什么文学佳作，但人物诙谐，故事有趣。小说缺乏总体构思，系若干不相联系的故事拼凑而成，病人把它们分成不同的章回。虽然已有十多万字，病人却说，"这还只是未完成稿呢。"问他打算写多少，病人信口回答说"几百万字吧。"但后来却没有下文。

与躁狂者相反，抑郁症病人就像屡战屡败的军旅，士气消沉，毫无斗志，满脑子的失败主义。总之，整个意志减弱了：什么也不想干，也无欲。

当然，躁狂、抑郁的意志障碍都是可逆的。

精神分裂症有它独特的意志障碍临床相。大体说来，有以下六个方面：

（1）病人本人意志之异己化。如，被控制感。

（2）对别人和（或）本人意志的歪曲。如被害、嫉妒妄想歪曲了别人的意志，夸大或自罪妄想则歪曲了本人的意志。

（3）意志的导向作用削弱。一个健康人不论他多么偏好抽象理论或沉溺于审美体验，总不会完全不顾个人生活所不可或缺的功利和实用。精神分裂症病人的意志行为却很少或几乎不指向功利和实用，可以称此为非实用性（apragmatism）。病人的注意经常游移或固定于一些毫无实用价值的事物，所谓伪哲学思考，毫无意义的诡辩，所谓神秘体验，等等，都是意志非实用性的表现。思维形式障碍在很大程度上是意志障碍的一种表现。思维进程失去了目的性，既不指向人际沟通，也不指向个人的功利和实用，毫无实效。没有目的就是不可理解，因此，人们说，朋友和敌人都是可以理解的。病人也没有理解别人或被别人理解的愿望和需要。E. Minkowski（1927）称此为实用性缺损（affaiblissement pragmatique）。

（4）意志的动员作用削弱。俗谚云，穷极智生。这生动地说明了在生死存亡的关键时刻意志对智慧的动员作用。我们可以不同意叔本华的哲学，但不能不承认，求生的意志是十分强烈和极为普遍的。一般地说，病人的记忆和智力用普通诊断晤谈法和测验方法不能发现有显著的损害（不同于痴呆），但这些功能的易接近性（accessibility）和可利用性（availability）都显著下降，病人在人际交往中表现出来的比他们实际保存的记忆和智力（这可以测验出来）要差得多。一句话，心理功能的资源保存着，意志却不加以利用。也许，信息的储存只是或主要地取决于神经系统的生理状态，而信息的回收尤其是有实效的利用却取决于意志的主动和选择，这是精神分裂症很特征性的心理缺损（psychological deficit，Hunter and Cofer，1944；Bellak，1948）。

（5）意志的统一和整合作用削弱。表现为大家熟知的 E. Bleuler "精神分裂症"的命名和 4A 之一的两价性（ambivalence），心理内在的共济失调（intrapsychic ataxia，E. Stransky，1904），精神不和谐（la folie discordante，P. Chaslin，1912），而 E. Kraepelin（1913）用一个形象的比喻概括了这个特征："没有指挥的管弦乐队。"杜甫诗云："擒贼先擒王"，部队里没有"王"，士气就瓦解，不战而溃。人也一样，没有一个统一的意志，那就只能是没有实效的、彼此无联系的、不配合的、支离破碎的行为。

（6）意志在单纯个体或生物学水平上作用的削弱。这在病的早期或急性期可以不显，而随着病程迁延便日益显著。病人表现为无欲、无快感、无焦虑，一句话，几乎一切无动于衷。慢性或衰退的精神分裂症病人照例性欲减退，食物不加选择，对疼痛不敏感，甚至对饥饿、寒冷、疾病、外伤等也都反应迟钝，本能也罢，驱力也罢，一概削弱。这就是我们称之为衰退的情况。20世纪五六十年代北医一院急诊室出现过两例这样的男病人。一位慢吞吞地走进急诊室，不急不忙地对护士说："我的肠子出来了"。护士以为病人胡说。病人把裤子解开，果然一堆肠子已露出腹腔之外，而病人似乎没有痛苦的表情。询问得知，是病人本人用刀子把肚皮划破的。至于为什么要这样干，病人说不清楚。另一位病人说："我把阴茎剪断了，请你们抹点药"。问阴茎哪去了，病人微笑着说，"我把它吃了。"在场的人无不惊讶、惶惑不解。值得一提的是，这两位病人病程都不长，当时诊断为青春型。

必须强调的是，精神分裂症的意志障碍是原发的而不是继发的，不是继发于认知障碍或智力障碍（如急性脑综合征的意识障碍或慢性脑综合征的痴呆），也不是继发于情感或心境障碍。原发性的试金石是，意志障碍首先以阳性症状的形式（如 Schneider 的一级症状）出现于急性期，同时也以阴性症状逐渐恶化的形式显现于慢性期。

G. Langfeltd（1939）视精神分裂症为一疾病过程，并将它区别于精神分裂样（schizophreniform）精神病，他认为后者只是短暂的病理状态。法国精神病学界强调，确诊精神分裂症必须存在情感意志的缺损。他们都认为美国同行诊断精神分裂症的标准太宽。这分歧就在于，精神分裂症的确诊是否必须存在显著的意志障碍这样两种不同的意见。本文作者倾向于前者。

voluntary and relatively involuntary　随意和相对不随意

（一）voluntary　随意

人的肠道活动全部不受意志支配，唯一的例外是肛门括约肌。泌尿系统的活动全都不受意志的直接支配，唯一的例外是膀胱括约肌。这些事实意味深长。

肠道的活动，不论是消化腺的分泌还是肠道的蠕动，都与社会无直接利害关系，所以社会不管它。泌尿系统分泌和储存尿液同样与社会无直接利害关系，所以社会也不管它。凡是社会不管的个体机能活动，个人便没有必要也不可能对它有随意的控制。粪便又脏又臭，有碍公共卫生，社会不能不管。因此，社会要求个人控制排便。当然，肛门括约肌和膀胱括约肌随意控制的可能性有其种的演化史作为前提。不论怎么演化，反正社会一要求，个人也就发展了（通常是在母亲的训练下完成的）相应的随意功能。绝大多数成人都能随意控制肛门和膀胱括约肌，使大小便排在适当的地方而不致有碍公共卫生。

个人的言语行为也是如此。随意控制言行的能力是生活规范约束下的产物。任何社会都有它一定的行为规范：什么行为是允许的甚至应受奖励的，什么行为是不允许的甚至要受惩罚的。因此，可以说，社会是一个奖惩系统，我们每一个人好的和不好的行为，归根到底，都是社会奖惩的结果。

我们都明白，我们每个人内心的思想情欲活动，在它们未体现在外显行为时，别人是无法知道的。并且，单纯的内心活动与社会并无直接利害关系。按上面所述，社会应该不管。是的，但这是理想的民主社会的情况。具有无上权力的统治者，古今中外概莫能外，都妄图消灭臣民们的不服从和叛逆思想。政权和意识形态结盟，以及各种管治、教育机构和措施，使人们有了一定的控制自己思想情欲的能力，因为如果不这样做，我们便会有不忠不孝等大逆不道的罪恶感和痛苦。然而，一个现代公民必须认识到，控制思想情欲，归根到底，是统治者强加于我们的。为了通俗易懂，我常对我的病人说，我有时躺在被窝里，想象我用手枪逼迫银行职员拿出钱来，结果，我就提了一满箱子崭新的百元钞票回家了。我问病人，这算犯罪吗？想得自己快乐而对别人无害，这有什么不好？我认为，Freud 的"自由联想"，其目的之一，就是希望病人通过它获得思想解放。

对幼儿的教育和训练几乎完全在行为方面（实际上，幼儿也谈不上什么思想）：大小便训练、进食训练和餐桌规矩、个人卫生习惯、简单的人际交往等。由于这种教育和训练从小开始且持之以恒，所以我们形成了牢固的习惯，有了很强的对行为的随意控制能力。

对思想（本文包括情欲）的控制，一般地说，是从上小学开始的。鲁迅说，人生识字糊涂始，也许就含有这个意思。

别的不论，控制行为在先，控制思想在后，因而，控制行为较易，控制思想较难。

不少人认为，控制思想是容易的，并且可以斩草除根，做到彻底。这是心理治疗必须讨论的一个课题。

神经症病人的毛病，不在于控制不住自己的思想，而在于未能在成长中摆脱不良教养的影响，在于没有养成良好的习惯，在于不通过行为去间接地改变思想，在于不通过行为去满足自己的各种需要。神经症病人的毛病在于企图直接控制思想情欲而彻底解决问题。人生问题没有一次性解决的可能，也不可能有什么彻底解决的办法。即使"顿悟"了，也还得"过日子"。

问题还在于，控制行为较易，控制思想较难，我们为什么不选择较容易做的去做呢？这个道理，一切不愉快和烦恼多的人都可以体会一下而试着去做，并不限于神经症病人。

康德解决不了他的"二律背反"（指逻辑上互相矛盾但同样有理的两个命题）。我敢断言，抽象思维达到康德那样的高度和水平的人，古今中外也是屈指可数的。然而，通过实践，我们可以一步一步地解开各种心理冲突。神经症病人完全可以成为相对健康的人，只要他敢于面对现实并勇于实践。

（二）relatively involuntary　相对不随意

这是一个描述性用语，但蕴涵着理论和实践的意义。

此语大概最先由 G. E. Vaillant 提出，可见于 DSM-Ⅲ-R (1987) 的附录关于防御机制的定义（详见 Vaillant GE：Ego Mechanisms of Defense. American Psychiatric Press，1992.）：

防御机制是"情感、思想或行为的各种模式，它们是相对不随意的，也是心理危险的知觉引起的反应；防御机制是为了掩盖或缓解冲突或应激，而冲突或应激引起焦虑。"

这个定义的其他地方没有什么特别，唯一特别之处是，它用"相对不随意"替代了过去通用的"无意识"（unconscious）。这里有两点值得注意：① "相对不随意"是描述性用语，可以进行经验的评估和研究，而"无意识"是一个理论构想（theoretical construct）；② "相对不随意"属于意志的领域，而"无意识"（不知道，觉察不到）却属于认知领域。

随意（voluntary）和不随意（involuntary）两个概念或术语在科学中的最早应用是在生理学，用以描述肌肉活动。因此，我们有了随意肌和不随意肌的区分。现在，按 G. E. Vaillant 的说法，它们已用于描述心理活动，并且在静态的二分法之上又提出了相对不随意这样一个新概念。显然，动态的概念更适合于描述心理的发育与成长，也适合于描述神经症心理的形成与发展。在随意与不随意这两个极端之间，有许多不同程度的过渡形式，它们在一个人一生之中经常处于变动之中。学习、教育、心理治疗，甚至可以说，人之所以为人，就在于这两极之间的转变。大小便从不随意转变为随意，意味着从"动物人"成长为"社会人"——真正的人。在心理学领域里，这样的例子多至不胜枚举。任何一个习惯或心理、行为模式的形成，都意味着随意性的程度逐渐变小。所谓"积习难改"就是这个意思。通俗地说，性格就是各种习惯（包括心理的和行为的）之总和。为了效率和发展的需要，狭义的意志（包括选择、决定和控制三方面）不能什么都管，它必须把许多心理、行为变成相对不随意的（通俗的比喻就是"权力下放"）。学骑自行车、学游泳、学滑冰等等，开始时兢兢业业，极尽意志之能事，还是难免失败，久而久之，毫不在意，也能得心应手。有人称此为"自动化"（automatization），说的就是从随意向相对不随意的转变过程。"我们能够愈多地把日常生活细节交给不费心思的自动机制去料理，就能愈多地使我们心灵的高级能力解放出来而发挥它们应有的作用。"（The more of the details of our daily life we can hand over to the effortless custody of automatism，the more our higher power of mind will be set free for their proper work. ——from William James：Principles of Psychology，1890. ）。

日常生活中"积习难改"可以再举几个例子。

著名语音学家、法国人 Paul Passy，现行通用的国际音标的拟稿人之一，在他所著《比较语音学概要》（刘复译，商务印书馆，1930 年初版）一书的开头就说："几乎是从来没有什么外国人能说法语说得全好的；所谓全好，是他所说的同我们所说的一样。"可见从小形成的语音习惯之难改。

再举写字作为一个例子。写字是随意的，但写成什么样子却是相对不随意的。罪犯模仿别人的笔迹，外行人看起来简直一模一样，可是搞笔迹鉴定的专家还是可以把作伪者辨认出来。

还有一个简单的例子，就是走路的步态和姿势（除帕金森病一类病人以外），大家真是人各不同，千姿百态。每个人都有他的特征，是相对不随意的，也很难改。早些年，报纸上登载过一条新闻，说是某刑侦专家专门研究人的脚印（足迹），居然能够根据足迹把罪犯辨认出来。罪犯总是力图掩盖他们在犯罪过程中留下的痕迹，但是，由于相对不随意的行为习惯积习难改，还是难免狐狸尾巴被机智的刑侦人员所识破。

下面举几个常态边缘过渡到病态的例子。

疲劳时坐在沙发里闭目养神或躺下睡觉，常常会出现各种杂乱而零碎的思想，这是相对不随意的。健康人可以听其自然，也就相安无事。有焦虑特质的人总想控制它，结果反而由于控制不住而烦躁得要死。

学生上课，每节 45～50 分钟。不管你怎么聚精会神，总难免有走神的某些瞬间，这是相对不随意的。如果某学生过于认真，苛求自己，不允许自己发生短暂的走神，情况反而更糟：整个一堂课变成了反走神与走神的斗争——不仅老师讲的没有听进去，反而苦恼不堪。

我国传统道德（大概源于宋朝的理学）对"正人君子"的行为要求很苛刻：必须"目不斜视"。五四运动到现在快一百年了，居然还有一些人遵守这条戒律。其实，我们看人或任何东西时，总有一定的视野，而且这个视野并不固定，变化常常是相对不随意的。那些极力想控制自己"目不斜视"的人容易落下病根：控制不住地用"余光"看人。这是社交焦虑或恐惧症病人常见的症状。

概括起来说，相对不随意的心理和行为有以下几种常见的情况：

1. 有些活动既可以是随意的，也常常是相对不随意的，如眨眼和眼球的运动。如果一个人执意要使这类活动完全置于意志的直接控制之下，那就只能是自寻烦恼。这种情况在神经症中常见。

2. 生理上的需要。如长时间注视黑板会因疲劳而短暂地走神。心理活动也有它的张弛节奏；集中注意于思考某一问题，有时也会"思想开小差"，这是难以避免的。

3. 好奇（curiosity）巴甫洛夫称之为"这是什么反射"。环境时刻在发生变化，有时会出现新情况，自然会引起注意的转移，这种转移带有被动性，是相对不随意的。

4. 我们对自己的思想、情感和欲望等的随意控制（这是狭义的意志），能力是有限的。尤其是对我们很重要的需要（不论是生物学的还是心理的），能控制于一时，却不能长期控制。压抑（suppression）是不能持久的。过分控制

几乎必然导致"控制不住"——相对不随意。这种情况严重
而持久，便是病理的了。

按精神动力学的说法，防御机制失灵、过分或不恰当，是神
经症的发生机制。既然防御机制是相对不随意的，似乎也可以
说，神经症是相对不随意的。

神经症与内科疾病（如肥胖症、高血压、高脂血症、2 型糖
尿病等）的区别在于，不健康行为对于神经症来说是"病理机制
内的"（intra-pathogenetic），而对内科疾病来说却是"病理机制
外的"（extra-pathogenetic）。我们可以把不良饮食习惯、很少
运动的生活方式等清楚地跟内科疾病的发病机制（pathogenesis）
区分开来，却无法将不安全感（feeling of insecurity）、完美主义
（perfectionism）、过于强烈的羞耻感或过分爱面子、争强好胜而
又输不起等跟神经症症状（或临床相）清楚地划分开来。

其实，情况远不止是神经症。歇斯底里、某些性心理和性行
为障碍、进食障碍、睡眠障碍、冲动控制障碍、适应障碍乃至人
格障碍等等，至少部分地包含着"相对不随意"的机制或成分
在内。

本书不讨论防治，但相对不随意这个概念对精神卫生和精神
障碍的防治是有启发性的。

在当今认知心理学发热的这个时代，相对不随意概念也许不
失为一种退烧药。

worry　烦恼

根据经验，大家都知道烦恼是怎么回事，但似乎还没有一个
人给烦恼下过令人满意的定义。理性就这么可笑，只顾整天讲大
道理，到烦恼起来它却一点也帮不了忙。

医生主要根据自己的经验去理解和评定病人的烦恼。碰上病
人以不快体验为主诉，既没有任何精神症状，也没有任何特殊的
神经症症状，医生便想，病人的苦恼是不是医生本人有过或很可
能会有，如果是这样，这种毛病便叫做烦恼，准没有错。医生和

病人的不同，充其量只是烦恼的程度不同罢了。

从精神病理学上说，烦恼是一开始不太困难就忍受下来却一直拖延着的挫折和轻微心理冲突的产物。烦恼的特征是它使人的注意发生"痉挛"，也就是它的纠缠性和黏滞性，一黏上它就不容易脱身。烦恼是片面性的产物，反过来又进一步加强片面性，明知进了死胡同，还是沿着它一直往前走。

佛经上说，烦恼有三种：过去烦恼，现在烦恼，未来烦恼。确实，只有这三者竞相媲美，才是真正的烦恼，因为这样一来就势必跑出第四种烦恼，为烦恼而烦恼。

有人说，烦恼是给还没有到期的麻烦预付的利息。也有人说，人是用烦恼把自己弄得可笑的唯一动物。还有人更干脆：智力就是烦恼的能力。确实不错，白痴没有烦恼。

想象出来的烦恼是不真实的，但烦恼中的想象却是世上最真实的事情之一。

由小见大，要评定一个人的烦恼能力，最好选取一堆小烦恼制成量表，举例说，可以选这么20来种：①说话老干咳，啰嗦；②同室的人把东西乱扔一气，或者，刚扫过地他又给弄脏了；③一同办点事或出外的人行动迟缓；④孩子胡闹；⑤坐在椅子上老来回摇；⑥挖鼻孔、抹眼屎、挑牙缝；⑦在人群中被挤或被踩；⑧排队时有人夹塞；⑨看见附近一个邋遢孩子；⑩说话带外地方言且口齿不清；⑪来客老不走；⑫在公共汽车上吃瓜子；⑬把脚踩在我的椅背横木上；⑭坐着腿老颤动；⑮不公平的议论；⑯敲钉子一锤打在手指上；⑰没个准时间的等候或排队；⑱手指老敲桌子，像打鼓一样；⑲售货员态度不好；⑳星期日邻居吵架。

烦恼是如何进行的呢？

（1）我们把当前思虑的问题推测为可能产生不利和不愉快的后果。

（2）我们心里反复思考这些可能性，对这些可能的后果产生相应的情绪，正如对现实处境产生的情绪反应一样。

（3）我们相信，我们在思想和情感上很少有选择的自由。

（4）当我们把注意转移开时，注意很快一下子又回到了原来的那件事情上。

（5）我们把后果想得非常美好，但马上感到这纯粹是自欺，不足置信，对比之下，不利的后果却如此真实使人不能不信。

（6）我们把这种不快的思想内容和情感看做对处境的前景之现实主义的估计。

（7）这种悲惨前景的估计往往基于某种经验的推断或直觉的预感，遂成为有根据的和合理的。

（8）烦恼是一种设想，通常表现为一个疑问句："要是……，那可怎么办？"也往往抓住过去不放："要是我不……，该多么好。"

（9）我们强烈地感到，不烦恼或不去想坏的结局乃是冒险主义的和愚昧的，我们觉得只有烦恼才是比较稳妥的。

（10）烦恼全过程的基本体验是痛苦，是自己加在自己心头的痛苦，但被认为是外在处境造成并且具有必然性。

那么，烦恼是怎样造成的呢，原因何在？

婴儿期的条件化（conditioning）也许是主要的和根本的原因。婴儿每一次感到不适或痛苦便哇哇哭，亲爱的母亲马上给以爱抚，用各种办法使婴儿从痛苦中解脱出来并体验到快感。痛苦而始终得不到解脱的婴儿都早已夭折了。活到成年的婴儿每一次痛苦都继之以满足和快感，这样便形成了极其牢固的条件化，所以我们在没有什么痛苦的时候总要想方设法给自己找些烦恼。语云，自寻烦恼，可谓一语道破。长大了以后，许多各式各样的社会影响进一步培养了我们烦恼的本领："整天乐呵呵的人十有九是个傻瓜"；"人无远虑，必有近忧"；"生于忧患死于安乐"；"耶稣受苦受难真伟大呀！"等等。总之，不信佛的人念烦恼经，不信上帝的人用烦恼代替祈祷，或者用红卫兵的口气说，不革命，烦恼，活该！

最后，我们来看看什么时候没有烦恼：

（1）体力活动相当剧烈时，例如：体育锻炼，体力劳动。

（2）强烈情感体验时，不论是喜是悲，也不论是怒是惧，只要够强烈，烦恼就烟消云散。

（3）身体急性疼痛时，例如沸油烫了手，或者急性病身体不适时，例如一天跑 20 次厕所，一个劲儿地拉稀。

（4）生理匮乏时，如饥、渴、冷、眠等。

（5）聚精会神时，例如陈景润正在演算，倒爷 * 正在思考发财的窍门。

（6）实际事务叫人忙得不可开交时。

病人不想要烦恼么，上面的六样随他挑。

---

*：“倒爷”这个词现在已很少用，它流行于 1980 年代。当时开始出现价格双轨制：政府定价和市场价。批条子式的权钱交易频繁发生。“先富起来”的群体中不少是靠倒买倒卖发财的，当时的市场是所谓“短缺经济”市场。

参考文献

（＊为作者推荐的参考书，共计 13 本）

Abrams R, et al. A rating scale for emotional blunting. Am J Psychiat, 1978; 135: 226—229.

Agras WA, et al. The epidemiology of common fears and phobias. Com Psychiat, 1969; 10: 151—156.

Alexander F. Psychosomatic Medicine. New York: WW Norton, 1950.

＊American Psychiatric Association Diagnostic and Statistic Manual, 4th ed (DSM－Ⅳ). Washington: American Psychiatric Association. 1994. 471

Andreasen EW, Trethowan WH. Psychiatry. London: Bailliere Tindall, 1979.

Andreasen NC. Affective flattening and the criteria for schizophrenia. Am J Psychiat, 1979; 136: 944

Andreasen NC. et al. Ventricular enlargement in schizophrenia: relation to positive and negative symptoms. Am J Psychiat, 1982; 139: 292.

Andreasen NC, Black DW. Introductory textbook of psychiatry Washington: Am Psychiatric Press, 1991, 276—278

Angyal A. Neurosis and treatment. New York: John Wiley and Sons, 1965.

Asher R. Munchhausen syndrome Lancet, 1951, 1: 339—341

Black A. The natural history of obsessional neurosis, in Obsessional States, ed. Beech, HR. London: Methuen, 1974.

＊Bleuler E. Textbook of Psychiatry, transl Brill, A. A. New York: McMillan, 1924

Bleuler M. Conception of schizophrenia within the last fifty years and today, in Current issues in Psychiatry, vol 1, ed. Aronson. J. New York: Science House, 1967.

Blinder, MG. Am J Psychiat, 1966; 108: 106—166.

Bennett G. Braun (ed) Treatment of Multiple Personality Disorder, American Psychiatrc Press, 1986.

Broadbent DE. Perception and communication. London: Pergamon Press, 1958.

Bronisch T, et al. Depressive neurosis. Acta Psychiat Scand. 1985; 71: 237—248.

Cameron N. Paranoid conditions and paranoia. in American Handbook of Psychiatry, ed. Arieti, S. 1: 508, New York: Basic Books, 1959.

Chodoff P: Am J Psychiatry, 131: 1073, 1974.

Clare A. Psychiatry in Dissent. London: Tavistock, 1980.

Cutting JC. The Psychology of Schizophrenia. London: Churchill Livingstone, 1985.

Dewsbury AR. Disease claiming behavior. J R Coll Gen Practioner, 1973; 23: 279—283.

Enoch MD. Trethowan WH. Uncommon psychiatric syndromes. Chicago: Year Book Medical Publ, 1979.

Fischer–Homberger E. Neurosis in handbook of psychiatry, vol 1 ed. Shepherd S and Zangwill OL. Cambridge: Cambridge Univ Press, 1983.

Fish F. Clinical psychopathology. Bristol: Wright, 1967.

Fish F. Fish's outline of psychiatry, ed. Hamilton. M Bristol: John Wiley and Sons, 1978.

Fromm E. Greatness and limitations of Freud's thought. New York: Harper and Row, 1980.

* Gelder M, et al. Oxford textbook of psychiatry. Oxford Univ Press, 1983.

Gittleson NL. Brit J Psychiatry, 1966; 112: 705—708.

Goldstein K. Methodological approach to the study of schizo-phrenic thought disorder, in language and thought in Schizo-phrenia. Berkeley: Univ of California Press, 1944.

Gosop M: Theories of Neuroses. Springer Verlag Berlin 1981.

Gray M. Neuroses. New York: Van Nostrand Reinhold, 1978.

Guy , W: EUDEU Assessment Manual for Psychopharmacology Revised , 1976, NIMH

Guze SB: et al. Am J Psychiatry, 132 (2): 138, 1975.

Hamilton M. Fish's outline of psychiatry. Bristol: John Wright, 1978, 65

Hanfmann E, Kasanin JS. Conceptual thinking in schizophrenia. New York. 1942.

Hay GG. Dysmorphophobia. Brit J Psychiat, 1970; 116: 399.

Hirsch SR, Shepherd M. (ed) Themes and variations in Euro-pean psychiatry. Bristol: John Wright Sons, 1974.

James W. The principles of psychology. Vol 1 chapter X 291—401, New York: Henry Holt, 1904.

Janet P: The Major Symptoms of Hysteria (1907). New York: Hafner Press, 1965.

Janisi I. L. Stress and frustration. New York: Harcourt Brace Jovanovich, 1971.

* Jaspers K. General psychopathology. Chicago: Univ of Chica-go Press, 1963.

Joyston-Bechal, NP. The clinical features and outcome of stu-por. Brit J Psychiat, 1966; 112: 967—981.

Kasanin JS. Language and thought in schizophrenia. Berkeley: Univ of California Press, 1944.

* Kaplan & Sadock: Comprehensive Textbook of Psychiatry, 9th edition, 2009.

Kaplan H I, Sadock BJ (editors). Comprehensive textbook of psychiatry, 5th edition. Williams and Wilkins, 1989.

Kielholz P. Masked depression. Berne: Huber, 1973.

Kielholz P, et al. Masked depression. Arze Verlag, 1982.

Kolle K. Der Wahnkranke im Lichte alter und neuer psychopathologie. Stuttgart: Thieme, 1957: 8—11, 42—43.

Kraepelin E. Manic – depressive insanity and paranoia. Trans. Barclay RM. Edinburgh: Livingstone, 1921.

Kraepelin E. Psychiatrie. Leipzig, 1927.

Kretschmer E, Hysteria. Nervous and Mental Disease Publishing Co. New York, 1926.

Leary, MR. Understanding social anxiety. CA: Sage, Beverly Hills 1983.

Lewis AJ. Problems of obsessional illness. Proc Roy Soc Med, 1936; 29: 325—336.

Lewis A: The survival of hysteria (1966) in The Later Papers of Sir Aubrey Lewis. Oxford: Oxford Univ Press, 1979.

Leighton, A. Cross−cultural psychiatry. in Approaches to Cross−cultural Psychiatry, eds. Murphy J Leighton A, New York: Cornell Univ. Press, 1966.

* Lishman WA. Organic psychiatry. Oxford: Blackwell, 1978.

Ludwig A: Arch Gen Psychiatry, 27: 771, 1972.

Mahendra B. "Pseudodementia": an illogical and misleading concept. Brit J Psychiat, 1983; 143: 202.

* Mahendra B. Dementia. Lancaster: MTP Press, 1984.

Marks IM. Fears and phobias. London: Heinemann, 1969.

Maslow AH. Motivation and personality. New York: Harper and Row, 1970.

* May R, et al. Existence. New York: Simon and Schuster, 1958.

* Mayer – Gross W, et al. Clinical psychiatry. London: Cassell, 1955.

Mayou R. The nature of bodily symptoms. Brit J Psychiat, 1976; 129: 55—60.

Mc Kenna PJ. Disorders with overvalued ideas. Brit J Psychiat,
    1984; 145: 579—585.

Mechanic D, et al. Illness behavior and medical diagnosis. J
    Health and Human Behavior, 1960; 1: 86—94.

Meissner WW. The paranoid process. New York: Jason Aron-
    son, 1978.

Melzack R. The puzzle of pain. Middlesex: Penguin Education,
    1973.

Mullahy P, Melinek M. Interpersonal psychiatry. Lancaster:
    MPT Press, 1983.

Murphy J, Leighton A. Approaches to crosscultural psychiatry.
    New York: Cornell Univ Press, 1966.

Nemiah JC. Hypochondriacal neurosis. in comprehensive text-
    book of psychiatry (eds) Kaplan HI, et al. Baltimore: Wil-
    liams and Wilkins, 1980.

Overall JE, et al. JAMA. 1966; 195: 946—948.

Paykel ES. Brit J Psychiat, 1971; 118: 275—288.

Pichot PJ. Brit J Psychiat, 1984: 144: 113.

Prince R: Trance and Possession States. RM Bucke: Memorial
    Society, Montreal, Canada, 1968.

Rasmussen SA, et al. J Clin Psychiat, 1984; 45: 450—457.

Retterstol N. Prognosis in paranoid psychoses. Springfield, Ill.
    Charles C. Thomas; 1970.

Reich Gottfried LA. Factitious disorders in a reaching hospital.
    Ann Intern Med, 1983, 99: 240—247.

Rosen I. J Ment Sci. 1957; 103: 773—786.

* Scharfetter CH. General psychopathology. Cambridge: Cam-
    bridge Univ Press, 1980.

Schneider K. Primary and secondary symptoms in schizophrenia.
    See Hirsch and Shepherd's book, 1957.

* Schneider K. Clinical psychopathology. New York: Grune and

Stratton, 1959.

Sedman G. Brit J Psychiat, 1966; 112: 9—17.

* Shepherd M, Zangwill OL. General psychopathology, Handbook of Psychiatry. Vol I. Cambridge: Cambridge Univ Press, 1983.

Shorvon HJ. The depersonalization syndrome. Proc. Roy. Soc. Med, 1946, 39 : 779

Sims A. Neurosis in society. London: McMillan, 1983.

Slater E: Brit Med J 1: 395, 1965.

Soni SD, et al. Brit J Psychiat, 1974; 125: 230.

Standage KF. Brit J Psychiat, 1979; 135: 238—242.

Strauss JS. Arch Gen Psychiat, 1969; 21: 581—586.

Sullivan, HS. Interpersonal Theory of Psychiatry, New York, Norton, 1953.

Trethowan WH: Psychiatry, Bailiere Tindall, London, 1979.

Tseng WS, Mc Dermott JF. Culture, mind and therapy. New York: Brunner Mazel, 1981.

Vingoe FJ. Clinical psychology and medicine. Oxford: Oxford Univ Press, 1981.

Weisman AD. Self – destruction and sexual perversion. In: Shneidman ES ed Self-destruction. New York: Science House 1967, 265—299.

Wing JK, et al. Institutionalism and schizophrenia. London: Cambridge Univ Press, 1970.

* Wing JK, et al. The measurement and classification of psychiatric symptoms. London: Cambridge Univ Press, 1974.

* WHO. The ICD-10 classification of mental and behavioral disorders clinical description and diagnostic guidelines Geneva: WHO, 1992.

Wynne-Edwards V. E. Animal dispersion in relation to social behaviour. London: Oliver and Boyd, 1962.

Zangwill OL. Disorder of memory, in general psychopathology. Handbook of Psychiatry. vol I. (eds) Shepherd & Zangwill. Cambridge：Cambridge Univ Press，1983.

上海市精神卫生研究所：精神科评定量表手册，上海精神医学，1984 年第 2 辑

中文索引

编后记

　　《精神病理学》是国内相关领域的经典著作，从 17 年前在许老师指导下开始阅读它，到今天能够参与修订再版，这中间的历程，对后来的学习者可能会有帮助。因作是记。

　　记得刚开始看这本书的时候，主要的印象是似懂非懂，特别是引论和方法学部分，看着字都认识，讨论的内容似乎也接触过，但所介绍的方法"威力"到底在哪里，只能朦胧地感觉到似乎是不一样，却看不清，也摸不着。这也许是许多初学者共同的体会——这书不好懂。

　　现在回头看这一过程，当初是在对相关精神病理现象还没有深切体会的时候，想通过阅读就掌握"方法"而走捷径，难免弄得一头雾水。记得多年前听吴阶平老师讲座时，他引用了自己在学习过程中于美国图书馆看到的一帧格言："学习临床医学而没有书籍的帮助，是在没有航标的海上航行"；吴老深以为是，又觉得似有不足，终于发现了贴在图书馆另一面墙上的下半句："有书而没有病人，那是根本没有到海上"。精神病理学的学习，尤其如此。

　　一些精神病理现象，在病房或门诊我们的确都见到过。但见到不等于专业水准的了解。没有仔细地观察和倾听患者的体验，而是不自觉地按常识看待精神病理现象，得到的往往只是原来的常识加上一个新的、实际上是一知半解的名词。而被许老师作为蓝本的 *General Psychopathology*，其作者 Karl Jaspers 正是因为政治气候一度被剥夺了医嘱的权利，只能在病房观察患者，体会患者的生活和他们心目中的世界，又善于冷静思考，才总结出了他的这部经典的。

　　学习经典，生吞活剥不是好办法，这也是我当初走过的弯路。还是从自己真正有所体会的病理现象入手，才容易有所突破。这也是刘协和老师在初版前言中推荐的方法——可以先看症状举例部分。不贪大求全，由熟悉的地方入手，才有可能体会到观察、分析精神病理现象的不同角度，打开了思路，才会真正体会到精神病理学方法的"威力"。

如果讲除了上述途径，还有什么规律可循的话，那就是：个人的学习过程，往往是人类知识积累过程的重演。这就像组织胚胎学中提出的，个体发育的过程，可以看作种系发生的重演一样。和许老师讨论到这个问题的时候，老人家立即反映出自己求学时老师的原话："Ontogeny recapitulates phylogeny"。可谓一拍即合。

人类对精神病理现象的认识，是从极端程度很高的精神病性症状——如妄想、幻觉开始的，从童话般地解释为魔鬼作祟，到能够澄清妄想体验，总结其特点，人类经历了几千年的思考和学习历程；而从妄想观念中区分出曾经被称为"单狂"的强迫观念，距今不过一百多年；焦虑、抑郁的描述，更是三代人以内的事情（提出从神经衰弱中分出焦虑症的 Freud 大概是我爷爷的年龄）。

越是晚近被"发现"或精确描述的精神病理现象，往往也更细腻、复杂，学习起来问题也会更多，有的还在不断的探索和认识中，至今没有完全得到澄清，如超价观念和某些妄想的区别、"内源性"抑郁体验与一般心情低落的区别。

书山有路勤为径，勤于观察、勤于思考，也许在不知不觉中，你就把自己训练成一个具有专业眼光的行家里手了。那时再回头读读本书，也许就有了会心一笑的放松——无怪乎他要这么写呢，原来如此。

等你也有了这样的体会的时候，别忘了告诉我。

胜　利

2010 年 10 月 10 日凌晨于北京